高等医学院校实验教材

供临床、护理等医学类专业用

医学形态实验学

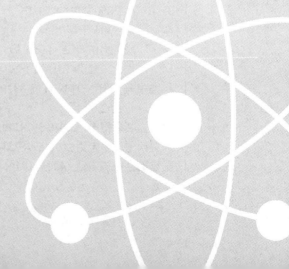第2版

主　审　牛嗣云　刘书哲　寇素茹
主　编　史树堂　杨永滨　李文艳
副主编　刘晋芝　马珦玻　王　蓓
　　　　牛小龙　赵　盛　朱劲松
编　委　（按姓氏笔画排序）

马幼敏	马连顺	马珦玻	马焕云	王　岚	王　蓓
王　燕	王娅南	王晓晖	牛小龙	牛嗣云	卢　璠
史树堂	戎瑞雪	朱劲松	刘　林	刘书哲	刘未华
刘俊文	刘晋芝	刘嘉琳	孙晓芳	李文艳	李红权
李红玲	杨永滨	肖　锋	吴艳萍	邸科前	张　敏
张　婕	张　智	张玉华	张伟伟	张克呈	陈　楠
陈奇洁	苑文英	周雅静	赵　盛	段　斐	秦建军
党志勇	徐春雷	高　政	高　敏	高伟敏	郭继光
曹志然	寇素茹	董　超	蒋　雪	薛　娟	霍玄鹏
檀艳丽					

人民卫生出版社

·北京·

图书在版编目（CIP）数据

医学形态实验学 / 史树堂，杨永滨，李文艳主编
. — 2 版 . —北京：人民卫生出版社，2022.8
ISBN 978-7-117-33290-3

Ⅰ.①医… Ⅱ.①史… ②杨… ③李… Ⅲ.①人体形
态学 – 实验 – 医学院校 – 教材 Ⅳ.①R32–33

中国版本图书馆 CIP 数据核字（2022）第 112930 号

人卫智网	www.ipmph.com	医学教育、学术、考试、健康，购书智慧智能综合服务平台
人卫官网	www.pmph.com	人卫官方资讯发布平台

医学形态实验学
Yixue Xingtai Shiyanxue
第 2 版

主　　编：史树堂　杨永滨　李文艳
出版发行：人民卫生出版社（中继线 010-59780011）
地　　址：北京市朝阳区潘家园南里 19 号
邮　　编：100021
E - mail：pmph@pmph.com
购书热线：010-59787592　010-59787584　010-65264830
印　　刷：人卫印务（北京）有限公司
经　　销：新华书店
开　　本：850×1168　1/16　印张：13
字　　数：394 千字
版　　次：2016 年 2 月第 1 版　2022 年 8 月第 2 版
印　　次：2022 年 8 月第 1 次印刷
标准书号：ISBN 978-7-117-33290-3
定　　价：52.00 元

打击盗版举报电话：**010-59787491**　E-mail：**WQ@pmph.com**
质量问题联系电话：**010-59787234**　E-mail：**zhiliang@pmph.com**
数字融合服务电话：**4001118166**　E-mail：**zengzhi@pmph.com**

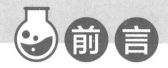
前言

　　《医学形态实验学》(第2版)由河北大学基础医学院具有丰富教学经验的一线教师编写。本教材分为医学细胞生物学和遗传学实验、系统解剖学实验、局部解剖学实验、组织胚胎学实验、病理学实验、微生物学实验、寄生虫学实验、医学免疫学实验,共八章。每个实验包括实验目的(要求)、实验内容(方法)和思考题等。

　　根据教育部临床本科专业认证(2016版)要求,在河北大学本科专业人才培养方案修订工作中,医学专业教学理念做了最大限度调整,主要体现在"以学生为本和岗位胜任力为中心"。而基础医学学习阶段,最重要的就是学生的自主学习意识、动手能力、基本操作技能、知识实际应用和严谨科研思路、科研方法的培养。新的临床医学培养方案急需一本满足新要求的《医学形态实验学》教材,以利于培养高素质、满足社会需要的医学人才。

　　本教材在第1版的基础上进行修订,删减部分实验,增添了部分网络辅助教学学习资源、新实验、病例讨论和病理科参观实践,注重实验内容的更新和实用性。本版教材实验项目的选择科学合理,有助于学生对理论知识的理解与掌握,真正体现出形态实验的特点,助力提高学习效果,是一本适用于高等学校教学的实验学习工具书。

　　第2版教材凝聚了两版编者的心血,力求以丰富完整、准确无误、科学系统的知识奉献于世。在此向第1版的编写教师致以崇高的敬意,表示衷心的感谢。本版疏漏及不足之处,祈望读者指正。

编者

2022年2月

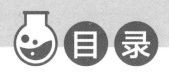目 录

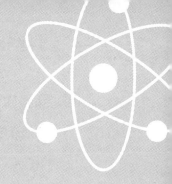

第一章

医学细胞生物学和遗传学实验

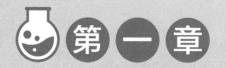 **实验一** 显微镜的使用、细胞基本形态的观察及临时装片的制备

一、实验目的

1. 掌握光学显微镜的主要构造和功能。
2. 掌握低倍镜、高倍镜及油镜的正确使用方法，做到操作迅速而准确。
3. 熟悉光镜下动植物细胞的基本结构。
4. 学习临时制片的操作方法。
5. 掌握显微镜下绘图的方法。

二、实验原理

光学显微镜（light microscope）简称显微镜或光镜，是利用光线照明使微小物体形成放大影像的仪器。物镜和目镜的作用都相当于一个凸透镜，由于被检标本是放在物镜下 1~2 倍焦距之间的，故物镜可使标本在物镜上方形成一个倒立的放大实像，该实像正好位于目镜的下焦点（焦平面）之内，目镜进一步将它放大成一个虚像，通过调焦可使虚像落在眼睛的明视距离处，在视网膜上形成一个直立的实像。分辨率是指显微镜或人眼在 25cm 的明视距离处，能清楚地分辨被检物体细微结构最小间隔的能力，即分辨出标本上相互接近的两点间的最小距离的能力。显微镜的分辨率由物镜分辨率决定，而目镜与显微镜的分辨率无关，它只将物镜已分辨的影像进行第二次放大。光镜的分辨率（R）可用下式计算：$R=0.61\lambda/N.A.$，式中 λ 为照明光源的波长，N.A. 为镜口率。镜口率即数值孔径（numerical aperture，N.A.），是直接决定显微镜分辨率的一个重要参数。N.A. 与分辨率成正比，N.A. 越大，显微镜的分辨率越强，但 N.A. 与焦点深度成反比。各种显微镜的镜口率一般刻在其外壳上。

细胞是生物体的基本结构单位。构成生物机体的细胞是多种多样的。要对细胞进行研究，首先要从其形态结构入手。所以，要借助显微镜的成像及放大原理，在显微镜下，才能观察到细胞的基本形态结构。

三、实验材料

1. 永久玻片 骨骼肌纵切片、平滑肌细胞分离装片、兔脊髓横切片示神经细胞、人精子涂片、人血涂片、蚕豆叶表皮细胞切片、洋葱鳞茎装片、人口腔上皮细胞装片、蟾蜍血涂片、动物脊髓切片和蛙肝脏切片。
2. 实验动物 牛蛙。
3. 主要试剂和仪器 显微镜、载片、盖片、吸水纸、小平皿一个、牙签、碘液、蟾蜍、吸管、染色缸、乙醇、林格液、剪刀、镊子、蒸馏水、中性红染液、擦镜纸等。

四、实验内容

(一)普通光学显微镜的结构(图 1-1)

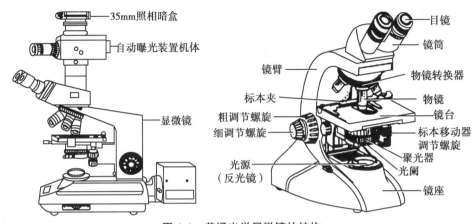

图 1-1　普通光学显微镜的结构

1. 机械部分

(1)镜筒:为安装在光镜最上方或镜臂前方的圆筒状结构,其上端装有目镜,下端与物镜转换器相连。根据镜筒的数目,光镜可分为单筒式或双筒式两类。单筒光镜又分为直立式和倾斜式两种。而双筒式光镜的镜筒均为倾斜的。镜筒直立式光镜的目镜与物镜的中心线互成 45° 角,在其镜筒中装有能使光线折转 45° 的棱镜。

(2)物镜转换器:又称物镜转换盘。是安装在镜筒下方的一圆盘状构造,可以按顺时针或逆时针方向自由旋转。其上均匀分布有 3~4 个圆孔,用以装载不同放大倍数的物镜。转动物镜转换盘可使不同的物镜到达工作位置(即与光路合轴)。使用时注意凭手感使所需物镜准确到位。

(3)镜臂:为支持镜筒和镜台的弯曲状构造,是取用显微镜时握拿的部位。镜筒直立式光镜在镜臂与其下方的镜柱之间有一倾斜关节,可使镜筒向后倾斜一定角度以方便观察,但使用时倾斜角度不应超过 45°,否则显微镜则由于重心偏移容易翻倒。在使用临时装片时,千万不要倾斜镜臂,以免液体或染液流出,污染显微镜。

(4)调焦器:也称调焦螺旋,为调节焦距的装置,位于镜臂的上端(镜筒直立式光镜)或下端(镜筒倾斜式光镜),分粗调螺旋(大螺旋)和细调螺旋(小螺旋)两种。粗调螺旋可使镜筒或载物台以较快速度或较大幅度升降,能迅速调节好焦距使物像呈现在视野中,适于低倍镜观察时的调焦。而细调螺旋只能使镜筒或载物台缓慢或较小幅度的升降(升或降的距离不易被肉眼观察到),适用于高倍镜和油镜的聚焦或观察标本的不同层次,一般在粗调螺旋调焦的基础上再使用细调焦螺旋,精细调节焦距。

有些类型的光镜,粗调螺旋和细调螺旋重合在一起,安装在镜柱的两侧。左右侧粗调螺旋的内侧有一窄环,称为粗调松紧调节轮,其功能是调节粗调螺旋的松紧度(向外转偏松,向内转偏紧)。另外,在左侧粗调螺旋的内侧有一粗调限位环凸柄,当用粗调螺旋调准焦距后向上推紧该柄,可使粗调螺旋限位,此时镜台不能继续上升但细调螺旋仍可调节。

(5)载物台:也称镜台,是位于物镜转换器下方的方形平台,是放置被观察的玻片标本的地方。平台的中央有一圆孔,称为通光孔,来自下方光线经此孔照射到标本上。

在载物台上通常装有标本移动器(也称标本推进器),移动器上安装的弹簧夹可用于固定玻片标本,另外,转动与移动器相连的两个螺旋可使玻片标本前后左右地移动,这样寻找物像时较为方便。

在标本移动器上一般还附有纵横游标尺,可以计算标本移动的距离和确定标本的位置。游标尺一般由主标尺(A)和副标尺(B)组成。副标尺的分度为主标尺的 9/10。使用时先看到标尺的 0 点位置,再看主副标尺刻度线的重合点即可读出准确的数值。(图 1-2)

（6）镜柱：为镜臂与镜座相连的短柱。

（7）镜座：位于显微镜最底部的构造，为整个显微镜的基座，用于支持和稳定镜体。有的显微镜在镜座内装有照明光源等构造。

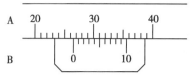

图 1-2　游标尺的使用方法示意图

2. 光学系统部分　光镜的光学系统主要包括目镜、物镜和照明装置（聚光器、反光镜和光圈等）。

（1）目镜：又称接目镜，安装在镜筒的上端，起着将物镜所放大的物像进一步放大的作用。每个目镜一般由两个透镜组成，在上下两透镜（即接目透镜和会聚透镜）之间安装有能决定视野大小的金属光阑——视场光阑，此光阑的位置即是物镜所放大实像的位置，故可将一小段头发黏附在光阑上作为指针，用以指示视野中的某一部分供他人观察。另外，还可在光阑的上面安装目镜测微尺。每台显微镜通常配置 2~3 个不同放大倍率的目镜，常见的有 5×、10× 和 15×（× 表示放大倍数）的目镜，可根据不同的需要选择使用，最常使用的是 10× 目镜。

（2）物镜：也称接物镜，安装在物镜转换器上。每台光镜一般有 3~4 个不同放大倍率的物镜，每个物镜由数片凸透镜和凹透镜组合而成，是显微镜最主要的光学部件，决定着光镜分辨力的高低。常用物镜的放大倍数有 10×、40× 和 100× 等几种。一般将 8× 或 10× 的物镜称为低倍镜（而将 5× 以下的称为放大镜）；将 40×、45× 或 60× 的称为高倍镜；将 90× 或 100× 的称为油镜（这种镜头在使用时需浸在镜油中）。

在每个物镜上通常都刻有能反映其主要性能的参数，主要有放大倍数和数值孔径（如 10/0.25、40/0.65 和 100/1.25），该物镜所要求的镜筒长度和标本上的盖玻片厚度（160/0.17，单位 mm）等，另外，在油镜上还常标有"油"或"oil"的字样。

油镜在使用时需要用香柏油或液体石蜡作为介质，这是因为油镜的透镜和镜孔较小，而光线要通过载玻片和空气才能进入物镜中，玻璃与空气的折光率不同，使部分光线产生折射而损失掉，导致进入物镜的光线减少，而使视野暗淡，物像不清。在玻片标本和油镜之间填充折射率与玻璃近似的香柏油或液体石蜡时（玻璃、香柏油和液体石蜡的折射率分别为 1.52、1.51、1.46，空气为 1），可减少光线的折射，增加视野亮度，提高分辨率。物镜分辨力的大小取决于物镜的数值孔径（numerical aperture，N.A.），N.A. 又称为镜口率，其数值越大，则表示分辨力越高（图 1-3）。

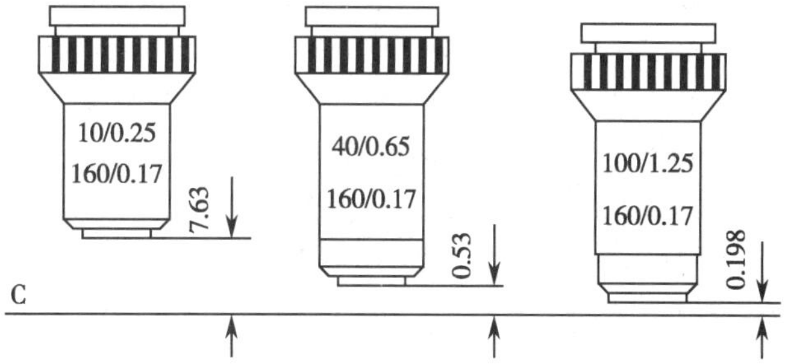

图 1-3　物镜的性能参数及工作距离

C 线为盖玻片的上表面，10 倍物镜的工作距离为 7.63mm；40 倍物镜的工作距离为 0.198mm；10/0.25、40/0.65、100/1.25 表示镜头的放大倍数和数字孔径。160/0.17 表示显微镜的机械镜筒长度（标本至目镜的距离）和盖玻片的厚度。即镜筒长度为 160mm，盖玻片厚度为 0.17mm。

不同的物镜有不同的工作距离。所谓工作距离是指显微镜处于工作状态（焦距调好、物像清晰）时，物镜最下端与盖玻片上表面之间的距离。物镜的放大倍数与其工作距离成反比。当低倍镜被调节到工作距离后，可直接转换高倍镜或油镜，只需要用细调螺旋稍加调节焦距便可见到清晰的物像，这种情况称为同高调焦。

不同放大倍数的物镜也可从外形上加以区别，一般来说，物镜的长度与放大倍数成正比，低倍镜最短，油镜最长，而高倍镜的长度介于两者之间。

（3）聚光器：位于载物台的通光孔的下方，由聚光镜和光圈构成，其主要功能是光线集中到所要观察的标本上。聚光镜由 2~3 个透镜组合而成，其作用相当于一个凸透镜，可将光线汇集成束。在聚光器的左下方有一调节螺旋可使其上升或下降，从而调节光线的强弱，升高聚光器可使光线增强，反之则光线变弱。

光圈也称为彩虹阑或孔径光阑,位于聚光器的下端,是一种能控制进入聚光器的光束大小的可变光阑。它由十几张金属薄片组合排列而成,其外侧有一小柄,可使光圈的孔径开大或缩小,以调节光线的强弱。在光圈的下方常装有滤光片框,可放置不同颜色的滤光片。

(4)反光镜:位于聚光镜的下方,可向各方向转动,能将来自不同方向的光线反射到聚光器中。反光镜有两个面,一面为平面镜,另一面为凹面镜,凹面镜有聚光作用,适于较弱光和散射光下使用,光线较强时则选用平面镜(现在有些新型的光学显微镜都有自带光源,而没有反光镜;有的二者都配置)。

(二)光学显微镜的使用方法

1. 准备　将显微镜小心地从镜箱中取出(移动显微镜时应以右手握住镜壁,左手托住镜座),放置在实验台的偏左侧,以镜座的后端离实验台边缘6~10cm为宜。首先检查显微镜的各个部件是否完整和正常。如果是镜筒直立式光镜,可使镜筒倾斜一定角度(一般不应超过45°)以方便观察(观察临时装片时禁止倾斜镜臂)。

2. 低倍镜的使用方法

(1)对光:打开实验台上的工作灯(如果是自带光源显微镜,这时应该打开显微镜上的电源开关),转动粗调螺旋,使镜筒略升高(或使载物台下降),调节物镜转换器,使低倍镜转到工作状态(即对准通光孔),当镜头完全到位时,可听到轻微的扣碰声。

打开光圈并使聚光器上升到适当位置(以聚光镜上端透镜平面稍低于载物台平面的高度为宜)。然后用两眼向着目镜内观察,调节瞳距,同时调节反光镜的方向(自带光源显微镜,调节亮度旋钮),使视野内的光线均匀、亮度适中。

(2)放置玻片标本:将玻片标本放置到载物台上用标本移动器上的弹簧夹固定好(注意:使有盖玻片或有标本的一面朝上),然后转动标本移动器的螺旋,使需要观察的标本部位对准通光孔的中央。

(3)调节焦距:用眼睛从侧面注视低倍镜,同时用粗调螺旋使镜头下降(或载物台上升),直至低倍镜头距玻片标本的距离小于0.6cm(注意操作时必须从侧面注视镜头与玻片的距离,以避免镜头碰破玻片)。然后用两眼在目镜上观察,同时用左手慢慢转动粗调螺旋使镜筒上升(或使载物台下降)直至视野中出现物像为止,转动细调螺旋,使右视野中出现清晰的物像,再调节左目镜旋钮进行屈光度调节,直至左视野中的物象也清晰为止。

如果需要观察的物像不在视野中央,甚至不在视野内,可用标本移动器前后、左右移动标本的位置,使物像进入视野并移至中央。在调焦时如果镜头与玻片标本的距离已超过了1.0cm还未见到物像时,应严格按上述步骤重新操作。

3. 高倍镜的使用方法

(1)在使用高倍镜观察标本前,应先用低倍镜寻找到需观察的物像,并将其移至视野中央,同时调准焦距,使被观察的物像最清晰。

(2)转动物镜转换器,直接使高倍镜转到工作状态(对准通光孔),此时,视野中一般可见到不太清晰的物像,只需调节细调焦螺旋,一般都可使物像清晰。

需要注意以下事项。

(1)在从低倍镜准焦的状态下直接转换到高倍镜时,有时会发生高倍物镜碰擦玻片而不能转换到位的情况(这种情况,主要是高倍镜、低倍镜不配套,即不是同一型号的显微镜上的镜头),此时不能硬转,应检查玻片是否放反、低倍镜的焦距是否调好以及物镜是否松动等情况后重新操作。如果调整后仍不能转换,则应将镜筒升高(或使载物台下降)后再转换,然后在眼睛的注视下使高倍镜贴近盖玻片,再一边观察目镜视野,一边用粗调螺旋使镜头极其缓慢地上升(或载物台下降),看到物像后再用细调螺旋准焦。

(2)由于制造工艺上的原因,许多显微镜的低倍镜视野中心与高倍镜的视野中心往往存在一定的偏差(即:低倍镜与高倍镜的光轴不在一条直线上),因此,在从低倍镜转换高倍镜观察标本时常会给观察者迅速寻找标本造成一定困难。为了避免这种情况的出现,帮助观察者在高倍镜下能较快找到所需放大部分的物像,可事先利用羊毛交叉装片标本来测定所用光镜的偏心情况,并绘图记录制成偏心图。具体操作步骤如下:①用在高倍镜下找到羊毛交叉点并将其移至视野中心;②换低倍镜观察羊毛交叉点是否还位于视野中央,如果偏离视野中央,其所在的位置就是偏心位置;③将前面两个步骤反复操作几次,以找出准确的偏心位置,并绘出偏心图。当光镜的偏心点找出之后,在使用该显微镜的高倍镜观察标本时,事先可在低倍镜下将需进一步放大的部位移至偏心位置处,再转换高倍镜观察时,所需的观察目标就正好在视野中央。

4. 油镜的使用方法

(1)用高倍镜找到所需观察的标本物像,并将需要进一步放大的部分移至视野中央。

(2)将聚光器升至最高位置并将光圈开至最大(因油镜所需光线较强)。

(3)转动物镜转换盘,移开高倍镜,往玻片标本上需观察的部位(载玻片的正面,相当于通光孔的位置)滴一滴香柏油(折光率1.51)或液体石蜡(折光率1.47)作为介质,然后在眼睛的注视下,使油镜转至工作状态。此时油镜的下端镜面一般应正好浸在油滴中。

(4)双眼注视目镜,同时小心而缓慢地转动细调螺旋(注意:这时只能使用微调节螺旋,千万不要使用粗调节螺旋)使镜头微微上升(或使载物台下降),直至视野中出现清晰的物像。操作时不要反方向转动细调节螺旋,以免镜头下降压碎标本或损坏镜头。

(5)油镜使用完后,必须及时将镜头上的油擦拭干净。操作时先将油镜升高1.0cm,并将其转离通光孔,先用干擦镜纸揩擦一次,把大部分的油去掉,再用沾有少许清洁剂或二甲苯的擦镜纸擦一次,最后再用干擦镜纸揩擦一次。至于玻片标本上的油,如果是有盖玻片的永久制片,可直接用上述方法擦干净;如果是无盖玻片的标本,则盖玻片上的油可用拉纸法揩擦,即先把一小张擦镜纸盖在油滴上,再往纸上滴几滴清洁剂或二甲苯。趁湿将纸往外拉,如此反复几次即可干净。

5. 收显微镜　观察完毕后,上升镜筒或下降载物台,取下玻片标本,物镜偏离通光孔,聚光器下降到最低,两目镜距离移至最小,反光镜垂直(如果显微镜自带光源,则光源亮度调至最低,关闭电源)。

(三)使用显微镜应注意的事项

1. 取用显微镜时,应一手紧握镜臂,一手托住镜座,不要用单手提拿,以避免目镜或其他零部件滑落。

2. 在使用镜筒直立式显微镜时,镜筒倾斜的角度不能超过45°,以免重心后移使显微镜倾倒。在观察带有液体的临时装片时,不要使用倾斜关节,以避免由于载物台的倾斜而使液体流到显微镜上。

3. 不可随意拆卸显微镜上的零部件,以免发生丢失损坏或使灰尘落入镜内。

4. 显微镜的光学部件不可用纱布、手帕、普通纸张或手指擦拭,以免磨损镜面,需要时只能用擦镜纸轻轻擦拭。机械部分可用纱布等擦拭。

5. 在任何时候,特别是使用高倍镜或油镜时,都不要一边在目镜中观察,一边下降镜筒(或上升载物台),以避免镜头与玻片相撞,损坏镜头或玻片标本。

6. 显微镜使用完后应及时复原。先升高镜筒(或下降载物台),取下玻片标本,使物镜转离通光孔。如镜筒、载物台是倾斜的,应恢复直立或水平状态。然后下降镜(或上升载物台),使物镜与载物台相接近。垂直反光镜,下降聚光器,关小光圈,最后放回镜箱中锁好。

7. 在利用显微镜观察标本时,要养成两眼同时睁开,双手并用(左手操纵调焦螺旋,右手操纵标本移动器)的习惯,必要时应一边观察一边计数或绘图记录。

(四)永久玻片的观察

1. 肌细胞玻片标本观察　肌细胞为细长梭形,骨骼肌细胞可见肌小节,每个骨骼肌细胞有多个核,核分布于细胞的周边,平滑肌细胞只有一个短杆状的细胞核(图1-4,图1-5)。

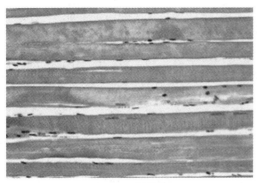

图 1-4　骨骼肌

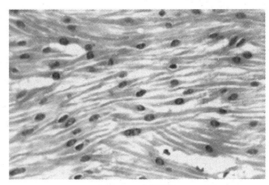

图 1-5　平滑肌

2. 动物脊髓切片标本观察　甲苯胺蓝染色的动物脊髓切片在显微镜下观察,染色较深的小细胞是神经胶质细胞,无突起。染成蓝紫色的、大的、有突起的细胞是脊髓前角运动神经细胞,多呈三角形或星形,注意观察尼氏体(图 1-6)。

3. 人精子涂片的观察　精子分为头部、颈部和尾部,形似蝌蚪,但头部比蝌蚪扁,尾部要长。精子头部从正面观呈卵圆形,侧面观为梨状,靠近颈部较粗,而顶端较细。精子头部顶端为顶体,含有大量透明质酸酶,可以溶解卵子外层的透明质酸,使精子能进入卵子。在精子头部含在高度浓缩的染色质,贮存着遗传信息。精子尾部长约 55μm,分中段、主段和尾段。精子尾部摆动可使精子高速运动(图 1-7)。

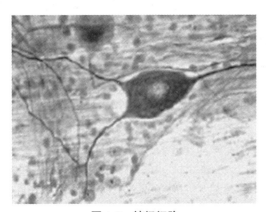

图 1-6　神经细胞

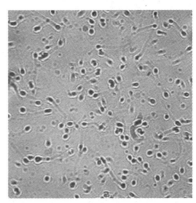

图 1-7　人精子涂片

4. 人血涂片的观察　血液是流动的组织,其中含有三类细胞:红细胞、白细胞和血小板。所有的血液细胞从骨髓中通过造血过程形成。

(1)红细胞:红细胞的主要功能是运输氧气和二氧化碳气体。因此,它含有大量的血红蛋白。在红细胞成熟进入血液循环后,其细胞核和所有的细胞器全部退化消失,而只留下了包含着血红蛋白的质膜和能维持质膜完整性及气体转运功能的少数酶类。普通光镜下人类(哺乳)细胞呈双凹饼状。由于中间凹下,故光镜下可见明显的浅色区。这种双凹表面,极大地增加了细胞与外界的接触界面,有利于气体交换。红细胞的平均直径为 7.2μm,可是,由于红细胞的形态和质膜的流动性,使得红细胞可以改变形态,从而可以通过(直径为 3~4μm)非常小的细管。由于红细胞的双凹表面,故从侧面观看时,就可以看见哑铃型的细胞形态。红细胞在体内一般可存活 120d 左右(图 1-8)。

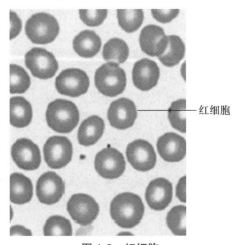

—— 红细胞

图 1-8　红细胞

正常成人血液中红细胞含量:女性为(3.5~4.5)×10¹² 个/L,男性为(4.0~5.0)×10¹² 个/L。

(2) 白细胞(leucocytes):正常成人血液中白细胞含量一般为(4.0~10)×10⁹ 个/L,幼儿较多,分为有粒白细胞和无粒白细胞。有粒白细胞是指细胞质内含有特殊颗粒,按颗粒染色性不同又分为中性粒细胞、嗜酸性粒细胞和嗜碱性粒细胞 3 种。无粒白细胞内无细胞质颗粒,但有圆形细胞核,包括单核细胞和淋巴细胞(图 1-9)。

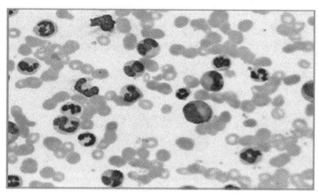

图 1-9　白细胞

一般而言,白细胞主要在组织中发挥其功能,而血液只是它们形成贮存和活性之间的运载工具。因此,不同部位对特定白细胞要求的增多也会反映在血液中该白细胞数目的增多。例如,细菌感染后会吸引中性粒细胞,此时,血液中中性粒细胞数目就增多。相反,病毒感染使淋巴细胞反应,故外周血中淋巴细胞数就增多。

1) 中性粒细胞:中性粒细胞为常见的白细胞,占白细胞总数的 50%~70%,其特点是具有典型的分叶状的核。成熟的中性粒细胞核通常有 5 个分叶,其间由核物质的细丝相连接。成熟度差的中性粒细胞胞核的分叶不明显。大小约 10~12μm。中性粒细胞胞质含有很多颗粒。这些颗粒是溶酶体、炎症反应中的分泌物质以及某些酶被染色形成的,大小不等(图 1-10)。

2) 嗜酸性粒细胞:嗜酸性粒细胞占血液中白细胞总数的 0.5%~3%,其数量具有日夜周期性,早上最多,下午最少。嗜酸性粒细胞个体很大,为 12~17μm,其含有大的特异颗粒,因此很容易辨识。大多数嗜酸性粒细胞有双分叶核。这也是该细胞的特点之一(图 1-11)。

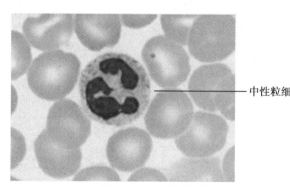

图 1-10　中性粒细胞

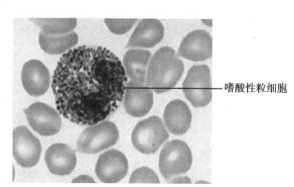

图 1-11　嗜酸性粒细胞

3) 嗜碱性粒细胞:嗜碱性粒细胞是组织中肥大细胞的前体细胞,细胞中含有大的集中碱性颗粒,染色后为深紫色、并具有异染性的特殊颗粒,细胞大小介于中性粒细胞和嗜酸性粒细胞之间,直径为 10~12μm。核形状呈不规则或 S 形,着色较浅,常被特殊颗粒遮盖,不易分清(图 1-12)。

4) 淋巴细胞:淋巴细胞是白细胞中最小的细胞,仅仅比红细胞稍大一点,在白细胞中占据了 20%~30%。淋巴细胞具有一个圆形或椭圆形的细胞核,与细胞质相比,其核占据了细胞的绝大部分,细胞质中没有颗粒。根据细胞形态分为大、中、小 3 型。小淋巴细胞最多,大、中型淋巴细胞较少。淋巴细胞根据发生部位、表面特征、寿命长短和免疫功能的不同又可分为:T 淋巴细胞、B 淋巴细胞和自然杀伤(NK)细胞等(图 1-13)。

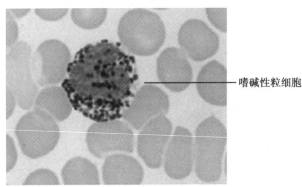

图 1-12　嗜碱性粒细胞

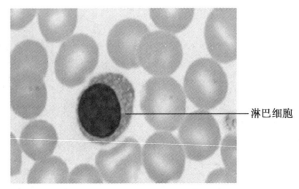

图 1-13　淋巴细胞

5) 单核细胞:在白细胞中个体最大,直径可达 20μm,占据外周血中白细胞的 3%~8%。单核细胞是巨噬细胞的前身细胞,它不但在血液内具有一定的吞噬作用,而且可以以变形运动的形式穿出血管进入组织或体腔,增殖分化为巨噬细胞,而不再返回血流。单核细胞有一个大的偏心分布的核,其染色较浅。光镜下观察时,核的形态各异,但细胞越成熟,核中部的凹痕越明显,形成马蹄形的核。有时会见到两个核或多核的单核细胞(图 1-14)。

(3) 血小板:又称血栓细胞,是由骨髓内巨核细胞胞质脱落而成的胞质碎块。正常成人为(1.0~4.0)×10^{11} / L,很小,直径为 2~4μm。光镜下结构一般呈双凸盘状,当受到刺激时,则伸出突起,呈不规则形。在血涂片中,血小板一般呈星状多突形,常聚集成群。周边部分透明、微嗜碱性,中央部分含有嗜天青颗粒,染色后呈红褐色(图 1-15)。

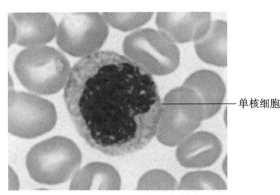

图 1-14　单核细胞

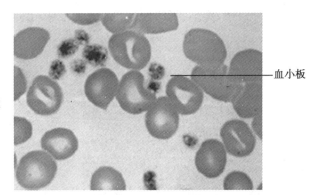

图 1-15　血小板

5. 蚕豆叶表皮细胞的观察(示气孔)(图 1-16)。

6. 洋葱表皮细胞切片的观察(图 1-17)。

(五) 临时装片制备与观察

1. 牛蛙透明软骨活细胞及动物细胞液的观察　取一只麻醉后的牛蛙,解剖牛蛙,剪取胸骨剑突软骨边缘最薄部分的一小块,放入载玻片中央的 1/3 000 中性红染液中,染色 5~10min,然后用吸管吸去中性红染液,滴加林格液,盖上盖玻片,镜检可见,软骨细胞为椭圆形,细胞核及核仁清晰可见,细胞质中有很多被染成玫瑰红色的小液泡。

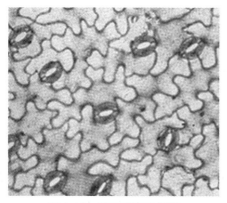

图 1-16 蚕豆叶表皮细胞

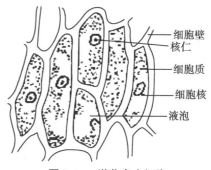

图 1-17 洋葱表皮细胞

2. 牛蛙红细胞血涂片的制备与观察 操作:打开牛蛙胸腔,剪开心脏,取一小滴血于载玻片的一端,另取一张载玻片,斜置于血滴的前缘,缓缓靠近并触及血滴,待血沿边缘展开后,以 45° 角轻轻向前推进,推动时要均匀用力,使血液在载玻片上形成均匀的薄层血膜;晾干,置于显微镜下观察(图 1-18,图 1-19)。

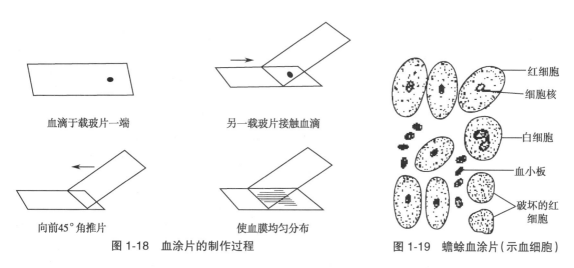

血滴于载玻片一端 　　　另一载玻片接触血滴

向前45°角推片 　　　使血膜均匀分布

图 1-18 血涂片的制作过程 　　　图 1-19 蟾蜍血涂片(示血细胞)

3. 骨骼肌标本的制备和观察 剪开牛蛙腿部皮肤,剪下一小块肌肉,放在载片上。用镊子按住肌肉块的一端,用解剖针顺着肌束的方向剥离肌肉,可得到如头发丝细的肌纤维(肌细胞)。尽可能拉直肌纤维。滴加少许林格液,盖上盖玻片,置于低倍镜下观察,可见肌细胞为细长形,每个细胞上有许多细胞核位于细胞的边缘,紧贴细胞膜的内侧,换高倍镜观察,可见细胞上有许多横纹。

4. 神经细胞的制备和观察 破坏牛蛙的脑和脊髓后,在口裂处剪去头部,除去延脑,剪开椎管,可见乳白色脊髓。取下脊髓放在平皿内,用林格液洗去血液后放在载玻片上,剪碎。将另一载片压在脊髓碎块上,用力挤压。将上面的载片取下即可得到压片。在压片上滴一滴甲苯胺蓝染液,染色 10min。盖上盖玻片,吸去多余染液。在显微镜下观察。结果:染色较深的小细胞是神经胶质细胞无突起;染成蓝紫色的、大的、有多个突起的细胞是脊髓前角运动神经细胞,胞体多呈三角形或星形,中央有一个圆形细胞核,内有一个核仁(图 1-20)。

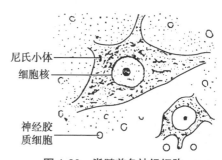

图 1-20 脊髓前角神经细胞

5. 人口腔黏膜上皮细胞标本的制备及观察 吸取一滴 2% 碘液滴在一张洁净的载玻片中央,用一根牙签深入自己的口腔内壁轻轻刮取黏膜上皮细胞,将它涂在碘液上来回搅动使细胞散开,染色 1min 后加盖玻片,用滤纸吸取多余液体在低倍镜下观察即可见呈不规则形状的细胞,在高倍镜下观察,可见细胞中央有一卵圆形的细胞核,细胞膜极薄,细胞质均匀一致(图 1-21)。

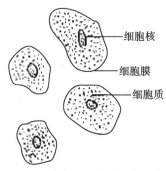

图 1-21　人口腔黏膜上皮细胞

（六）生物绘图

1. 仔细观察和画比例图

（1）使用 40× 物镜观察时调节细准焦螺旋看清各结构的轮廓,仔细观察,选择结构清晰完整的正常典型区域。

（2）将选好的绘制目标各部位的比例观察清楚,判断所绘结构的大小:要求画面可看清各主要结构,不宜太小或过大,放在半张 A4 纸的中央。所绘结构的两侧及上下视情况需要留出标注结构名称的位置。用 2H 或 H 铅笔按比例构图（2H 或 H 铅笔颜色轻容易擦除）:用直线（比例线）画出目标结构的大小和大致形状。

（3）注意目标结构的主体形态和比例:如图中细胞壁六边的形态长度与细胞核大小及形态。

2. 草绘轮廓和修订比例

（1）按比例勾勒细胞主要结构的轮廓并擦除比例线（可保留一些多余结构以便校对比例,如目标细胞周围的两个其他细胞的细胞核）,擦除比例线时用质地较软的绘图橡皮。

（2）修正结构的形态和比例至接近真实。

3. 绘制轮廓

（1）轮廓线修改至满意后,轻轻擦除比例线和轮廓线,同时留下轮廓线的笔痕。

（2）按照留下的笔痕,用 H 或 HB 铅笔勾画细胞壁和细胞核（此时可选用较画轮廓线颜色更深的铅笔型号）;画不同结构仍需细准焦螺旋调焦以便核对,注意细节,不准确处随时修改。

4. 绘制细节　细准焦螺旋调焦仔细观察细胞核、细胞质等结构;用 HB 或 B 铅笔打点表示细胞质区,注意打点要尽量圆且均匀（细胞质区颜色的深浅用点的疏密表示,颜色深则点密集,颜色浅则点稀疏）。

五、作业

1. 在显微镜图上,注明其结构名称。

2. 绘洋葱表皮细胞并注明细胞各结构名称。

3. 简述蟾蜍血涂片制备过程。

4. 绘人口腔上皮细胞并注明各结构名称。

实验二　光镜下细胞器的活体染色观察及细胞的显微测量

一、实验目的

1. 观察几种光镜下所见的细胞器的形态和分布。

2. 掌握线粒体活体染色的方法和原理。

3. 掌握细胞的显微测量方法。

二、实验原理

1. 线粒体的超活染色　超活染色是由活的动、植物分离出部分细胞或组织小块,以染料溶液浸染,染料被选择固定在活细胞的某种结构上而显色。染色过程主要利用了染料的"电化学"作用,碱性染料的胶粒表面带阳离子,酸性染料的胶粒表面带有阴离子,从而分别与样品具有的阴离子或阳离子之间发生吸引作用。詹纳斯绿 B 和中性红两种碱性染料是活体染色剂中最重要的染料,对于线粒体和液泡系的染色各有专一性。

在动物细胞内,凡是由膜所包围的小泡和液泡除线粒体外都属于液泡系,包括高尔基复合体、溶酶体、微体、消化泡、自噬小体、残体、胞饮液泡和吞噬泡,都是由一层单位膜包围而成。软骨细胞内含有较多发达的高尔基复合体,能合成与分泌软骨黏蛋白及胶原纤维等,因而液泡系发达。中性红是液泡系特殊的活体染色剂,只将液泡系染成红色,在细胞处于生活状态时,细胞质及核不被染色,中性红染色可能与液泡中的蛋白有关。

2. 高尔基复合体的活体染色　中性红为弱碱性染料,对高尔基复合体(液泡系)的染色有专一性,只将活细胞中的液泡系染成红色,细胞核与细胞质完全不着色,这可能是与液泡中某些蛋白质有关。软骨细胞能分泌软骨黏蛋白和胶原纤维等,因而粗面内质网和高尔基复合体都发达,用中性红超活染色后,可明显地显示出液泡系。

三、实验材料

小白鼠、牛蛙、显微镜、载玻片、盖玻片、凹面载玻片解剖剪、解剖镊、解剖针、牙签、滴管、擦镜纸、吸水纸、香柏油、林格液、1/5 000 詹纳斯绿 B 溶液、1/3 000 中性红溶液、人口腔黏膜上皮标本片、高尔基复合体(兔脊神经节)切片标本、线粒体(小白鼠肠上皮细胞)标本和中心体(马蛔虫子宫横切)玻片标本。

四、实验内容和方法

(一)高尔基复合体(Golgi complex)的活体染色与观察

1. 在兔脊神经节切片中观察高尔基复合体　神经细胞因合成运输大量的蛋白质而含有发达的内质网和高尔基复合体,用镀银法染色的高尔基复合体切片,在低倍镜下观察,神经节的假单极细胞体被神经束分隔成群,神经细胞的胞体呈圆形或椭圆形。转换高倍镜观察,细胞中央不着色的圆形区为细胞核。在核的周围有黑褐色颗粒状或呈不规则的条索状结构即为高尔基复合体(图 1-22)。

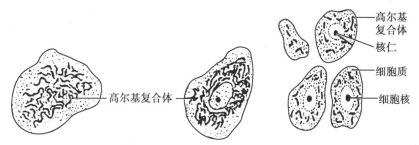

图 1-22　兔神经节细胞(示高尔基复合体)

2. 牛蛙剑突软骨细胞的液泡系的超活染色与观察

(1)将牛蛙处死,剪取胸骨剑突最薄的部分一小块,放入载玻片上的 1/3 000 中性红染液滴中,染色 5~10min。

(2)用吸管吸去染液,滴加林格液,盖上盖玻片进行观察。

(3)在高倍镜下,可见软骨细胞为椭圆形,细胞核及核仁清楚易见,在细胞核的上方胞质中,有许多被染成玫瑰红色、大小不一的泡状体,这一特定区域叫"高尔基区",即液泡系。

(二)线粒体(mitochondria)的活体染色与观察

1. 人口腔黏膜上皮细胞线粒体的超活染色观察

(1)取清洁载玻片放在 37℃恒温水浴锅的金属板上,滴 2 滴 1/5 000 詹纳斯绿 B 染液。

(2)实验者用牙签钝端在自己口腔颊黏膜处稍用力刮取上皮细胞,将刮下的黏液状物放入载玻片的染液滴中,染色 10~15min(注意不可使染液干燥,必要时可再加滴染液),盖上盖玻片,用吸水纸吸去四周溢出的染液,置显微镜下观察。

（3）在低倍镜下,选择平展的口腔上皮细胞,换高倍镜或油镜进行观察。可见扁平状上皮细胞的核周围胞质中,分布着一些被染成蓝绿色的颗粒状或短棒状的结构,即线粒体（图1-23）。

2. 小白鼠肝细胞线粒体的超活染色观察

（1）用颈椎脱臼法处死小白鼠,置于解剖盘中,剪开腹腔,取小白鼠肝边缘较薄的肝组织一小块,放入表面皿内。用吸管吸取林格液,反复浸泡冲洗肝脏,洗去血液。

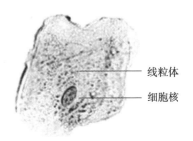

图 1-23　口腔上皮细胞中的线粒体

（2）在干净的凹面载玻片的凹穴中,滴加 1/5 000 詹纳绿 B 溶液,再将肝组织块移入染液,注意不可将组织块完全淹没,要使其上面部分半露在染液外,这样细胞内的线粒体酶系可充分得到氧化,易被染色。当组织块边缘被染成蓝绿色即成（一般需染 20~30min）。

（3）吸去染液,滴加林格液,用眼科剪将组织块着色部分剪碎,使细胞或细胞群散出。然后,用吸管吸取分离出的细胞悬液,滴一滴于载玻片上,盖上盖玻片进行观察。

（4）在低倍镜下选择不重叠的肝细胞,在高倍镜或油镜下观察,可见具有 1~2 个核的肝细胞质中,有许多被染成蓝绿色的线粒体。

（三）中心体观察（centrosome）

取马蛔虫子宫横切片,在低倍镜下寻找其受精卵分裂期的细胞,细胞的外面有卵壳,细胞与卵壳之间的腔叫卵壳腔。在某些卵细胞内,于核附近有圆形的小粒即中心粒,它与周围的中心球组成中心体。转换高倍镜观察,可见分裂中期细胞两极各有一颗深蓝色的圆形小粒,为中心粒（centriole）。在中心粒周围的明亮区,为中心球（centrosphere）,在中心球周围隐约可见许多纤细的、辐射状分布的星射线。中心粒和中心球,合称中心体（central body）（图1-24）。

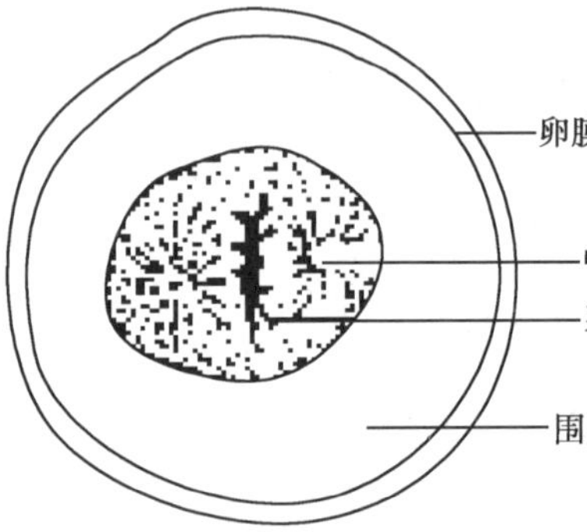

卵膜
中心体
染色体
围卵腔

图 1-24　马蛔虫受精卵细胞分裂中期（示中心体）

（四）显微测微尺的使用

测微尺分目镜测微尺和镜台测微尺,两尺配合使用可以测量细胞的大小。目镜测微尺是一块放在目镜内的圆形玻璃,圆片中心刻有一直线,长 5~10mm,分成 50~100 格。每个格所代表的实际长度因不同物镜的放大率和不同镜筒长度而异。因此用前必须测定。镜台测微尺是在一块载玻片的中央,用树胶封固一圆形的测微尺,长 1~2mm,分成 100 或 200 格。每格实际长度为 0.01mm（10μm）。当用目镜测微尺来测量细胞的大小时,必须先用镜台测微尺核实目镜测微尺每一格所代表的实际长度（图1-25）。

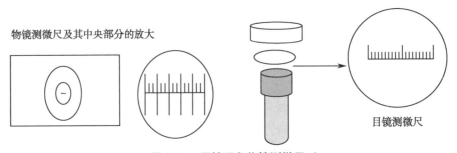

物镜测微尺及其中央部分的放大

目镜测微尺

图 1-25　目镜尺和物镜测微尺

1. 将一侧目镜从镜筒中拔出,旋开目镜下面的部分,将目镜测微尺刻度向下装在目镜的焦平面上,重新把旋下的部分装回目镜,然后把目镜插回镜筒中。

2. 将镜台测微尺刻度向上放在镜台上夹好,使测微尺分度位于视野中央。调焦至能看清镜台测微尺的分度。

3. 小心移动镜台测微尺和转动目镜测微尺,使两尺左边的一直线重合,然后由左向右找出两尺另一次重合的直线。

4. 记录两条重合线间目镜测微尺和镜台测微尺的格数。计算目镜测微尺每格所代表的实际长度。目镜尺每格所代表的实际长度(μm)=(两重合线间镜台测微尺的格数 ÷ 两重合线间目镜测微尺的格数)×10μm。

取下镜台测微尺,换上需要测量的玻片标本,用目镜测微尺测量标本。如果在低倍镜下标定的目镜测微尺的全长为 50 格对应于镜台测微尺 68 格(即 0.68mm),目镜测微尺每格所代表的长度为 68/50×10μm=13.6μm。

同法用高倍镜测定目尺每格的长度,并记录结果。

低倍镜下:目镜测微尺(　　)格 = 物镜测微尺(　　)格,目镜测微尺每小格 =(　　)μm

高倍镜下:目镜测微尺(　　)格 = 物镜测微尺(　　)格,目镜测微尺每小格 =(　　)μm

测量细胞的大小:测量时,取下镜台测微尺,换上所要测量的标本,直接用目镜测微尺测量标本细胞的长度,测得目镜测微尺的格数乘以每格的微米数,则为细胞的实际长度,注意:为减少误差,在测同一标本时,需测量 2 次以上取平均值。

测量细胞的体积:取下镜台测微尺放回保护盒内,换上蟾蜍血涂片,用目镜测微尺测量血细胞的长度与宽度,取各自的一半为长半径和短半径,代入公式求出细胞体积。

$$V=4/3\pi ad^2(a \text{ 为长半径}, d \text{ 为短半径})$$

如果血细胞是圆球形的,体积公式为 $V=4/3\pi aR^2$(R 为半径)。为减少误差,同一标本需要测量 5 个细胞的数据,取其平均值计算体积。

五、作业

1. 绘图示兔脊神经节细胞中的高尔基复合体和口腔上皮细胞中的线粒体形态及分布图并注明各部分名称。

2. 给出你所测量的蟾蜍血细胞的大小。

3. 用一种活体染色剂对细胞进行超活染色,为什么不能同时观察到线粒体、高尔基复合体等多种细胞器?

实验三 细胞分裂的观察和制备

一、实验目的

1. 通过标本制备和观察了解生物体细胞的无丝分裂、有丝分裂形态特征及减数分裂过程。
2. 进一步熟练掌握显微镜的使用方法和绘图方法。

二、实验原理

无丝分裂不仅是原核生物增殖的方式,而且雷马克(Remak)于 1841 年最早在鸡胚血细胞中也发现此现象,因为此过程没有出现纺锤丝和染色体的变化,故称无丝分裂(amitosis)。其后无丝分裂又在各种动植物中陆续发现,尤其在分裂旺盛的细胞中更多见,蛙红细胞体积较大、数多,而且有核,是观察无丝分裂的较好材料。

细胞有丝分裂(mitosis)的现象是分别由弗莱明(Flemming,1882)在动物细胞和施特拉斯布格(Strasburger,1880)在植物细胞中发现。有丝分裂过程包括一系列复杂的核变化,染色体和纺锤体的出现,以及它们平均分配到每个子细胞的过程。马蛔虫受精卵细胞中只有 6 条染色体,而洋葱体细胞的染色体为 16 条,因为它们都具有染色体数目少的特点,所以便于观察和分析。

生长旺盛的植物组织,如根尖、茎尖、愈伤组织、萌发的花粉管等有丝分裂旺盛,便于观察到各个分裂象的细胞。选取分裂旺盛的根尖作为实验材料,首先通过固定液杀死细胞并对细胞内的蛋白质等物质加以固定,使细胞维持在原来的形态,然后使用解离液软化和分解细胞壁并清除部分细胞质,染色后再通过压片将细胞铺展分散在载玻片上,最后通过显微镜找到各个分裂象的细胞并观察其特点。

三、实验材料

1. 标本　蛙血涂片、马蛔虫子宫切片、洋葱根尖细胞有丝分裂切片。
2. 器材　显微镜、擦镜纸、解剖针、眼科镊子、载玻片、盖玻片、吸水纸、培养皿和冰箱。
3. 试剂　香柏油、二甲苯、Carnoy 固定液、70%乙醇、醋酸洋红染液、45%醋酸、0.05%~0.2%秋水仙素溶液。

四、实验内容和方法

细胞分裂对生物的个体发育和生存,对种族延续有着十分重要的意义,高等生物体内细胞的分裂方式有三种:无丝分裂、有丝分裂和减数分裂。

(一) 动物细胞无丝分裂的观察(蛙血涂片)

在高倍镜下,可见到处于不同阶段分裂过程中的蛙红细胞,核仁先行分裂,向核的两端移动,细胞核伸长呈杆状;进而在核的中部从一面或两面向内凹陷,使核成肾形或哑铃形改变;最后,从细胞中部直接收缩成两个相似的子细胞;子细胞较成熟的红细胞小。

(二) 细胞有丝分裂的观察(马蛔虫子宫切片、洋葱根尖切片)

1. 动物细胞有丝分裂的观察——马蛔虫子宫切片　取马蛔虫的子宫切片标本,先在低倍镜下观察,可见马蛔虫子宫腔内有许多椭圆形的受精卵细胞,它们均处在不同的细胞时相。每个卵细胞都包在卵壳之中,卵壳与卵细胞之间的腔,称卵壳腔。细胞膜的外面或卵壳的内面可见极体附着。寻找和观察处于分裂间期和有丝分裂不同时期的细胞形态变化,并转换高倍镜仔细观察。

间期(interphase):细胞质内有两个近圆形的细胞核,一为雌原核,另一为雄原核。两个原核形态相似不易分辨,核内染色质分布比较均匀,核膜、核仁清楚,细胞核附近可见中心粒存在。

分裂期(mitosis):前期(prophase)雌、雄原核相互趋近,染色质逐渐浓缩变粗、核仁消失,最后核膜破裂、染色体相互混合,两个中心粒分别向细胞两极移动,纺锤体开始形成。

中期(metaphase):染色体聚集排列在细胞的中央形成赤道板,由于细胞切面不同,此期有侧面观和极面观的两种不同现象,侧面观染色体排列在细胞中央,两极各有一个中心体,中心体之间的纺锤丝与染色体着丝点相连;极面观由于染色体平排于赤道面上,六条染色体清晰可数,此时的染色体已纵裂为二,但尚未分离。

后期(anaphase):纺锤丝变短,纵裂后的染色体被分离为两组,分别移向细胞两极,细胞膜开始凹陷。

末期(telophase):移向两极的染色体恢复染色质状态,核膜、核仁重新出现,最后细胞膜横缢,两个子细胞形成(图 1-26)。

2. 植物细胞有丝分裂的观察——洋葱根尖切片　取洋葱根尖的纵切片标本,先用肉眼找到根尖的部位,然后在低倍镜下找到着色较深的生长点。该处细胞排列紧密,是细胞分裂旺盛的部位,选择分裂细胞最多的部分移到视野中央,转换高倍镜,仔细寻找不同时期的细胞并观察其形态特点。

间期:细胞核较小,核膜清晰,核仁明显,细胞质及细胞核内的染色质均匀分布。

前期:细胞进入分裂时,核膨大,核内染色质浓缩,形成纤细的染色丝(chromonema),逐渐缩短变粗,成为具有一定形态的染色体。前期末,核膜破裂,核仁消失。

中期:染色体移向细胞中央,并排列在赤道部位,每条染色体的着丝点位于赤道的平面上,构成赤道板(equatorial plate),在赤道板的两侧形成纺锤体(spindle)。这时的染色体已纵裂成两条染色单体

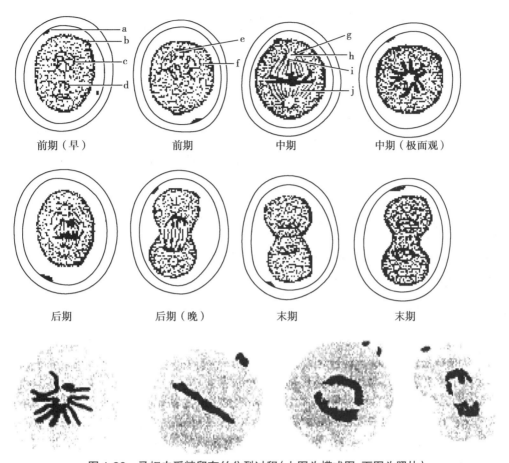

图 1-26　马蛔虫受精卵有丝分裂过程（上图为模式图，下图为照片）

a. 第一极体；b. 第二极体；c. 雌原核；d. 雄原核；e. 中心体；f. 染色体；g. 中心球；h. 中心粒；i. 星射线；j. 纺锤丝。

（chromatid），中间借着丝粒相连。

后期：染色体在纺锤丝的牵引下分成相等的两组，分别拉向细胞两极。

末期：到达两极的两组子染色体，通过解旋，伸长变细成为染色丝。晚期末，染色丝逐渐恢复成染色质，核膜形成，核仁出现，纺锤体消失，在两核之间出现新的细胞壁，分成两个子细胞，又进入到间期状态（图 1-27，图 1-28）。

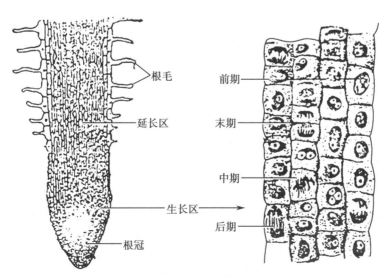

图 1-27　洋葱根尖细胞有丝分裂

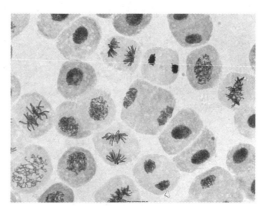

图 1-28 洋葱根尖细胞有丝分裂压片

（三）新鲜洋葱根尖细胞有丝分裂标本的制备及观察

1. 洋葱根尖的培养 在上实验课之前的 3~4d，取洋葱一个，放在广口瓶上。瓶内装满清水，让洋葱的底部接触到瓶内的水面。把这个装置放在温暖的地方，注意经常换水，使洋葱的底部总是接触到水。待根长 5cm 时，可取生长健壮的根尖，将取下材料立即放入固定液（浓盐酸：95% 乙醇 =1∶1）中固定 2~3h。

2. 装片的制作

（1）解离：剪取洋葱的根尖 2~3mm，放入盐酸乙醇混合液（1∶1）的玻璃皿中，在室温下解离 10~15min 后取出根尖。于培养皿中的清水冲洗 2~3 次（注：一定要把解离液洗净）。

（2）染色压片：将材料放在载玻片上，小心剪取根尖末端乳白色部分（约 0.3cm），加醋酸洋红染液几滴，染色 3~5min，慢慢盖上盖玻片，不使气泡产生，再加盖吸水纸，左手按住吸水纸将盖玻片固定，不使滑动，右手用铅笔的后端轻轻敲玻片上的吸水纸，把细胞压开。用力不要太猛，以免压碎玻片。

3. 观察

（1）低倍镜观察：把制作成的洋葱根尖装片先放在低倍镜下观察，慢慢移动装片，要求找到分生区细胞，它的特点是：细胞呈正方形，细胞质浓厚，细胞核较大，占细胞体积的 3/4，细胞排列紧密，有的细胞正在分裂。可以观察到有丝分裂过程中不同分裂时期的染色体。注意细胞核染色体的变化动态。

（2）高倍镜观察：找到分生区细胞后，选取不同分裂时期的典型细胞，换高倍镜观察。用细准焦螺旋和反光镜把视野调整清晰，直到看清细胞物像为止。仔细观察，可先找出处于细胞分裂期中期的细胞，然后再找出前期、后期、末期的细胞。注意观察各个时期细胞内染色体及纺锤体的变化特点。在一个视野里，往往不容易找全有丝分裂过程中各个时期的细胞。如果是这样，可以慢慢地移动装片，从邻近的分生区细胞中寻找。如果自制装片效果不太理想，可以观察教师演示的洋葱根尖细胞有丝分裂的固定装片（图 1-28）。

（四）蝗虫精子发生过程减数分裂的镜下观察

将标本放在低倍镜下找到分裂象，并移至视野中央，换成高倍镜观察减数分裂各个时期形态特点（图 1-29）。

蝗虫精巢是由多条圆柱形的精细管组成，每条精细管由于生殖细胞发育阶段的差别可分成若干区，良好压片可见到从游离的顶端起始依次为精原细胞、精母细胞、精细胞及精子等各发育阶段的区域。

1. 精原细胞（spermatogonia） 位于精细管的游离端，胞体较小，由有丝分裂来增殖，其染色体较粗短、染色较浓。

2. 减数分裂Ⅰ（meiotic division Ⅰ） 减数分裂Ⅰ是从初级精母细胞到次级精母细胞的一次分裂。第一次减数分裂包括：前期Ⅰ、中期Ⅰ、后期Ⅰ、末期Ⅰ四个时期。

（1）前期Ⅰ：在减数分裂中，以前期Ⅰ最有特征性、时间较长、核的变化复杂，依染色体变化可分为 5 个时期。

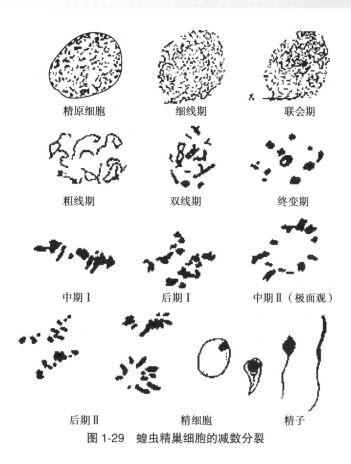

图 1-29 蝗虫精巢细胞的减数分裂

1）细线期（leptotene stage）：染色体呈细长的丝，称为染色线。弯曲绕成一团，排列无规则，染色线上有大小不一的染色粒，形似念珠，核仁清楚。

2）偶线期（zygotene stage）：同源染色体开始配对，同时出现极化现象，各以一端聚集于细胞核的一侧，另一端则散开，形成花束状。

3）粗线期（pachytene stage）：每对同源染色体联合完成，缩短成较粗的线状，称为双价染色体，因其由四条染色单体组成，又叫四分体。

4）双线期（diplotene stage）：染色体缩得更短些，同源染色体开始有彼此分开的趋势，但因两者相互绞缠，有多点交叉，所以这时的染色体呈现麻花状。

5）终变期（diakinesis）：染色体更为粗短，形成 Y、V、O、8 等形状，终变期末核膜、核仁消失。

（2）中期Ⅰ：核膜和核仁消失，纺锤体形成，双价染色体排列于赤道面，着丝点与纺锤丝相连。这时的染色体组居细胞中央，侧面观呈板状，极面观呈空心花状。

（3）后期Ⅰ：由于纺锤丝的解聚变短，同源的两条染色体彼此分开，分别向两极移动。但每条染色体的着丝粒尚未分裂，故两条姐妹染色单体仍连在一起同去一极。

（4）末期Ⅰ：移动到两极的染色体，呈聚合状态，并解旋，同时核膜形成，胞质也均分为二，即形成两个次级精母细胞，这时每个新核所含染色体的数目只是原来的一半。到此减数分裂Ⅰ结束。

3. 减数分裂Ⅱ（meiotic divisionⅡ） 减数分裂Ⅱ类似一般的有丝分裂，但从细胞形态上看，可见胞体明显变小，染色体数目少。

（1）前期Ⅱ：末期Ⅰ的细胞进入前期Ⅱ状态，每条染色体的两个单体显示分开的趋势，染色体像花瓣状排列，使前期Ⅱ的细胞呈实心花状。

（2）中期Ⅱ：纺锤体再次出现，染色体排列于赤道面。

（3）后期Ⅱ：着丝粒纵裂，每条染色体的两条单体彼此分离，各成一子染色体，分别移向两极。

（4）末期Ⅱ：移到两极的染色体分别组成新核，新细胞的核具单倍数（n）的染色体组，胞质再次分裂,这样,通过减数分裂每个初级精母细胞就形成了四个精细胞。

4. 精子形成　在两次精母细胞分裂过程中,各种细胞器,如线粒体、高尔基复合体等也大致平均地分到四个精细胞中,精细胞经一系列的分化成熟为精子。镜下精子头部呈梭形,由细胞核及顶体共同组成,尾部细长呈线状(图1-29)。

五、作业

1. 说明动、植物细胞有丝分裂过程有何异同?
2. 绘制洋葱根尖细胞有丝分裂各个时期典型的细胞图像。
3. 绘出蝗虫精子发生过程中减数分裂Ⅰ和减数分裂Ⅱ中期图,并注明各部分名称。

六、改良苯酚(石炭酸)品红染液的配制

母液A:取3g碱性品红,溶解在100mL的70%乙醇(可长期保存)。
母液B:取母液A 10mL,加入90mL的5%苯酚水溶液。
苯酚品红:取45mL的母液B,加入6mL冰醋酸和6mL 37%甲醛。
改良苯酚品红:取2~10mL苯酚品红染液,加入98~90mL的45%冰醋酸和1.8g山梨醇即可。改良苯酚品红配成后可立即使用,但着色能力较差,一般在配制两周后染色能力显著增加。

🔬 实验四　细胞的培养、计数和活力鉴定

一、实验目的

1. 掌握检测活细胞和细胞计数的常用方法及原理。
2. 掌握细胞培养、冻存、复苏的基本步骤。
3. 了解细胞培养、冻存、复苏的原理。

二、实验原理

1. 细胞活力和计数检测原理　在制备细胞悬液的过程中,需要知道细胞存活率和如何鉴别细胞存活,培养细胞时,要求有适当的密度才能生长良好,所以在接种时,要进行细胞计数。细胞计数的方法一般为染色法,常用活体染料台盼蓝对细胞染色,进行细胞计数。台盼蓝不能通过活细胞完整的细胞膜,因此活细胞不会着色。而死亡细胞的细胞膜通透性增高,可使台盼蓝进入细胞内而使细胞着色(蓝色)。利用细胞内某些酶与特定的试剂发生显色反应,也可测定细胞相对数和相对活力。

在培养细胞过程中,会有各种原因而导致细胞的死亡,通过细胞计数,可以检测细胞活力(总细胞中活细胞所占的百分比称为细胞活力)。从组织中分离细胞一般要检查细胞活力,目的是了解分离的过程对细胞是否有损伤作用。其次,从组织中分离出的细胞,根据实验需要,会冻存备用。复苏后的细胞也需要检查细胞活力,目的是了解冻存和复苏的效果。用台盼蓝染料染细胞,可以区分死细胞与活细胞。利用细胞内某些酶与特定的试剂发生显色反应,也可测定细胞相对数和相对活力。

血细胞计数板是由一块比普通载玻片厚的特制玻片制成的。玻片中有四条下凹的槽,构成三个平台。中间的平台较宽,其中间板上刻度分为9个大方格,每个大方格长宽各为1mm,其面积为$1mm^2$。大方格内有两种情况,一种是大方格内分为16中格,每一中格又分为25小格;另一种是大方格内分为25中格,每一中格又分为16小格。但是不管计数室是哪一种构造,它们都有一个共同的特点,即每一大方格都是由$16 \times 25 = 25 \times 16 = 400$个小方格组成(图1-30)。细胞计数板的计算公式:细胞数(mL)=4大格细胞总数 $\div 4 \times 10^4$。

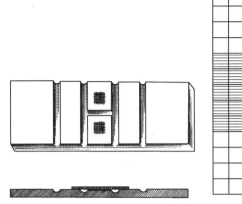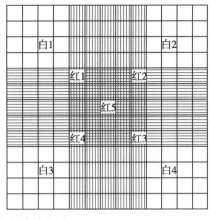

图 1-30　血细胞计数板

2. 细胞周期检测原理　细胞周期是指由细胞一次分裂结束到下一次细胞分裂结束所经历的过程，所需的时间叫细胞周期时间。5-溴脱氧尿嘧啶核苷（BrdU）加入培养基后，可作为细胞 DNA 复制的原料，经过两个细胞周期后，细胞中两条单链均含 BrdU 的 DNA 将占 1/2，反映在染色体上应表现为一条单体浅染。如经历了三个周期，则染色体中约一半为两条单体均浅染，另一半为一深一浅。细胞如果仅经历了一个周期，则两条单体均深染。计算分裂象中各期比例，就可算出细胞周期的值。

三、实验材料

1. 实验动物　小鼠。

2. 仪器设备　超净工作台、倒置显微镜、低速离心机、细胞计数板、试管、吸管、移液器、1mL 和 5mL 枪头、10mL 细胞烧杯和 10mL 离心管。

3. 试剂　75% 乙醇、碘酒和酒精棉球、0.4% 台盼蓝、0.5% 四甲基偶氮唑盐（MTT）、酸化异丙醇、含有双抗和谷氨酰胺的 DMEM 培养基、胎牛血清、PBS 缓冲液、胰蛋白酶、BrdU（1.0mg/mL）、甲醇、冰醋酸、吉姆萨染液、秋水仙素和 2×SSC 液。

四、实验内容和方法

1. 细胞计数

（1）将细胞计数板及盖玻片擦拭干净，并将盖玻片盖在计数板上。

（2）将待测细胞悬液吹打均匀，然后吸取少量悬液沿盖玻片边缘缓缓滴入，要保证盖玻片下充满悬液，注意盖片下不要有气泡，也不能让悬液流入旁边槽中，否则重新计数。

（3）静置 2~3min。

（4）镜下观察，计算计数板四大格细胞总数（每个大格含有 16 个中格），压线细胞只计左侧和上方的。然后按下式计算：细胞数 /mL=4 大格细胞总数 $\div 4 \times 10^4$。

2. 细胞活力的测定

（1）将细胞悬液以 0.5mL 加入试管中。

（2）加入 0.5mL 0.4% 台盼蓝染液，染色 2~3min。

（3）吸取少许悬液涂于载玻片上，加上盖玻片。

（4）镜下取几个任意视野分别计死细胞和活细胞数，计细胞活力。死细胞能被台盼蓝染上色，镜下可见深蓝色的细胞，活细胞不被染色，镜下呈无色透明状。

3. 结合细胞活力的细胞计数

（1）制备计数用的细胞悬液：用吸管吸 5 滴细胞悬液到一离心管中，加入 5 滴台盼蓝染液（0.4%），活细胞不会被染色，加入染液后在显微镜下区别活细胞和死细胞。

（2）将细胞悬液滴入计数板。

（3）数出四角的四个大格中没有被染液染上色的细胞数目。

（4）计算原细胞悬液的细胞数:细胞悬液的细胞数(mL)=(四个大格子细胞数÷4)×2×10⁴。说明:公式中除以4因为计数了4个大格的细胞数,公式中乘以2因为细胞悬液于染液是1:1稀释。

4. MTT法测细胞相对数和相对活力 活细胞中的琥珀酸脱氢酶可使MTT分解产生分解为蓝紫色结晶颗粒积于细胞内和细胞周围。其量与细胞数成正比,也与细胞活力成正比。

（1）细胞悬液以1 000r/min离心10min,弃上清液。

（2）沉淀加入0.5~1mL MTT,吹打成悬液。

（3）37℃下保温2h。

（4）加入4~5mL酸化异丙醇(定容)。打匀。

（5）1 000r/min离心,取上清液酶标仪或分光光度计570nm比色,酸化异丙醇调零点。

5. 原代细胞的培养

（1）颈椎脱臼法处死小鼠,浸入75%乙醇中数秒消毒,取出放入灭菌后的平皿中。

（2）在超净台中使小鼠背部朝上,用灭菌后的镊子夹取蘸有碘酒和酒精的棉球再次消毒腰部皮肤。

（3）镊子提起皮肤后,用剪刀剪开背部皮肤,取出肾脏(左右各一),放入另一个盛有PBS缓冲液的平皿中。

（4）用镊子挑破肾膜,拨向肾门,剪去肾膜与脂肪。

（5）用PBS洗三次,剪下肾组织,去掉肾盂。

（6）将肾块移入一小烧杯(25mL)中,剪成1mm³的小块。

（7）加入PBS洗液5mL,轻轻摇晃,冲洗血球,静置后待组织沉入底部,倒掉洗涤液。反复洗涤多次直至无红细胞为止。

（8）再加入PBS洗液,将组织和洗液一起倒入50mL的离心管中,再吸去PBS洗液。

（9）吸取组织量20~30倍的0.25%的胰蛋白酶加入离心管中,用吸管轻轻吹打混匀,盖好离心管盖,在水浴锅中37℃消化10~30min,其间不断摇动使组织液和组织充分接触,直至组织变白,较疏松为止。

（10）吸出消化液,加入含10%胎牛血清的MDEM培养基,用吸管吹打,使其成细胞悬液,100目过滤纱网除掉未消化的大块组织(如果消化好,也可不用过滤)。

（11）将分散好的细胞用0.4%的台盼蓝染色进行计数,根据细胞密度调整细胞数成3×10⁵分装至不同的细胞培养瓶。

（12）标注好名称日期,放入培养箱中培养,一般几小时内贴壁生长,4d左右长成良好的单层细胞。

6. 贴壁细胞的传代培养

（1）倒置显微镜下观察细胞满度为90%时,在超净工作台中倒掉培养基。

（2）用移液器或吸管吸取5mL PBS加入细胞培养瓶中,轻轻摇晃使PBS完全洗涤细胞,倒掉PBS,重复1次。

（3）向细胞培养瓶中加入0.5mL胰蛋白酶,轻轻摇晃使其铺满瓶底,置CO₂培养箱中消化3min。

（4）在显微镜下观察部分变为圆形时,轻轻拍打细胞瓶,待细胞悬浮后,加入3mL培养基,移入10mL离心管中,800r/min离心5min。

（5）倒掉培养基,再加入5mL新鲜培养基混匀后,移入T25细胞培养瓶中,轻轻吹打细胞到呈单个状态。

（6）细胞计数后,根据细胞的数量加入适量的培养基,混匀后分装到不同的培养瓶中。

（7）把分装好的细胞置CO₂培养箱中培养。

7. 细胞的冻存

（1）倒置显微镜下观察细胞满度为90%时,洗涤、消化、悬浮。

（2）4℃,800r/min离心5min,弃去上层的培养基,沉淀为细胞。

（3）根据冻存细胞数量吸取相应量的冻存液，在0~4℃悬浮细胞，并快速加入细胞冻存小瓶中（每瓶1.5mL）。

（4）冻存小瓶在4℃放置30min，转入-70℃冰柜冻存12h后放入液氮中长期冻存。

8. 细胞的复苏

（1）取3mL预热的培养基加入10mL离心管中备用。

（2）从液氮中快速取出细胞培养瓶，放入到37℃水浴锅中，使其完全融化。

（3）把溶解的细胞液吸入到已经备好的培养基中混匀。

（4）4℃，800r/min离心5min，弃去上层的培养基，沉淀为细胞。

（5）取5mL完全培养基重新悬浮细胞，转入T25细胞培养瓶中，置CO_2培养箱中培养，培养条件为37℃、5%CO_2。

9. 细胞周期的测定

（1）细胞生长至指数期时，向培养液中加入BrdU，使最终浓度为10μg/mL。

（2）44h加秋水仙素，使每毫升中含0.1μg。

（3）48h后常规消化细胞至离心管中，注意培养上清的漂浮细胞也要收集到离心管中。

（4）常规染色体制片

1）低渗处理：将收集到的细胞进行低渗处理，加8mL预温（37℃）的0.075mol/L KCl低渗液（hypotonic solution），用吸管打匀使细胞悬浮于低渗液中，37℃水浴箱静止25~30min。

2）预固定：低渗后，加新配的固定剂（甲醇∶冰醋酸，3∶1）1mL，打匀。

3）离心：以1 000r/min离心10min，弃上清。

4）固定：加入5mL新配置的固定液，悬浮细胞，室温固定10~15min。

5）离心：1 000r/min离心10min，弃上清。

6）再固定：加入5mL固定液（甲醇∶冰醋酸=1∶3），室温固定10~15min。

7）再离心：1 000r/min离心10min，弃去上清液。

8）再固定：加入固定液（甲醇∶冰醋酸1∶1）5mL，打匀，固定10~15min。

9）制片：固定后，1 000r/min离心留下0.2mL沉淀物，吸取细胞悬液滴在已预冷的洁净载玻片上，立即用嘴吹散，在酒精灯焰上通过几次，使细胞平铺于载玻片上，空气干燥。

（5）弃去2×SSC液，流水冲洗。

（6）吉姆萨染液染色10min，流水冲洗，晾干。

（7）镜检100个分裂象，计第一、二、三、四细胞期分裂指数。

（8）计算：细胞周期（Tc）=$48/[(M_1+2M_2+3M_3+4M_4)/100](h)$

附：（1）BrdU配制：BrdU 10mg+双蒸水10mL，4℃下避光保存。

（2）2×SSC配制：NaCl 1.75g，柠檬酸三钠·$2H_2O$ 0.88g，加水至100mL，4℃保存。

五、作业

1. 写出细胞计数的结果和计算细胞数公式的原理。

2. 根据细胞活力的结果，分析原因何在。

3. 贴壁细胞在传代过程中为什么用PBS进行洗涤？

4. 胰蛋白酶的作用是什么？

5. 细胞在冻存和复苏的过程中为什么要"快复苏，慢冻存"？

6. 简述细胞周期测的原理。

实验五　细胞化学成分的显示

一、实验目的

1. 掌握常用的原位显示细胞内化学成分的一般方法。了解细胞化学实验的基本原理。

2. 熟悉细胞内 DNA 和 RNA、酸性蛋白、碱性蛋白、酸性磷酸酶、碱性磷酸酶及过氧化物酶等成分的一般分布。

二、实验原理

1. 细胞内 DNA 和 RNA 的原位显示　细胞被甲基绿 - 哌洛宁混合液染色后,其中的 DNA 和 RNA 将呈现不同的颜色,这是由于 DNA、RNA 的聚合程度不同引起的。DNA 聚合程度较高,与甲基绿结合后被染成蓝绿色,而 RNA 聚合程度较低,与哌洛宁结合后显示红色。

2. 细胞内蛋白质的原位显示

（1）细胞内酸性蛋白和碱性蛋白的原位显示:细胞中不同的蛋白质分子所携带的酸性基团和碱性基团的数量不同,造成这些蛋白质在一定的 pH 溶液中所携带的电荷数也不相同。生理条件下细胞中带负电荷多的蛋白质即为酸性蛋白,而带正电荷多的蛋白质即为碱性蛋白。用三氯醋酸将细胞中的核酸抽提掉,再用不同 pH 的固绿染液分别染色,则可将细胞内的酸性蛋白和碱性蛋白显示出来。

（2）糊粉粒:蛋白质可以贮藏物的形式存在于植物种子内。某些植物种子胚乳细胞中液泡内的贮藏蛋白质因水分丧失而成结晶体,称为糊粉粒,革兰氏碘液能与糊粉粒作用而呈黄色。

3. 细胞内碳水化合物的观察

（1）可溶性糖类:单糖和双糖是以溶解状态存在于活细胞中,凡是含有自由醛基（—CHO）、或含 α-OH、或多羟基的酮基（C＝O）的单糖或双糖,都能在碱性溶液中将二价铜离子（Cu^{2+}）还原成一价铜离子（Cu^+）,从而生成砖红色的氧化亚铜沉淀。

（2）淀粉:淀粉是植物细胞内贮藏的最重要的碳水化合物,遇碘可变成蓝色或紫色。

4. 细胞内酸性磷酸酶的显示　细胞中存在着可分解磷酸酯的磷酸酯酶,它们分别为一磷酸酯酶、二磷酸酯酶和三磷酸酯酶等,其中主要的是一磷酸酯酶。磷酸酶按其发挥作用的最适 pH 又可分为两类:碱性磷酸酶（pH 9.5 左右）和酸性磷酸酶（pH 5.0 左右）。当酸性磷酸酶与作用底物甘油磷酸（含有磷酸酯）一起保温时,能使磷酸酯水解释放出磷酸铅沉淀物,沉淀物再与黄色的硫化铵作用时可形成黄棕色逐渐到棕黑色的硫化铅沉淀,使细胞中的酸性磷酸酶显示出来。

5. 细胞内过氧化物酶的显示　细胞中的过氧化物酶能把许多胺类氧化成有色化合物,如联苯胺被氧化成蓝色或棕色产物（蓝色物质为中间产物联苯胺蓝,很不稳定,可自然地转变为棕色的联苯胺腙）,因而显示出细胞内过氧化物酶的分布。另外细胞代谢过程会产生对机体有害的过氧化氢（H_2O_2）,过氧化氢酶使其分解为水和氧气,对机体起保护作用。

三、实验用品

1. 材料　蟾蜍、小白鼠、马铃薯和苹果。

2. 仪器设备　光学显微镜、剪刀、镊子、注射器、解剖盘、解剖针、牙签、吸水纸、载玻片、盖玻片、染色缸、恒温水浴箱和 10mL 小烧杯。

3. 试剂　70% 乙醇、甲基绿 - 哌洛宁混合液、5% 三氯醋酸、0.1% 酸性固绿（pH 2.2）、0.1% 碱性固绿（pH 8.0~8.5）、1% 革兰氏碘液、2% 斐林试剂、6% 淀粉肉汤、生理盐水、10% 甲醛 - 钙固定液、2% 硫化铵、明胶甘油和蒸馏水。

四、实验内容和方法

1. 细胞内 DNA 和 RNA 的原位显示与观察

（1）蟾蜍血细胞 DNA 和 RNA 的显示

1）蟾蜍血涂片的制备：处死蟾蜍后，打开体腔，剪开心包，小心地在心脏尖剪一小口，取一小滴血滴于载玻片的一端，另取一张载玻片，斜置于血滴的前缘，缓缓靠近并触及血滴，待血沿边缘展开后，以 45° 角轻轻向前推进，推动时要均匀用力，使血液在载玻片上形成均匀的薄层血膜，晾干。

2）固定：取一张晾干的血涂片，放入 70% 乙醇中固定 5~10min 后取出，室温下晾干。

3）染色：将已经固定的晾干的血涂片放入甲基绿 - 哌洛宁混合液中染色 10~15min 取出，用吸水纸吸去多余染液后，放在显微镜下镜检观察。

4）实验结果：在低倍镜和高倍镜下，可以观察到蟾蜍红细胞的细胞质呈现红色，细胞核呈现蓝绿色。说明 DNA 主要分布于细胞核，而 RNA 主要分布于细胞质。

（2）洋葱表皮细胞 DNA 和 RNA 的显示

1）取材：用小镊子撕取一小块洋葱内表皮，置于载玻片上。

2）染色：吸取甲基绿 - 哌洛宁混合液，滴 1 滴在表皮上，染色 30~40min。

3）冲洗：吸 1 滴蒸馏水冲洗表皮，并立即用吸水纸吸干以防哌洛宁脱色。

4）观察：盖上盖玻片后镜检，可见细胞质被染成红色（富含 RNA），核被染成绿色（富含 DNA）。

2. 蛋白质的显示与观察

（1）细胞内酸性蛋白和碱性蛋白的原位显示

1）固定：每组取 2 张已经晾干的蟾蜍血涂片（前面已经制备好），放入 70% 乙醇中固定 5~10min，取出晾干备用。

2）抽提核酸：将 2 张已经固定的晾干后的血涂片放入 5% 三氯醋酸中抽提核酸 15min，该步骤在温度高于 60℃ 的水浴箱中进行，取出后用自来水反复冲洗，晾干后进行染色。

3）染色：一张血涂片放入 0.1% 酸性固绿（pH 2.2）中染色 10min；另一张血涂片放入 0.1% 碱性固绿（pH 8.0~8.5）中染色 40~60min，取出后用自来水反复冲洗干净后，晾干，置于显微镜下观察。

4）实验结果：在低倍镜和高倍镜下，可以观察到经 0.1% 酸性固绿染色的蟾蜍红细胞的细胞质和核仁均被染成绿色，说明酸性蛋白主要分布于细胞质和核仁区域；经 0.1% 碱性固绿染色的蟾蜍红细胞的细胞核被染成绿色，说明碱性蛋白主要分布于细胞核区域。

（2）糊粉粒：取发芽的小麦种子，在其胚芽附近横切一薄片，放于载玻片上，加上革兰氏碘液一滴，盖上盖玻片。在高倍镜下观察，可见种子中部染成蓝色，种皮内有一层略呈方形的细胞中有被染成黄色的颗粒，这就是蛋白质结晶体即糊粉粒。

3. 碳水化合物的观察

（1）可溶性糖类：吸取斐林试剂 2 滴于载玻片上，用刀片切取一薄片新鲜苹果，放于溶液中。将载玻片于酒精灯上微微加热，盖上盖玻片后，置低倍镜下观察，细胞内出现大量砖红色的氧化亚铜颗粒。

（2）淀粉：取清洁的载玻片 1 张，先加 1 滴清水在载玻片中央，然后加 1/2 滴 1% 革兰氏碘液，混匀。再用刀片切取生马铃薯一薄片（越薄越好）放入染液中，盖上盖玻片。置于低倍镜下观察，可见薄壁细胞中充满了大小不等的卵圆形或圆锥形的蓝色颗粒，即为淀粉粒，它是细胞中的一种内含物。移走低倍镜，换高倍镜观察，可见淀粉粒具有层纹结构。

4. 细胞内酸性磷酸酶的显示

（1）取小白鼠一只，每日往腹腔注射 6% 淀粉肉汤 1mL，连续 3d。

（2）在第 3 天注射 3~4h 后，再向腹腔内注射生理盐水 1mL，过 3~5min 后用颈椎脱臼处死。

（3）将腹腔液滴 1 滴于预冷的盖玻片上，立即用牙签涂开，放入 4℃ 冰箱，让细胞自行铺开，约 30min 后取出，冷风吹干。如室温低于 20℃ 时可自然干燥。

（4）往盖玻片上滴酸性磷酸酶工作液 2 滴，或将盖玻片转入盛有酸性磷酸酶工作液的小染色缸中，37℃温育 30min。

（5）漂洗：取出盖玻片用蒸馏水漂洗后，立于吸水纸上吸去多余的水分。

（6）固定：把盖玻片放入盛有 10% 甲醛 - 钙固定液的小染缸内固定 5min。

（7）再漂洗：取出盖玻片放入蒸馏水中再漂洗后吸去多余水分。

（8）放入盛有 2% 硫化铵溶液的小染色缸中处理 3~5min。

（9）第三次漂洗，方法同上。

（10）封片观察：取一载玻片上，滴一滴明胶甘油封固剂，将带水的盖玻片有细胞的一面朝下，封固在载玻片上的明胶甘油处（注意防止气泡产生）。观察：在高倍镜下可见许多巨噬细胞呈阳性反应，其细胞质中出现许多大小不等的棕色或棕黑色颗粒和斑块，这便是酸性磷酸酶存在的部位（溶酶体）。有些细胞质都呈黑色沉淀，说明含酸性磷酸酶极为丰富。

5. 细胞中过氧化物酶的显示

（1）小鼠骨髓细胞过氧化物酶的显示

1）处死：颈椎脱臼处死小鼠。

2）取材：剪开大腿上的皮肤与肌肉，取出股骨，用剪刀剪断或折断，再用牙签挑取骨髓制备骨髓涂片，晾干。

3）固定：将涂片放入 0.5% 硫酸铜染色缸中固定 30s。

4）氧化：取出涂片直接转入装有联苯胺混合液的染色缸中 3min。

5）冲洗：蒸馏水或自来水冲洗。

6）染色：滴 2~3 滴 1% 番红溶液于涂片上，染色 1min。

7）冲洗：蒸馏水或自来水冲洗，置空气中干燥。

8）观察：镜下可见骨髓细胞内有被染成蓝色或棕色的颗粒，便是过氧化氢酶的部位。

（2）植物细胞中过氧化氢酶的间接显示

1）徒手切片：取马铃薯以徒手切片法切取小薄片置于载玻片上。

2）滴加新配制的 3% 过氧化氢溶液 2~3 滴，可见组织四周出现大量的气泡，提示植物细胞中有过氧化氢酶存在。

3）放置 5min 后观察有无气泡生成。

（3）洋葱根尖细胞过氧化物酶的显示

1）取新鲜洋葱根尖于载玻片上压片。

2）加 1 滴 0.1% 钼酸胺，置 5min。

3）加 1% 联苯胺溶液 1 滴，待其出现蓝色。

4）用生理盐水冲洗 1 次。

5）加盖玻片，观察。

五、作业

1. 简述 DNA 和 RNA 显示的原理。

2. 理论上讲核仁应该是什么颜色？

3. 绘出青蛙红细胞图，分别表示出酸性蛋白及碱性蛋白的分布。

4. 简述细胞内蛋白质显示的原理。

5. 绘图表示细胞内过氧化物酶的分布。

6. 简述氧化物酶、淀粉和糖原的显示原理。

实验六 人类染色体核型分析

一、实验目的

1. 掌握人类染色体的形态数目和分组特征。
2. 掌握染色体的形态、计数方法和根据 G 组染色体数目的不同鉴定男女性别。
3. 掌握正常人类细胞染色体非显带核型的分析方法。
4. 掌握正常人类细胞染色体 G 显带核型的分析方法。
5. 初步掌握正常人染色体 G 带的形态特征。
6. 掌握观察与鉴别 X 染色质的简易方法,识别其形态特征、所在部位和计数方法。
7. 掌握人类间期细胞核中 X 染色质的标本制作及人类性别鉴定方法。

二、实验原理

1. 非显带染色体的识别

1968 年以前,不通过带纹,而从染色体整体分析。

1960 年,丹佛会议上,提出了人类有丝分裂染色体命名标准体制草案,为以后的所有命名报告奠定了基础。

1963 年,伦敦会议上,正式批准 Patan 提出的 A、B、C、D、E、F、G 七个字母表示七组染色体的分类法。

1966 年,芝加哥会议上,提出人类染色体组和畸变速记符号的标准命名体制。

2. 显带染色体识别

1968 年,T.Caspwesson 和他的同事们在瑞典首次发表了用盐酸奎吖因或奎吖芥子染色的植物染色体的带型图。1970 年,他们发表了最早的人类分带核型。

1971 年,巴黎会议上通过的文件不仅对每一条染色体而且对染色体区和带都提出了基本鉴定体制,开创了用带的组成来描述结构重排和变异的方法。

3. 高分辨显带染色体识别 在细胞分裂时加入甲氨蝶呤使 DNA 合成暂时阻断,细胞分裂在早期时进入不同步化,终止培养前 15min 加入秋水仙素,显带可达 2 000 条。

4. 人类 X 染色质的标本制备和观察 女性两条 X 染色体上所形成的产物,为什么不比只有一个 X 染色体半合子男性的相应基因产物多?为什么某一 X 连锁的突变基因纯合子女性的病情并不比半合子的男性严重?1961 年,Mary Lyon 提出了 X 染色体失活的假说即 Lyon 假说,对这些问题进行了解释。Lyon 假说的要点如下:①雌性哺乳动物体细胞内仅有一条 X 染色体是有活性的。另一条 X 染色体在遗传上是失活的,在间期细胞核中螺旋化而呈异固缩为 X 染色质。②X 染色体的失活是随机的。异固缩的 X 染色体可以来自父方或来自母方。但是,一旦某一特定的细胞内的一个 X 染色体失活,那么此细胞而增殖的所有子代细胞也总是这一个 X 染色体失活,即原来是父源的 X 染色体失活,则其子女细胞中失活的 X 染色体也是父源的。因此,失活是随机的,但也是恒定的。③X 染色体失活发生在胚胎早期,大约在妊娠的第 16 天。在此以前的所有细胞中的 X 染色体都是有活性的。

需要指出的是,失活的 X 染色体上基因并非都失去了活性,有一部分基因仍保持一定活性。因此,X 染色体数目异常的个体在表型上有别于正常个体,出现多种异常的临床症状。如 47,XXY 的个体不同于 46,XY 的个体;47,XXX 的个体不同于 46,XX 的个体,而且 X 染色体越多时,表型的异常更严重。

三、实验材料

剪子、镊子、剪贴纸、胶水、铅笔、橡皮、人类细胞染色体非显带中期分裂象照片、牙签、载玻片、盖玻片、吸水纸、60% 冰醋酸、改良苯酚品红和显微镜。

四、实验内容和方法

(一) 人类细胞染色体非显带核型的分析

1. 人类正常体细胞染色体及核型 人类正常体细胞染色体数为 46 条,其中 22 对为常染色体,1 对为性染色体。依着 D 体制:根据染色体的相对长度和着丝粒的位置,将其中 44 条常染色体两两配合成对,形成同源染色体,共 22 对,同时将它们按大小顺序编号 (No.1~22) 并分成 A、B、C、D、E、F、G 7 组,其中性染色体 X 放在 C 组,Y 放在 G 组,每组染色体都有其特定的形态特征。

(1) A 组 (No.1~3):是最大一组染色体。

No.1 是一对最大型的中央着丝粒染色体。

No.2 较 No.1 稍短,是一对最大型的亚中央着丝粒染色体。

No.3 是该组中最短的一对中央着丝粒染色体。

(2) B 组 (No.4~5):比 A 组短,是二对亚中央着丝粒染色体,长短臂区分明显,组内两号不易辨别。

(3) C 组 (No.6~12 和 X 染色体):是中等大小的亚中央着丝粒染色体。该组只有最大的 No.6 和最小 No.12 容易识别,其余各号间难以区别。以下特点可供识别时参考:No.6、7、8、11 着丝粒近于中央,No.9、10、12 长短臂区别明显。

(4) D 组 (No.13~15):中等大小,是较大近端着丝粒染色体,短臂末端有随体,组内各号间不易识别。

(5) E 组 (No.16~18):这三对染色体各有特点,彼此间容易区分。

No.16 是本组最大的一对中央着丝粒染色体。

No.17 为亚中央着丝粒染色体,稍大。

No.18 是本组最小的一对亚中央着丝粒染色体。

(6) F 组 (No.19~20):是两组最小的中央着丝粒染色体,彼此间不易区别。

(7) G 组 (No.21~22 和 Y 染色体):是一组最小的近端着丝粒染色体,21 和 22 号短臂末端有随体,彼此不易区分。Y 染色体属于 G 组,形态与前者不同,它稍大,两长臂互相平行,无随体。

以上描述的人的正常核型中,第 1~22 对染色体男女共有,称为常染色体。X 染色体和 Y 染色体称为性染色体。男女的性染色体不同,正常女性有两条 XX 染色体,核型写作 46,XX;正常男性有一条 X 染色体和一条 Y 染色体,核型写作 46,XY。

2. 正常人染色体核型剪贴及分析 取同一细胞的两张照片,一张贴在报告纸上方中央,另一张仔细辨认每条染色体,并用铅笔在其旁边注明序号或组别,先找出 A、B、D、E、F、G 组,最后辨认 C 组。将染色体逐个剪下 (注意防止丢失),然后按 Denver 体进行染色体分组配对,并按顺序排列起来,取少许胶水小心将每号染色体都依次贴在报告单上。注意使短臂朝上,长臂朝下,且着丝粒位于同一水平线上 (图 1-31)。

(二) 人类细胞染色体 G 显带核型的分析

人类各号 G 带染色体带型特点如下。

1 号:p——近着丝粒处有 2 个中等的带,远端着色渐浅。

q——紧靠着丝粒处为深染的次缢痕,另有 4~5 条分布均匀的中等着色带,中间 1 个着色最深。

2 号:p——4 个中等着色带,中央 2 个常融合为 1 个带。

q——中央 2 个中等着色带,有时可见 3~5 个额外的带。

3 号:带型分布对称,p、q 中部各有一浅染带,着丝粒及两侧着色深。

P——远端两条深带较靠近末端。

q——末端深带较宽。

4 号:p——中央 1 个中等着色带。

q——4~5 个分布均匀的中等着色带。

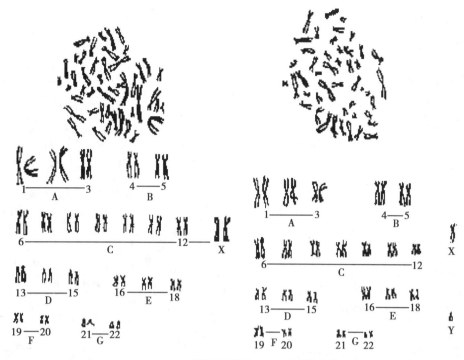

A. 正常女性核型   B. 正常男性核型

图 1-31 正常人类男、女细胞染色体非显带核型

5 号：p——中央 1 个中等着色带，比 4 号更容易深染。

q——有 4~5 条深带，中部分的 3 条较靠近，有时融合在一起，远端的 1 条带较深，近端的 1 条带较浅。

6 号：p——中央有一宽的浅染带，远端 2 条深带常融合成 1 条。

q——4 条分布均匀的中等着色带。

7 号：p——末端有一深染带，近端有一中等着色带。

q——中央有两条均匀的深着色带，远端有一中等着色带。

8 号：p——两条分布均匀的中等着色带。

q——常见 3 条深带，远端 1 条较深。

9 号：p——中央 1 条中等着色带。

q——两条分布均匀中等着色带，远端浅染，次缢痕区浅染。

10 号：p——2 条浅染的着色带。

q——3 条分布均匀的着色带，近端 1 条较深。

11 号：p——较长，中部有一中等着色带。

q——中部 2 条深带，常融合成 1 条，与着丝粒之间是一宽的阴性带。

12 号：p——较短，有 1 条中等着色带。

q——中部由中间宽、两边窄的 3 条深带组成，常融合成一条较宽的深带，与着丝粒之间是一浅染部分，与 11 号相比较窄。

13 号：q——远端着色较深，常可见 4 条中等着色带，中部 2 条宽而深。

14 号：q——有 4 条深带，近端 1 条窄的和 1 条宽的深带常融合在一起，中部深带很窄，远端深带较宽。

15 号：q——中部为一较宽深带，近端有一较窄深带，远端的深带接近末端。

16 号：p——有 1 条较浅的中等着色带。

q——近端次缢痕处中等着色，远端 1~2 条中等着色带。

17 号：p——为浅染，有一较窄的深带。

q——近端有一阴性节段,远端为一条中等着色带。

18号:p——浅染。

q——近端和远端各有一深带。

19号:着丝粒深染,p、q均为浅染。

20号:p——上为中等着色带。

q——全部为浅染带。

21号:q——近端为深染带,常和着丝粒在一起。

22号:中部有一较小的浅染带。

X染色体:p——中央1个中等着色带,近端和远端为浅染节段。

q——3个匀称的中等着色带,近端1个着色深,远端2个着色浅。

Y染色体:近端着色浅,远端常深染。

(三)正常人染色体G显带核型剪贴及分析

染色体照片核型分析:用剪刀将照片上的染色体逐一剪下,根据各号染色体带型特征,按其顺序摆在核型分析表上,经反复核对后再将其贴上。注意使短臂朝上,长臂朝下,且着丝粒位于同一水平线上(图1-32,图1-33)。

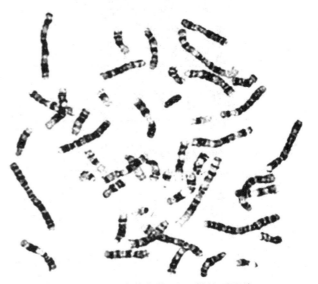

图1-32　人类染色体G显带核型照片

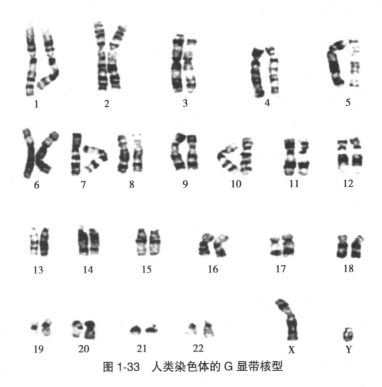

图1-33　人类染色体的G显带核型

(四)人类X染色质的标本制备和观察

1. X染色质的制备和观察

(1)取材:受检女性用清水漱口3次,将口腔内杂物漱出。然后用牙签的钝面刮取口腔颊部黏膜上皮细胞。

（2）涂片：将刮取的上皮细胞，均匀涂在洁净的载玻片上，并用记号笔标上记号，以识别标本正反面。

（3）固定：将涂片置入 95% 乙醇溶液内固定 20~30min，用蒸馏水洗 3 次，取出晾干。

（4）染色：晾干后加一滴龙胆紫或甲苯胺蓝染液染色 1~2min。再用水漂洗，晾干后即可镜下镜检。

（5）镜检：在低倍镜下，可见口腔上皮细胞核为圆形或卵圆形，染成紫蓝色，胞质不着色。换油镜，选择典型的可计数细胞进一步观察。在可计数细胞内，仔细寻找 X 染色质。X 染色质的特征是染色深，轮廓清晰，呈平凸形、圆形、扁平形或三角形，大小约 1.5μm，多位于核膜内侧缘（图 1-34）。统计 X 染色质的阳性率（至少应观察 100 个细胞）。

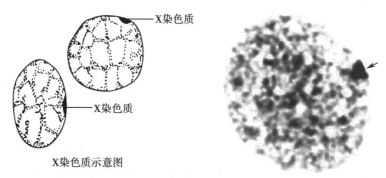

X染色质示意图

图 1-34　X 染色质

2. 发根细胞巴氏小体观察　拔取带毛囊头发一段放入 45% 冰醋酸解离 5min，剥取毛囊，染色 2~3min，压片观察。

在女性间期细胞核内侧靠近核膜处有约 1μm 大小的反光极强的颗粒状亮点，即为巴氏小体。材料不同，观察结果可能有不同，且必须和核仁区别开来（核仁往往离核膜较远或接近核中央部位）。

3. Y 染色质　男性间期细胞用荧光染料染色时，可以看到细胞核中有一个大小 0.3μm 左右圆形或卵圆形的强荧光小体，称为 Y 染色质或 Y 小体。在正常男性一个细胞中可检测到 1 个 Y 染色质，一般阳性涂片中检出率应达细胞数的 25%~50%。正常女性细胞中不存在。

在临床上，X 染色质和 Y 染色质的检测是性染色体数目异常患者的辅助诊断手段。性染色质是在间期细胞核中染色体的异染色质部分显示出来的一种特殊结构。人类性染色体有 X 和 Y 两种，所以性染色质也有 X 染色质和 Y 染色质。

五、作业

1. 剪贴并分析人类细胞染色体非显带中期分裂象照片。
2. 剪贴并分析正常人 G 带核型照片。
3. 绘出一个所观察的含有 X 染色质的口腔黏膜上皮细胞。

实验七 小鼠骨髓细胞染色体的制备与观察

一、实验目的

1. 掌握小白鼠骨髓细胞染色体的制作方法。
2. 熟悉小白鼠染色体的形态和数目。

二、实验原理

染色体(chromosome)是在细胞分裂过程中,染色质高度螺旋化后的一种形态。它由长臂(q)和短臂(p)两部分组成,中间被着丝点分开。根据长短臂的大小及着丝点位置的不同,将染色体分为三类,即中央着丝粒染色体、亚中央着丝粒染色体和近端着丝粒染色体。不同的生物其染色体的组成类型不同,如人类的体细胞染色体具有全部三种类型,而小白鼠的体细胞染色体则全部都为近端着丝粒染色体,其数目为2n=40。

三、实验准备

1. 材料　小白鼠。
2. 仪器和器材　解剖剪、解剖镊、5mL注射器、4号针头、10mL刻度离心管、试管、毛细滴管、培养皿、冰水载玻片、托盘天平、恒温水浴箱、离心机和显微镜。
3. 试剂　500μg/mL秋水仙素、0.075mol/L氯化钾溶液、甲醇、冰醋酸、吉姆萨染液和香柏油。

四、实验内容和方法

1. 取材　用脱臼法处死小白鼠,立即剥离大腿上的皮肤和肌肉,暴露股骨及两端关节,刮净骨上的肌肉并洗净,剪去股骨的两端,暴露骨髓腔,用注射器吸取生理盐水,缓慢冲洗骨髓腔,将骨髓细胞冲入离心管,直到细胞悬液达到4mL,将毛细滴管插入离心管内缓慢地反复抽吸,使骨髓细胞团冲散,制成均匀的细胞悬液。再加1mL 0.04%的秋水仙素,吸打混匀放到37℃的恒温水浴锅中温浴30min。温浴后取出离心管放入离心机,以1 000r/min离心5min。
2. 低渗　弃上清液,向上述离心管内注入预温37℃的KCl溶液至5mL,混匀后置37℃水浴箱内水浴15~20min。
3. 离心　将两离心管配平后,对称放入离心机内,1 000r/min离心5min。
4. 固定　弃上清液,留0.5mL沉淀物,用弹指法将细胞分散,制成细胞悬液。向离心管内加入新配制的固定液(甲醇:冰醋酸=3:1)至5mL,充分混匀后,室温下固定10min。
5. 制悬液　然后再放入离心机内,1 000r/min离心5min,弃去上清液,加固定液0.3~0.5mL,混匀制成细胞悬液。
6. 滴片　取少量细胞悬液,由高处(30cm左右)滴到预冷的载片上,每片两滴,用口吹散,晾干。
7. 染色　用吉姆萨染液于干燥的载玻片上,染色5~15min,清水轻轻冲洗晾干。
8. 观察　首先,将制好的标本放在低倍镜下寻找分散良好的中期分裂象,再转高倍镜或油镜观察。通过观察可见小白鼠染色体全部呈"V"字形,或"U"字形,都为近端着丝粒染色体,短臂很难看出(图1-35)。

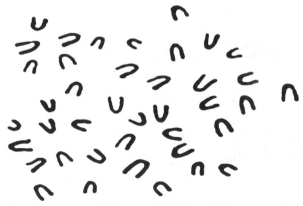

图1-35　小鼠染色体核型

9. 注意

（1）小白鼠的体重最好在 22~25g 之间,因其体重较大,股骨相对较大,便于取材（骨髓）。因小白鼠的后足相对较长,有的学生取材时误把胫腓骨当成股骨,而把股骨从中间剪断,而无法取到骨髓。

（2）冰水载玻片以冰水上面结一层薄冰为宜。

五、作业

1. 绘制小白鼠骨髓细胞染色体图。

2. 说明小白鼠骨髓细胞染色体的主要制备过程。

3. 在本实验中,秋水仙素、低渗液、固定液的作用是什么?

实验八 苯硫脲尝味者的遗传学调查

一、实验目的

1. 测定人群中 PTC 尝味基因的表现型和基因型。

2. 理解孟德尔遗传基因型与表现型的对应关系。

二、实验原理

苯硫脲（phenylthiocarbamide,PTC）是一种白色结晶状化合物,分子式为 ![HN-C(=S)-NH_2 结构式]。

其结构由于有 N-C=S 基团（硫化酰胺基）而呈苦味对人无毒,在不同人群中对该物质的尝味能力不同。这种尝味能力是由一对等位基因（T/t）所决定,其中 T 对 t 为不完全显性。尝味者基因型为 TT,能尝出 $1/6\ 000\ 000$~$1/750\ 000$ 的 PTC 的苦味;Tt 基因型,能尝出 $1/480\ 000$~$1/380\ 000$ 溶液的苦味,味盲者（nontaster）基因型为 tt,能尝出 $1/24\ 000$ 以上浓度 PTC 的苦味。极个别体甚至对 PTC 的结晶也尝不出,这类个体在遗传学上也划分为 PTC 味盲者。

PTC 尝味能力的调查在研究人类群体遗传学、种族学方面有其科学价值;亦可作为双生子、亲子鉴定的简便易行的方法之一。将 PTC 配制成各种浓度的溶液,由低浓度到高浓度逐步测试学生的尝味能力,由此可区分出味盲（隐性纯合体）、高度敏感（显性纯合体）和介于二者之间的人（杂合体）。据此可对人群中味盲基因的频率进行分析。哈迪 - 温伯格定律也称遗传平衡定律,是由英国数学家哈迪（G.H.Hardy）和德国医生温伯格分别于 1908 年和 1909 年各自提出的。两个等位基因的哈迪 - 温伯格定律的公式为:$(p+q)^2=p^2+2pq+q^2=1$。其中 p 代表一个等位基因（如 A）的频率,q 代表另一个等位基因（如 a）的频率,p^2 代表一个等位基因纯合子（如 AA）的频率,q^2 代表另一个等位基因纯合子（如 aa）的频率,2pq 代表杂合子（如 Aa）的频率。

三、实验材料

1. 实验对象　受试者为学生。

2. 实验仪器　试剂瓶、一次性塑料吸管。

3. 试剂　PTC 结晶、纯净水。

四、实验内容和方法

1. 溶液的配置

（1）取 PTC 粉末 0.65g,加蒸馏水 500mL,在室温下溶解,原液浓度 1/750,为 1 号液。

（2）取原液 100mL,用蒸馏水稀释 1 倍,为 2 号液。

（3）取 2 号液 100mL,蒸馏水稀释 1 倍,为 3 号液。

以此类推。直到 14 号液,为 1/6 000 000。尝味能力在 1~6 之间的为 tt 型,7~10 之间的为 Tt 型,11~14 之间的为 TT 型。

2. 味觉测试 每人按浓度由低到高依次尝味,记录基因型。

（1）测试时,让受试者正坐,仰头张口伸舌,用滴管滴 4~6 滴 14 号液于受试者舌根部,让受试者慢慢咽下尝味,然后用蒸馏水做同样的实验。

（2）询问受试者能否鉴别此两种溶液的味道。若不能鉴别或鉴别不准,则依次用 13 号、12 号溶液重复实验,直到能明确鉴别出 PTC 的苦味为止。

（3）当受试者鉴别出某一号溶液时,应当用此号溶液重复尝味 3 次,3 次结果相同时,才是可靠的,并记录首次尝到 PTC 苦味的浓度等级号。如果受试者直到 1 号液仍尝不出苦味,则其尝味浓度等级定为 <1 号。

（4）在测定时,注意用蒸馏水交替给受试者尝味,避免受试者的臆意猜测而影响结果的准确。

3. 数据处理 根据一个实验班的测定结果,求出基因 T、t 的频率,并应用 X^2 检验去确定实验班这个群体是否为平衡群体。

基因频率的计算方法:通过获得的不同基因型的数目或基因型频率求得。

基因频率 = 群体中某个座位的特定等位基因的拷贝数 / 群体中该座位所有等位基因数。

$p=f(T)=(2 \times TT+Tt)/(2 \times N)$（N 为个体总数）

$q=f(t)=(2 \times tt+Tt)/(2 \times N)$

两个等位基因的频率,f(T)和 f(t)一般以 p 和 q 来表示。

一个座位上的基因频率相加总是等于 1,因此一旦计算出了 q,那么 p=1-q。

五、作业

根据一个实验班的测定结果,写出最终的计算结果。

实验九 人类正常遗传性状的调查与遗传病的系谱分析、讨论

一、实验目的

1. 巩固、扩大和加深所学遗传学的基本理论及基础知识。
2. 掌握系谱分析方法,熟悉解题的一般规律。
3. 培养和训练学生科学思维方法,以提高其分析、综合及解决问题的能力。
4. 加深对遗传学计算的应用。

二、实验内容和方法

1. 几种遗传病的系谱分析。
2. 综合题解。
3. 习题讲解。

三、作业

课后总结在不同类型的遗传病系谱中容易出现的各种问题。

实验十 设计性实验:环境污染物对细胞的影响

一、实验目的

1. 通过测定环境污染物对细胞形态、生理功能等方面的影响了解环境污染物对人体健康的影响。
2. 培养学生独立思考、独立分析问题和解决问题的能力。

二、实验要求

1. 请设计一个分析测定环境污染物(自行选择)对细胞形态、生理功能等方面影响的实施方案,写出实验目的、实验原理和实验方法和内容。
2. 列出实验所需的实验仪器和其他实验材料。
3. 列出实验所需试剂的配制方法。
4. 列出实验过程中的注意事项。

三、实验实施

1. 准备实验所需的实验仪器和其他实验材料。
2. 配制实验所需试剂。
3. 按实验流程实施自己的实验方案。

四、作业

1. 记录实验数据。
2. 完成实验报告。

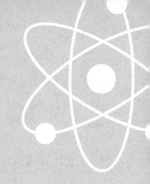

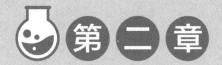

系统解剖学实验

绪　论

一、课程简介与教学目标

系统解剖学实验是医学生的必修课程,为专业基础课程。通过对本课程的学习,使学生逐步掌握解剖学实验的基本方法和基本技术,提高对各种结构的观察能力和分析能力,以及独立思考和解决问题的能力,同时培养学生的创新意识、科学素养与科研能力,为培养富有创造、创新、创业精神和实践能力的高素质复合人才提供重要保障。

实验的目的是验证所学理论知识并培养观察能力。学生观察标本,必须注意把抽象的理论概念和形态描述与客观实际相结合,从而加深对所学理论知识的理解,达到牢固掌握的目的。逐步学会对标本进行观察和描述的方法,培养独立科学思维和解决问题的能力。系统解剖学实验课程要求学生在实验前认真阅读实验教材,充分了解实验目的、实验项目,结合实验内容复习理论知识;实验中观察实物标本和模型,掌握人体各器官配布、形态结构和重要毗邻关系。

二、教学方式与方法

采用教师讲解、示教、实验室讨论和学生观察标本、操作等多种教学方式。

三、教学重点与难点

1. 教学重点　人体各主要器官结构的位置、形态、结构。
2. 教学难点　如何辨认人体各主要器官结构的位置、形态、结构。

四、教材与教学参考书

（一）教材
柏树令 . 系统解剖学 .9 版 . 北京 : 人民卫生出版社 ,2018.
（二）教学参考书
1. 柏树令 . 系统解剖学 .2 版 . 北京 : 人民卫生出版社 ,2010.
2. 王序 . 人体解剖彩色图谱 .2 版 . 北京 : 人民卫生出版社 ,1986.
3. 彭裕文 . 局部解剖学 .7 版 . 北京 : 人民卫生出版社 ,2008.
4. 费尔腾 . 奈特人体神经解剖彩色图谱 . 北京 : 人民卫生出版社 ,2006.

五、课程考核与成绩评定

【考核类型】☑ 考试　　　　　　　　　　　　□ 考查

【考核方式】□ 开卷（Open-Book）　　☑ 闭卷（Close-Book）　　□ 项目报告 / 论文
　　　　　　☑ 其他：辨认标本及绘图（填写具体考核方式）
【成绩评定】满分 100 分，期末成绩 50%，平时成绩 50%。

实验一　躯干骨及其连结

一、内容要求

1. 掌握躯干骨的组成。
2. 掌握椎骨的一般形态和各部椎骨的特征。掌握骶骨的结构特点。
3. 掌握胸骨的形态、分部及胸骨角的临床意义。
4. 掌握肋的一般形态和分类。了解第 1 肋、第 11~12 肋的形态特征。
5. 掌握躯干骨的体表标志。
6. 掌握椎间盘的形态结构、功能和临床意义。
7. 掌握前纵韧带、后纵韧带和黄韧带的位置和功能。了解其他韧带的名称和位置。
8. 掌握颈椎、胸椎和腰椎的关节突关节的结构特点和功能。
9. 掌握寰枢关节结构特点和功能。
10. 掌握脊柱的构成、分部和功能。了解脊柱的整体观。掌握脊柱的生理性弯曲及运动。
11. 了解肋、胸骨和胸椎的连结。
12. 掌握胸廓的构成、胸廓上口和胸廓下口的形态及围成。了解骨性胸廓的整体观、运动、年龄变化和性别差异。

二、思考题

1. 椎骨的一般形态结构有哪些？
2. 各部椎骨的主要形态特征是什么？
3. 试述椎间盘的构造，以及椎间盘破裂时髓核脱出的常见方向。
4. 脊柱能进行哪些运动？脊柱各段的活动幅度有何差别？

三、实验报告

1. 绘制胸椎上面观和侧面观图，并标注重要的结构（参考病理格式要求）。
2. 绘制骶骨前面观和背面观图，并标注重要的结构。

实验二　上肢骨及其连结

一、内容要求

1. 掌握上肢骨的组成、分部及排列。
2. 掌握锁骨、肩胛骨、肱骨、尺骨和桡骨的形态结构。
3. 掌握手骨的组成和腕骨的排列顺序。
4. 掌握上肢骨的体表标志。
5. 掌握胸锁关节、肩关节、肘关节、桡腕关节的组成、结构特点及运动。
6. 了解腕掌关节、掌指关节和指骨间关节的组成、结构特点及运动。

二、思考题

1. 上肢骨包括什么骨?
2. 上肢带骨和上肢长骨的形态结构。
3. 腕骨包括哪几块骨? 它们是怎样排列的?
4. 熟练地做出上肢各关节的运动。
5. 旋前与旋后发生在什么关节? 旋前和旋后时哪根骨动,哪根骨不动?

三、实验报告

1. 绘制肩胛骨前面观和背面观图,并标注重要的结构。
2. 绘制肱骨前面观和后面观图,并标注重要的结构。

实验三　下肢骨及其连结

一、内容要求

1. 掌握下肢骨的组成、分部及排列。
2. 掌握髋骨、股骨、胫骨和腓骨的形态结构。
3. 掌握足骨的组成及跗骨的排列顺序。
4. 掌握下肢骨的体表标志。
5. 掌握骨盆的组成、分部,骨盆上、下口的构成。了解骨盆的性别差异。掌握坐骨大、小孔的构成。
6. 掌握髋关节、膝关节、距小腿关节的组成、结构特点和运动。
7. 了解骶髂关节、跗骨间关节、跗跖关节、跖趾关节和趾骨间关节的组成和运动。
8. 掌握足弓的构成及功能。

二、思考题

1. 下肢骨包括哪些骨?
2. 简述下肢带骨和下肢长骨的形态结构。
3. 跗骨包括哪些骨? 是如何排列的?
4. 熟练地做出下肢各关节的运动。
5. 踝关节能否做内、外翻运动? 为什么踝部扭伤多发生在足内翻姿势?

三、实验报告

1. 绘制髋骨内侧面观和外侧面观图,并标注重要的结构。
2. 绘制股骨和胫骨的前面观和后面观图,并标注重要的结构。

实验四　颅骨及其连结

一、内容要求

1. 掌握颅的组成和分部。
2. 掌握脑颅的组成。
3. 掌握面颅的组成。掌握下颌骨的形态结构。

4. 了解颅顶面观、后面观,颅盖内面观。

5. 掌握颅底内面观的颅前、中和后窝的境界和重要结构。了解颅底外面观的结构。

6. 掌握翼点的位置及临床意义。了解颅的侧面观。了解颞窝、颞下窝、翼腭窝的位置。

7. 掌握眶的构成、形态及孔裂。掌握眶上切迹、眶下孔的位置。

8. 掌握骨性鼻腔的构成、鼻窦的名称、位置和开口部位。

9. 了解新生儿颅的特征及生后变化。

10. 掌握颅的重要体表标志。

11. 掌握颞下颌关节的组成、结构特点及运动。了解颅骨连结的主要形式。了解颞下颌关节的脱臼及复位。

二、思考题

1. 何谓脑颅和面颅? 各由哪些骨构成?

2. 在颅底内面的颅前、中、后窝中分别能看到哪些结构?

3. 眶和骨性鼻腔各有哪些结构?

三、实验报告

绘制颅底内面观图,并标注重要的结构。

实验五　头颈肌和躯干肌

一、内容要求

1. 了解面肌的组成和分布特点。

2. 掌握咬肌、颞肌、翼内肌和翼外肌的位置和作用。

3. 了解颈肌的分群及各群的组成和作用。

4. 掌握胸锁乳突肌的起止、作用。掌握斜角肌间隙的构成及通过结构。

5. 掌握斜方肌、背阔肌的起止和作用。了解背肌的分群、各肌群的组成、作用。

6. 掌握竖脊肌的位置和作用。

7. 掌握胸腰筋膜的位置及层次。

8. 掌握胸肌的组成和胸大肌的起止、作用。掌握肋间肌的名称、位置和作用。

9. 掌握膈的位置、形态、作用、三个裂孔的位置、名称及通过的主要结构。

10. 了解膈薄弱区的位置及临床意义。

11. 掌握腹肌的组成。掌握腹肌前外侧群的位置、层次、肌纤维方向、形成结构及作用。

12. 掌握腹直肌鞘的构成和特点。

13. 掌握腹股沟管的位置、构成及内容物。

二、思考题

1. 简述胸大肌和胸锁乳突肌的起止、位置和作用。

2. 简述背阔肌的止点、起点和作用。

3. 主要的吸气肌和呼气肌是什么肌?

4. 左侧面肌瘫痪会有什么表现?

5. 腹股沟管的构成和内容物是什么?

实验六 上肢肌和下肢肌

一、内容要求

1. 掌握上肢带肌的组成。掌握三角肌和大圆肌的起止和作用。
2. 掌握臂肌的分群,各肌群的组成和作用。掌握肱二头肌和肱三头肌的起止和作用。
3. 掌握前臂肌的分群,各肌群的组成和作用。掌握旋前圆肌和旋后肌的位置和作用。
4. 了解手肌的分群,中间群各肌的名称及作用。
5. 了解髋肌的分群,各肌群的组成和作用。掌握臀大肌、髂腰肌和梨状肌的起止和作用。
6. 掌握大腿肌的分群,各肌群的组成和作用。掌握股四头肌和缝匠肌的起止和作用。
7. 掌握小腿肌的分群,各肌群的组成和作用。掌握胫骨前肌、胫骨后肌和小腿三头肌的起止和作用。

二、思考题

1. 上、下肢各有哪些肌群? 每个肌群的主要作用是什么?
2. 肩关节、肘关节、腕关节、桡尺关节、髋关节、膝关节、踝关节、跗骨间关节分别能做什么运动? 每种运动的主要运动肌是什么?
3. 在活体上摸清或看清肱二头肌腱、肱三头肌腱、掌长肌腱、桡侧腕屈肌腱、尺侧腕屈肌腱、半腱肌腱、半膜肌腱、跟腱、拇长伸肌腱。
4. 肱骨上段骨折,骨折线可能位于三种不同部位:肱骨外科颈、胸大肌止点与三角肌止点之间、三角肌止点下方,试分析上述三种情况,上下骨折段移位情况。

 实验七 消化系统

一、内容要求

(一) 消化管

1. 口腔

(1) 了解口腔的境界和分部。了解腭的形态。

(2) 掌握咽峡的构成。

(3) 掌握牙的种类和排列(乳牙和恒牙的牙式)、牙的形态和构造、牙组织和牙周组织的组成。

(4) 掌握舌的形态和黏膜特征。了解舌肌的配布和功能。掌握颏舌肌的起止和作用。

(5) 掌握大唾液腺的名称、位置及腺管的开口部位。

2. 咽

(1) 掌握咽的位置、分部、各部的形态结构和交通。

(2) 掌握腭扁桃体的位置和咽淋巴环的构成。

3. 食管

(1) 了解食管的位置和分部。

(2) 掌握食管三个狭窄部的位置及其临床意义。

4. 胃

(1) 掌握胃的形态、分部和位置。

(2) 了解胃壁的构造。

5. 小肠

(1) 掌握小肠的分部。

(2) 掌握十二指肠位置、分部及各部的形态结构特点。掌握十二指肠悬肌的位置。

(3) 掌握空、回肠的位置和形态结构特征。了解 Meckel 憩室的位置。

6. 大肠

(1) 掌握大肠的分部及形态特点。

(2) 掌握盲肠、阑尾的位置和阑尾根部的体表投影。

(3) 掌握结肠的分部及各部的位置。

(4) 掌握直肠的位置和形态构造。掌握直肠环的构成。

(5) 掌握肛管的位置和形态构造。

(二) 消化腺

1. 掌握肝的形态、肝门的位置、肝蒂的构成及各结构之间的位置关系。了解第二肝门和第三肝门。了解肝组织结构。掌握肝的位置、毗邻、上、下界的体表投影。了解肝的分叶和分段。

2. 掌握肝外胆道的组成。

(1) 掌握胆囊的位置、形态分部;胆囊底的体表投影。掌握胆囊三角的构成及内容。

(2) 掌握输胆管道的组成,胆汁产生部位及排出途径。

3. 掌握胰的位置、形态分部。掌握胰管和副胰管的走形。

二、思考题

1. 内脏包括哪几个系统的器官?

2. 消化系统由哪两大部分组成,每部分又由哪些器官组成。

3. 简述消化管的分部,各部的名称、位置、形态及主要结构。

4. 咽峡由哪些结构组成?

5. 简述牙的形态构造,恒牙、乳牙的排列命名。

6. 简述三对大唾液腺的名称、位置、导管开口部位。

7. 食管有哪几处生理性狭窄,有何临床意义?

8. 简述胃的形态、位置、分部。

9. 简述阑尾根部和胆囊底的体表投影。

10. 简述结肠的外形特征。

11. 简述肝的位置、形态、结构。

12. 简述胆汁的产生和排出途径。

三、实验报告

1. 绘制头正中矢状面观图,并标注重要的结构。

2. 绘制直肠和肛管的冠状切面图,并标注重要的结构。

实验八 呼吸系统

一、内容要求

1. 鼻

(1) 了解外鼻的形态结构。

(2) 掌握鼻腔的分部及各部的形态结构。

（3）掌握鼻窦的位置及开口部位。了解上颌窦的形态特点。

2. 喉

（1）掌握喉的位置。

（2）掌握喉软骨的名称、主要体表标志。掌握喉软骨的连结及喉肌的组成和作用。

（3）掌握喉口的围成、喉腔的分部和各部的形态结构。

3. 气管与支气管

（1）掌握气管的位置和构造特点。

（2）掌握左、右主支气管的形态差别。

4. 肺

（1）掌握肺的位置、形态和分叶。掌握肺根的构成及各结构的排列关系。

（2）了解肺内支气管和支气管肺段的概念。

5. 胸膜和胸膜腔

（1）了解胸腔、胸膜和胸膜腔的概念。

（2）掌握胸膜的分部和胸膜隐窝的位置。

（3）掌握胸膜下界与肺下界的体表投影、胸膜顶的体表投影。

6. 掌握纵隔的概念及分部。

二、思考题

1. 呼吸系统包括哪些器官？

2. 喉位于何处？有哪些重要标志？喉腔的结构？

3. 什么是上、下呼吸道、鼻窦、声门裂、声带、肺根、肺门？

4. 气管内异物易坠入哪个主支气管内，为什么？

5. 简述肺的位置、形态、分叶、下界体表投影。

三、实验报告

绘制胸膜与肺的体表投影图，并标注重要的结构。

实验九 泌尿系统

一、内容要求

1. 掌握肾的形态、位置、肾的被膜和内部结构。了解肾段血管、肾段的概念。

2. 掌握输尿管的分部、各部的位置和三个狭窄部的位置。

3. 掌握膀胱的形态分部、位置、毗邻，膀胱三角的位置及黏膜特点。

4. 掌握女性尿道的形态特点和开口部位。

二、思考题

1. 泌尿系统由哪些器官组成？

2. 简述肾的位置、冠状切可见的大体结构。

3. 名词解释：肾门、肾蒂、肾柱。

三、实验报告

绘制泌尿系统概貌，并标注重要的结构。

实验十 男性生殖系统

一、内容要求

1. 掌握男性生殖系统的组成和功能。
2. 掌握睾丸的形态、结构。掌握附睾的形态和位置。
3. 掌握输精管的分部及各部的位置。了解输精管结扎的部位。掌握精索的组成和位置。
4. 了解精囊腺的位置,射精管的合成及其开口部位。
5. 掌握前列腺的位置、形态,了解其分叶。了解尿道球腺的位置及开口部位.
6. 了解阴囊的构成,睾丸和精索三层被膜与腹前壁各层的延续关系。
7. 了解阴茎的分部、构成及皮肤特点。
8. 掌握男性尿道的分部,各部形态特点及三个狭窄、三个扩大和两个弯曲。

二、思考题

1. 男性生殖器包括哪些器官?
2. 输精管分哪几部? 结扎术常在哪一部进行?
3. 精索位于何处? 由哪些结构组成? 外包哪几层被膜?
4. 活体上如何触摸前列腺和精囊腺?
5. 何谓前、后尿道? 男性尿道有哪些狭窄和弯曲? 有何临床意义?
6. 男性肾盂结石排出体外,先后经过哪些狭窄和弯曲?

三、实验报告

绘制男性盆腔正中矢状断面,并标注重要的结构。

实验十一 女性生殖系统

一、内容要求

1. 掌握女性生殖系统的组成和功能。
2. 掌握卵巢的形态、位置及固定装置。了解其年龄变化。
3. 掌握输卵管的位置、分部和各部的形态特点。了解输卵管结扎的部位。
4. 掌握子宫的形态、位置及子宫的固定装置。
5. 掌握阴道的位置、形态、阴道后穹与直肠子宫陷凹的关系,并了解其临床意义。
6. 了解前庭大腺的位置。
7. 了解女性外生殖器的组成。

二、思考题

1. 女性生殖系统由哪些器官组成? 各器官的位置、形态、连结情况如何?
2. 输卵管分哪几部? 如何辨认输卵管? 其常选结扎部位在何处?
3. 什么是子宫的前倾前屈? 维持子宫正常位置的韧带及其作用。

三、实验报告

绘制女性盆腔正中矢状断面,并标注重要的结构。

实验十二　腹膜

一、内容要求

1. 掌握腹膜和腹膜腔的概念。了解腹膜的功能。掌握腹膜与腹、盆腔脏器的关系。
2. 掌握小网膜的位置与分部,大网膜的位置与构成,网膜囊和网膜孔的位置。
3. 了解各系膜的名称、位置和附着。了解肝、脾和胃的韧带名称和位置。
4. 了解腹膜皱襞和隐窝。掌握腹膜陷凹的名称和位置。

二、实验报告

绘制腹部正中矢状断面(示腹膜和腹膜腔),并标注重要结构。

实验十三　循环系统

一、内容

(一)心

1. 掌握心的位置与外形。
2. 掌握心各腔的形态结构。
3. 掌握房间隔与室间隔的形态结构。了解其常见缺损部位。了解心的纤维性支架和心壁的构造。
4. 掌握心传导系统的组成、位置和功能。
5. 掌握左、右冠状动脉的起始、走行、主要分支及分布。了解心的静脉回流途径。掌握冠状窦的位置及其主要属支。了解心的淋巴回流和神经支配。
6. 掌握心包的构成,心包横窦和心包斜窦的位置及临床意义。
7. 了解心的体表投影。

(二)动脉

1. 了解动脉在人体中的分布规律和器官内血管的配布规律。
2. 了解肺动脉干、左、右肺动脉的走行。掌握动脉韧带的位置。
3. 掌握主动脉及其主要分支的名称、走行,了解其供应范围。

(三)静脉

1. 了解静脉的结构和特点、静脉血回流的因素、几种特殊静脉(硬脑膜窦、板障静脉和导静脉等)的特点。
2. 掌握上腔静脉的组成、起止和收纳范围。
3. 掌握头臂静脉的组成。
4. 掌握颈内静脉的起止、主要属支(面静脉、下颌后静脉);掌握颈外静脉的位置。
5. 掌握头静脉、贵要静脉的起止。掌握肘正中静脉的位置。
6. 掌握奇静脉、半奇静脉和副半奇静脉的起止、收纳范围。了解椎静脉丛的位置和交通。
7. 掌握下腔静脉系的组成、主要属支及收纳范围。
8. 掌握肾静脉和睾丸静脉(或卵巢静脉)的走行。

9. 掌握大、小隐静脉的起始、走行及注入部位。

10. 掌握肝门静脉的组成、分支和属支。掌握肝门静脉系与上、下腔静脉系间的交通部位。

（四）淋巴系统

1. 掌握淋巴系统的组成。了解淋巴系的结构、配布特点及淋巴回流的因素。

2. 掌握全身九条淋巴干的名称、来源、收纳范围及注流关系。

3. 掌握右淋巴导管与胸导管的合成、注入部位及引流范围。

4. 了解全身淋巴结的配布。

5. 了解全身主要器官的淋巴引流。

6. 掌握脾的形态和位置。

7. 了解胸腺的形态和位置 。

二、思考题

1. 何谓体循环和肺循环？

2. 心内的瓣膜有哪些？分别位于何处？有何功能？

3. 二尖瓣复合体和三尖瓣复合体的组成及其功能。

4. 心传导系包括哪些结构？各结构的功能是什么？

5. 何谓纤维心包、浆膜心包、心包腔？

6. 升主动脉和主动脉弓的走行和分支如何？

7. 头颈部的血供直接来自哪些动脉主干？供应颅内结构血液的动脉有哪些？颈外动脉有哪些主要分支？

8. 简述腹腔干、肠系膜上动脉和肠系膜下动脉及分支分布。

9. 分布于胃的动脉有哪些？

10. 直肠接受哪些动脉的供血？

11. 髂内动脉分支如何分布？子宫动脉与输尿管的相互位置关系是什么？

12. 头颈、上、下肢常用的动脉压迫止血在何处？

13. 肝门静脉的合成，主要属支，收集范围及侧支循环途径。

14. 从肘正中静脉注入药物治疗阑尾炎，该药先后经过何途径到达阑尾？

15. 人体内有哪些淋巴干、淋巴导管？各收集哪些区域的淋巴？

三、实验报告

绘制血液循环示意图，并标明重要结构。

实验十四　视器、前庭蜗器

一、内容要求

（一）视器

1. 掌握视器的组成与功能。

2. 掌握眼球壁各层的形态、结构和功能。了解眼球的外形。

3. 掌握眼球内容物的组成、眼房的位置、房水产生部位与循环途径。

4. 掌握晶状体和玻璃体的形态、位置。

5. 掌握结膜的形态、分部。了解眼副器的组成与功能、眼睑的形态构造。

6. 掌握泪腺的位置、泪道的组成及开口部位。

7. 掌握眼球外肌的名称、作用。

8. 了解眶脂体与眶筋膜。

9. 了解眼动脉的起始、主要分支和分布。了解眼静脉的回流。

（二）前庭蜗器

1. 掌握前庭蜗器的分部和各部的功能。

2. 掌握外耳道的位置、形态、分部和婴儿外耳道的特点。了解外耳的组成。

3. 掌握鼓膜的形态、位置和分部。

4. 掌握中耳的组成。掌握鼓室的位置、六个壁的主要形态结构及毗邻，并了解其临床意义。了解听小骨的名称和排列。

5. 掌握咽鼓管的位置、分部、开口部位和作用、幼儿咽鼓管的特点。

6. 掌握乳突窦和乳突小房的位置。

7. 掌握内耳的位置和分部、骨迷路的分部、各部的形态以及骨迷路与膜迷路的位置关系。

8. 掌握膜迷路各部的形态与功能。

9. 掌握听觉和位置觉感受器的位置与功能。

10. 了解声波空气和骨的传导途径。

二、思考题

1. 眼球壁有哪几层？各层分哪几部？各部的形态结构及功能如何？

2. 外界光线经过哪些结构投射至视网膜？

3. 泪液由什么产生，经何途径排出？它有何功能？

4. 各眼外肌的作用是什么？

5. 简述鼓膜的位置与结构。

6. 化脓性中耳炎（即鼓室化脓）可能向哪些方向扩散并造成什么后果？

7. 声波在耳内是如何传导的？

三、实验报告

1. 绘制眼球（水平切面），并标出重要结构。

2. 绘制声波传导示意图，并标出重要结构。

实验十五　中枢神经系统和其被膜与血管

一、内容要求

（一）脊髓

1. 掌握脊髓的位置、外形特点、脊髓节段及其与椎骨的对应关系。

2. 掌握脊髓横切面上灰、白质的配布及各部的名称。

3. 掌握脊髓灰质的主要核团的位置及功能性质。了解脊髓灰质的板层构筑。

4. 掌握脊髓主要上行纤维束（薄束、楔束、脊髓丘脑束）和下行纤维束（皮质脊髓束）的位置和功能。了解其他上、下行纤维束和固有束的位置及功能。

5. 了解脊髓的功能。了解脊髓损伤后的临床表现。

（二）脑

1. 脑干

（1）掌握脑干的组成和外形（包括菱形窝）。

（2）掌握第四脑室的位置及连通关系。

（3）掌握脑干内神经核的分类。掌握脑神经核的机能分类、各类脑神经核的名称、位置、功能及其与脑神经的关系。

（4）掌握薄束核、楔束核、脑桥核、红核、黑质、顶盖前区、上丘灰质层、下丘核的位置。了解其他非脑神经核的位置。

（5）掌握脑干内锥体束、内侧丘系、脊髓丘系、三叉丘系、外侧丘系的位置与功能。

（6）了解延髓锥体交叉、内侧丘系交叉、橄榄中部、脑桥下份、脑桥中份、中脑下丘、中脑上丘水平切面的主要结构。

（7）了解脑干网状结构的位置及功能。了解脑干各部损伤后的临床表现。

2. 小脑

（1）掌握小脑的位置、外形、分叶和机能分区。

（2）了解小脑神经核的名称、位置。

（3）了解小脑的纤维联系与功能。

3. 间脑

（1）掌握间脑的位置、分部及各部的组成和位置。

（2）掌握第三脑室的位置与连通。

（3）掌握背侧丘脑和后丘脑的特异性中继核团的名称、纤维联系和功能。了解背侧丘脑核团的划分。

（4）掌握下丘脑的主要核团及其与垂体的关系。了解下丘脑的功能。

4. 端脑

（1）掌握大脑半球的主要沟裂、分叶和各叶的主要沟回。

（2）掌握第Ⅰ躯体运动区、第Ⅰ躯体感觉区、视区、听区的位置及功能定位。掌握各语言中枢的位置。

（3）掌握基底核的组成和位置。

（4）掌握侧脑室的形态分部和各部的位置。

（5）了解大脑半球白质纤维的分类。

（6）掌握内囊的位置、分部及各部所通过的主要纤维束。掌握内囊损伤后的临床表现。

（7）了解嗅脑和边缘系统的组成及功能。

（三）脑和脊髓的被膜、血管及脑脊液循环

1. 脑和脊髓的被膜

（1）掌握硬脊膜的形态特征、硬膜外隙的位置、内容及临床意义。

（2）掌握蛛网膜下隙的位置、内容及终池的位置。了解脊髓蛛网膜、软脊膜的形态特点。

（3）掌握硬脑膜的形态特点。掌握硬脑膜形成的特殊结构（大脑镰、小脑幕、鞍膈）的位置。掌握硬脑膜窦的名称、位置。掌握海绵窦的位置、穿经海绵窦的结构及海绵窦的交通。

（4）掌握小脑延髓池的位置。了解其他蛛网膜下池的位置。了解脑蛛网膜和软脊膜的结构特点。

（5）了解颅内、外静脉的交通。

2. 脊髓和脑的血管

（1）掌握脑的动脉来源、颈内动脉和椎动脉的行程及其主要分支。大脑前、中、后动脉的发起和分布。

（2）掌握大脑动脉环的组成和位置。

（3）了解大脑浅、深静脉的回流概况。

（4）了解脊髓的动脉和静脉。

3. 脑脊液及其循环　掌握脑脊液的产生部位和循环途径。

二、思考题

1. 脑包括哪几部分？脑干包括哪几部分？脑干各部分与之相连的脑神经有哪些？
2. 脊髓下端（成人和新生儿）位于何处？
3. 第Ⅲ~Ⅻ对脑神经附于脑干的什么部位？
4. 在模型上，指出学过的脑干各外形结构。
5. 叙述内囊的位置、分部、各部通过的传导束及内囊损伤后的临床表现。
6. 脑脊液产生的部位及其循环途径如何？
7. 试述脑桥内有哪些脑神经核，并与哪些脑神经相联系？
8. 由延髓发出哪几对脑神经？它们各与延髓内的哪些脑神经核有联系？
9. 间脑包括哪几部分？
10. 大脑动脉环由哪些血管围成？

🔬 实验十六 脑神经、脊神经和内脏神经

一、内容要求

（一）脊神经

1. 掌握脊神经的构成、区分、纤维成分、分支及分布概况。
2. 掌握颈丛的组成、位置。了解颈丛皮支的名称、浅出部位及分布。掌握膈神经的组成及在颈部的走行。
3. 掌握臂丛的组成、位置、分支。掌握肌皮神经、正中神经、尺神经、桡神经、腋神经的分支和分布。了解其走行及损伤后的主要表现。了解胸长神经和胸背神经的分布。
4. 掌握胸神经前支的分布概况及其皮支的分布特点。
5. 掌握腰丛的组成、位置、主要分支及分布。掌握股神经、闭孔神经的走行、分支和分布。
6. 掌握骶丛的组成、位置及主要分支。掌握坐骨神经的走行、分支及分布。了解腓总神经、腓深神经、腓浅神经和胫神经的走行，掌握腓深神经、腓浅神经和胫神经的分布。了解损伤后的临床表现。

（二）脑神经

1. 掌握脑神经的名称、性质、连脑部位、进出颅的部位。
2. 了解嗅神经的功能性质和分布。
3. 掌握视神经的功能性质、行程及被膜。
4. 掌握动眼神经的纤维成分、行程及分布。了解睫状神经节的位置与性质。
5. 掌握滑车神经的分布。
6. 掌握三叉神经的纤维成分、主要分支和分布概况；三叉神经节的位置与性质。
7. 掌握展神经的分布。
8. 掌握面神经的纤维成分、主要分支的分布概况。了解翼腭神经节和下颌下神经节的位置与性质。
9. 掌握前庭蜗神经的功能性质。
10. 掌握舌咽神经的纤维成分、主要分支的分布概况。了解耳神经节的位置与性质。
11. 掌握迷走神经的纤维成分、主干行程、主要分支及分布概况。
12. 掌握副神经和舌下神经的分布概况。

（三）内脏神经

1. 内脏运动神经　掌握内脏运动神经与躯体运动神经的主要区别。掌握节前神经元、节前纤维、节后神经元节及后纤维的概念。

（1）交感神经

1）掌握交感神经的低级中枢部位。掌握交感干的位置与组成、主要椎前节的位置。

2）了解灰、白交通支的概念、节前纤维和节后纤维的走行规律。

3）了解交感神经的分布概况。

（2）副交感神经

1）掌握副交感神经的低级中枢部位。

2）掌握动眼神经内副交感节前纤维的起始、交换神经元的部位和节后纤维的分布概况。

3）掌握面神经、舌咽神经内副交感节前纤维的起始、交换神经元的部位和节后纤维的分布概况。

4）掌握迷走神经内副交感节前纤维的起始与节后纤维的分布概况。

5）了解盆腔内脏神经的分布概况。

6）掌握交感神经与副交感神经的主要区别。了解内脏神经对器官双重支配的概念。

7）了解主要内脏神经丛的位置及分布。

2. 内脏感觉神经　了解内脏感觉神经传入途径及特点。了解牵涉痛的概念。

二、思考题

1. 脊神经组成和纤维成分是什么？各种纤维其胞体位于何处？其功能是什么？

2. 简述膈神经、正中神经、尺神经、桡神经、肌皮神经、腋神经、股神经、闭孔神经、坐骨神经的起始、主要走行和分布。

3. 上、下肢各有哪些肌群？分别由什么神经支配？

4. 肱骨上段、中段、下段骨折易同时损伤什么神经？根据已学的解剖学知识如何判断该神经损伤了？

5. 试将各脑神经的顺序、名称、连于的脑部、进出颅的部位、主要走行、纤维成分、主要分支、分布范围及功能概况等内容列一个表。

6. 一侧动眼神经损伤会有什么表现？

7. 一侧面神经损伤会有什么表现？

8. 一侧舌下神经损伤会有什么表现？

9. 什么是自主神经？它与躯体运动神经有什么区别？

10. 何谓节前、节后纤维？

11. 何谓灰、白交通支？

12. 交感和副交感神经的低级中枢各位于何处？

13. 交感节前纤维有哪几种走向，节后纤维有几种分布方式？

14. 简述副交感神经的起始、纤维的走行及分布。

15. 说明十二对脑神经中，哪几对脑神经内含有内脏运动纤维？这些内脏运动纤维来自什么神经核？

16. 简述舌的神经分布和功能。

17. 某病人因肱骨干骨折而急诊入院，检查发现病人抬前臂时有腕下垂，请考虑是什么神经损伤，为什么？

🔬 实验十七 神经传导通路

一、内容要求

（一）感觉传导通路

1. 掌握躯干、四肢意识性本体觉和精细触觉传导通路的组成，各级神经元胞体所在部位，纤维束在中枢各部的位置及向大脑皮质投射的部位。

2. 了解躯干、四肢非意识性本体感觉传导通路。

3. 掌握躯干、四肢及头面部痛温觉和粗触压觉传导通路的组成,各级神经元胞体所在的部位,纤维束在中枢各部的位置及向大脑皮质投射的部位。

4. 掌握视觉传导通路的组成,各级神经元胞体所在部位,纤维部分交叉(视交叉)的情况,在内囊的位置和向大脑皮质投射的部位。

5. 了解视觉传导通路不同部位损伤后的视野变化。

6. 掌握瞳孔对光反射的通路。了解该通路不同部位损伤后瞳孔对光反射的变化。

7. 了解听觉传导通路的组成。

(二)运动传导通路

1. 掌握上、下运动神经元的位置。

2. 掌握皮质脊髓束在中枢各部的位置、纤维交叉部位及其与下运动神经元联系的状况。

3. 掌握皮质核束在中枢各部的位置及其对脑神经运动核的管理。

4. 了解上、下运动神经元损伤后的临床表现。

5. 掌握锥体外系的概念。了解主要的锥体外系通路。

二、思考题

1. 前后扳动病人的脚趾,此种感觉如何传入大脑皮质?

2. 用针刺小手指引起疼痛导致手缩回,其传导通路是什么?

3. 试述意识性本体感觉和精细触觉的传导通路。

4. 视交叉中央部和一侧视束(或视辐射)损伤后有哪些临床表现? 为什么?

5. 简述皮质脊髓束上、下运动神经元的位置。损伤后在临床上出现哪些症状?

6. 简述锥体束的上运动神经元和下运动神经元的位置。损伤后在临床上出现哪些症状?

三、实验报告

绘制感觉和运动传道通路,并标注重要的结构。

🔬 实验十八 病例分析

一、病例第一部分

40 岁的刘先生是一名建筑工人。4d 前不小心从工地上 2m 高的梯子上摔了下来,当时刘先生感到颈部疼痛伴四肢麻木乏力,休息 4d 后症状反而加重,今日在家属的陪同下来骨科就诊。

引导问题:

1. 引起颈部感觉障碍伴四肢活动障碍的病因有哪些?

2. 简述神经系统的构成,脊髓的结构,脊髓节段与椎骨的对应关系。

3. 简述反射弧概念。

4. 讨论诊治疾病的步骤。

5. 简述病史的特点。

6. 根据现有资料,你的诊断是什么?

7. 为了诊断,应该做些什么?

二、病例第二部分

刘先生既往体健,否认高血压、冠心病、脑梗死及糖尿病病史,否认手术、输血及药物过敏史。随后你给刘先生做了查体:血压 100/65mmHg,脉搏 60 次 /min,呼吸 14 次 /min,体温 36.5℃。

引导问题:

1. 简述生命体征的正常值及意义。

2. 简述既往病史的意义。

3. 简述详细询问发病过程的意义。

4. 根据现有资料,你的诊断是什么?

5. 为了诊断,应该进一步做些什么检查?

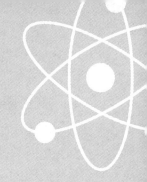

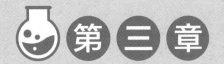

第三章

局部解剖学实验

绪　论

一、课程简介

近年来随着医学科学的发展,局部解剖学有了较大的发展。所以在讲授和指导操作中无论在内容的深度和广度上,都要充分反映本学科新的学科水平。本课程的教学目的是使学生在人体系统解剖学的基础上,进一步获得人体局部结构的位置、层次和毗邻关系的知识。通过本课程的教学,要求学生掌握人体各局部的形态结构特点及层次;掌握各个局部主要器官的位置和毗邻关系;熟悉各局部结构与临床的联系;培养独立解剖操作技能和观察方法。掌握基础理论和基本知识,并得到有关的基本技能训练,为后期学习其他基础和临床医学课程奠定坚实的形态学基础。

二、教学方式与方法

本课程在学校教务处和基础医学院统一组织下实施,任课教师按照制定的教学大纲和进度要求,组织安排教学活动。

教师每次课前讲清目的、方法和要求,课间指导操作,及时解决发现的问题,每次课结束前进行提问、讨论和总结。阶段性总结并进行辅导、答疑、批改绘图作业等,指导学生改进学习方法,培养学生自学、独立操作、观察和分析能力。

根据局部解剖学操作性和实用性强的特点,全部安排在实验室分组进行,采取教师指导,学生动手操作并观察记录,辅以 3D 视频、虚拟仿真等各种现代化教学手段,加深对基本理论、基本知识和基本技能的掌握。

三、教学重点与难点

1. 教学重点　人体局部结构的位置、层次和毗邻关系。
2. 教学难点　如何辨认人体各主要器官结构的位置和毗邻关系。

四、教材与教学参考书

（一）教材
刘星 . 医用局部解剖学 . 北京:人民卫生出版社,2020.
（二）教学参考书
1. 柏树令 . 系统解剖学 . 2 版 . 北京:人民卫生出版社,2010.
2. 王序 . 人体解剖彩色图谱 . 2 版 . 北京:人民卫生出版社,1986.
3. 彭裕文 . 局部解剖学 . 7 版 . 北京:人民卫生出版社,2008.

4. 费尔腾 . 奈特人体神经解剖彩色图谱 . 北京：人民卫生出版社，2006.

五、课程考核与成绩评定

【考核类型】☑ 考试　　　　　　　　　□ 考查

【考核方式】□ 开卷（open-book）　　　☑ 闭卷（close-book）　　　□ 项目报告 / 论文

　　　　　　☑ 其他：辨认标本及绘图（填写具体考核方式）

【成绩评定】满分 100 分，期末成绩计 40%，平时成绩计 60%。

实验一　局部解剖学操作须知

　　局部解剖学实验的目的在于坚持理论与实践相结合的原则，使学生进一步了解人体各局部区域内结构和器官的位置、毗邻以及层次关系，为学习临床医学打好坚实的基础。解剖操作时，应严格按照局部解剖学指导的要求进行，不得随意破坏或清除解剖结构。通过实地解剖，培养学生操作能力和相互合作的精神。

一、人体结构层次的基本概念

　　1. 皮肤　人体各部皮肤的厚薄不一致，一般规律是腹侧（屈侧）面薄而背侧（伸侧）面厚。但在手掌和足底则相反，请在做皮肤切口时注意体会。

　　2. 浅筋膜　也称皮下组织，配布全身。在不同部位厚薄差异很大，除眼睑、乳头及男性外生殖器等处的筋膜不含脂肪外，其余各部都含有或多或少的脂肪。浅筋膜内有皮神经和浅血管，较大的皮神经和浅血管通常在浅筋膜和深筋膜交界处。在头颈、腋窝及腹股沟等部位的浅筋膜内有淋巴结存在。

　　3. 深筋膜　位于浅筋膜深面，又称固有筋膜，为包裹着肌肉的纤维组织膜，各部厚薄不一，其形成结构有肌间隔、肌鞘、神经血管鞘、支持带以及筋膜间隙等，血管神经干沿筋膜间隙走行。

　　4. 肌　由肌腹和肌腱构成，肌腹红褐色，由肌束组成。肌束的粗细和排列方向随肌的形态而有所不同。清理肌时应先使肌处于紧张状态，认清其边界（如使肘关节微屈以辨认肱二头肌），循肌束走行方向清除表面的结缔组织。阔肌的起止部移行于腱膜，长肌的起止部移行于腱。每块肌都各有自己的神经和血管，其出、入肌的部位称神经血管门。

　　5. 血管　动脉呈圆管状，壁厚而有弹性，管内空虚，无凝血块；静脉壁较薄，弹性差，外形略扁，腔内往往有凝血块。静脉属支、吻合多。浅静脉多单独走行，深静脉常与动脉伴行，与中、小型动脉伴行的静脉常是两条，分别位于动脉的两侧。

　　6. 淋巴管和淋巴结　淋巴管与静脉很相似，深筋膜浅面者为浅淋巴管，伴浅静脉走行；深筋膜深面者为深淋巴管，伴深部的血管神经束走行。淋巴管都比较细小，不易辨认和解剖，故不需解剖分离，只在淋巴结附近提起淋巴结进行辨认即可。淋巴结为圆形或椭圆形小体，呈灰红色，常聚集成群，因是实质性结构，故较坚硬可触及。

　　7. 神经　呈白色条索状，除皮神经外，常与血管伴行并被结缔组织包裹形成神经血管束。

二、解剖操作须知

　　1. 做好预习　在每次解剖之前，应预习该次解剖的主要内容和熟读操作步骤，只有掌握了该局部各结构的基本情况后，才能心中有数，有目的地进行实地操作。

　　2. 由浅入深，分清主次　解剖的原则是由浅入深，逐层解剖。解剖时要分清主要结构和次要结构，就神经血管来讲，其顺序为神经、动脉和静脉。在影响操作时，次要结构可切断或清除（参照各小节具体要求）。解剖浅层时，要注意大的皮神经、浅血管的走行，刀尖必须沿皮神经和浅血管的走行方向进行解剖，不能与其垂直，以免将其切断；深部的血管神经一般走行于筋膜间隙或脏器周围的结缔组织内，特别是脏器"门"部位,应先用血管钳钝性分离扩大脏器间或肌群之间的筋膜间隙,看到部分血管神经后,再沿其走行追踪。有时根据操作的需要,必须切除妨碍操作的次要结构,如伴行静脉、淋巴结、结缔组织等。

3. 分工协作 进行实地解剖时,每侧大体标本分为上肢组和下肢组。每组学生不可能都同时进行操作,故应有明确的分工,但必须都有操作机会,在清除某结构时,全组学生都要看清楚。解剖完毕,要严格按实习指导要求进行检查、整理。最后,两组学生进行交流,互相讲解、介绍解剖的内容,以便掌握完整的解剖学知识。

4. 在解剖过程中,如发现变异结构,要请教师指导解剖,注意积累解剖学资料。

5. 将每次操作视为一次设计好的手术,及时总结每次解剖过程的经验与教训。

三、器械的应用

1. 镊子 齿镊用于夹持皮肤或坚硬的结构,尖镊或平镊用于夹持或分离神经。

2. 解剖刀 用刀刃切开皮肤、切断肌肉或其他软组织,用刀尖修洁血管和神经、剪手术线,用刀柄钝性分离组织。

3. 手术剪 用于分离组织或修洁血管神经,也可用来剪断坚韧的结构如肌腱、韧带、结扎线等。

4. 血管钳 通常用于分离血管、神经及软组织,也可用于牵引固定组织。

四、实验室要求

1. 每次操作完毕,必须将器械洗、擦干净,专人负责,妥善保存,不得损坏或丢失。

2. 要求学生遵守实验室规则,特别要爱护标本。每次解剖完毕应做好以下几点。

(1)将解剖出来的结构恢复原位,用浸有配好防腐药液的湿布妥善覆盖,防止大体标本干坏或霉变。

(2)将解剖清除下来的全部组织统一放到指定污物桶中,保持解剖台面和实验室整洁。

五、全身皮肤切口示意图

按各局部规定切口切开皮肤(图 3-1~ 图 3-3),切口深度以切透皮肤,但不伤及筋膜为宜。

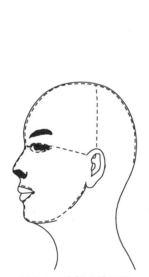 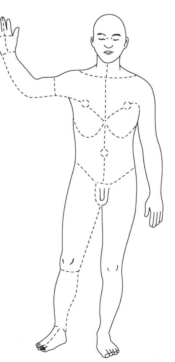 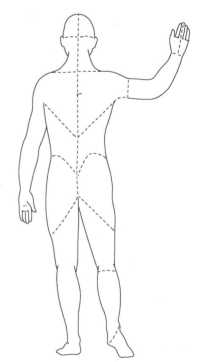

图 3-1 头部皮肤切口　　　　　图 3-2 正面皮肤切口　　　　　图 3-3 背面皮肤切口

实验二　胸前外侧壁浅层及腋区局部解剖

一、实验内容和方法

（一）皮肤切口（图 3-2）

1. 沿胸部前正中线，自胸骨柄上缘向下做纵切口至剑突。

2. 自纵切口上端向外沿锁骨切至肩峰。

3. 自纵切口下端向外沿肋弓下缘切至腋后线稍后方。

4. 自纵切口下端，斜向上外切至乳头并环切乳晕周围，再继续切至腋前皱襞，然后沿上臂内侧向下切至上臂的中、上 1/3 交界处，以直角转向外经上臂前面切至上臂外侧。

（二）操作步骤

1. 翻皮　将上内、下外两皮片剥至臂背侧和腋后皱襞处，注意上臂的横切口不宜过深，避免损伤浅静脉。

2. 寻认浅层结构

（1）沿胸骨外侧缘 1~2cm 处横向切开胸前壁的浅筋膜，并逐渐向外剥离，可见肋间神经前皮支及与之伴行的胸廓内血管穿支（观察 1~2 支即可）。

（2）于腋中线附近，胸大肌的后下方，沿肋间隙向前切开并翻起浅筋膜，可见肋间神经外侧皮支穿出肋间隙外侧部，其中第 2 肋间神经的外侧皮支走向外侧，经腋窝皮下至上臂上份的皮肤，即为肋间臂神经。注意保护其远端，避免切断，待进一步追踪。

（3）去除浅筋膜。

（4）于胸大肌和三角肌间沟处切开深筋膜，寻认头静脉末段，并向上追踪至锁骨下窝处。

3. 寻找和辨认深层结构

（1）修洁胸大肌及三角肌的前部。

（2）将三角肌起点前部切断，翻向外侧：观察胸大肌形态、位置及起止点后，分别沿锁骨内 2/3 的下缘、胸骨外侧缘 2~3cm 处及腹直肌鞘上方，呈 "C" 形切断胸大肌起点之锁骨部、胸肋部和腹部，将胸大肌翻向止点。翻起时可见胸外侧神经和胸肩峰血管一起沿胸小肌上缘的锁胸筋膜穿出并进入胸大肌。将胸大肌进一步外翻，还可见胸内侧神经穿出胸小肌至胸大肌，修洁以上神经、血管，并在靠近胸大肌处将其切断，使胸大肌得以充分外翻至终止腱。

（3）解剖锁胸筋膜：观察锁胸筋膜的附着点，并细心剥离此筋膜，可见胸肩峰血管、胸外侧神经及头静脉出入，细心修洁并保留诸结构，去除该筋膜。

（4）观察并修洁胸小肌。于该肌起始处稍外侧切断该肌，将胸小肌翻向止点，注意观察并保留穿行于胸小肌的胸内侧神经。细心剥离腋腔底部的腋筋膜和疏松结缔组织。注意保留由此处经过的肋间臂神经。

（5）剥离肩部筋膜，显露三角肌。将三角肌起点，自锁骨、肩峰及肩胛冈处切断，将它翻向止点，注意勿损伤肌肉深面的腋神经及旋肱后血管。

（6）修洁腋血管及腋淋巴结：解剖腋静脉，辨认腋淋巴结群。在腋腔上部寻认腋鞘，切开该鞘前层显露腋静脉（注意保留由腋静脉上端注入的头静脉），逐渐向远端剥离，结扎并切断所见到的属支。同时观察位于腋静脉近段周围的腋尖淋巴结群及远段附近的腋淋巴结外侧群，观察后去除。将腋静脉拉向内侧以显示深层结构。解剖腋动脉及分支，继续辨认腋淋巴结群：于胸小肌上缘修洁腋动脉第 1 段，如有兴趣可寻认起自该段并行至第一、二肋间隙的分支——胸上动脉。于胸小肌深面修洁腋动脉第 2 段，此段发出穿过锁胸筋膜的胸肩峰动脉以及沿胸小肌下缘走行的胸外侧动脉。在胸外侧血管附近可见腋淋巴结前群。于胸小肌下缘以下修洁腋动脉第 3 段，注意寻找并修洁自肩胛下肌下缘附近发出的短干——肩胛下动脉。该动脉进一步分为旋肩胛动脉(穿三边孔,待后查)和胸背动脉(伴同名神经至背阔肌内侧面),寻认并去除位于肩胛下血管附近的腋后淋巴结群。在肩胛下动脉起点的稍下方可见腋动脉发出的旋肱前动脉和旋肱后动脉的起始部,不必深入追踪。前者细小(可缺如)向外绕肱骨外科颈前面;后者粗大,伴腋神经穿四边孔(待后查)后绕肱骨外科颈后面。

(7)寻认臂丛的分支:胸长神经沿前锯肌表面下降,支配该肌。于腋动脉第2段的内侧、外侧和后方分别辨认臂丛的内侧束、外侧束和后束。发自外侧束的神经:①胸外侧神经:穿锁胸筋膜,分布于胸大肌(请复查);②肌皮神经:可见其穿入喙肱肌肌腹(余待查)③正中神经外侧根,注意由内、外侧根形成正中神经的位置。发自内侧束的神经:①胸内侧神经:分布于胸小肌,并有分支穿过该肌至胸大肌(请复查);②臂内侧皮神经:较细小,可于腋静脉内侧寻找,并追踪其与第二肋间神经的吻合支,即肋间臂神经;③前臂内侧皮神经:较粗大,可沿腋动脉内侧寻认;④尺神经:较前臂内侧皮神经更加粗大,沿腋动脉内侧下行,待进一步追查。发自后束的神经:①肩胛下神经:2~3支,至肩胛下肌和大圆肌;②胸背神经:依次与肩胛下动脉和胸背动脉伴行,支配背阔肌;③腋神经:向下至肩胛下肌下缘,与旋肱后动脉一起进入四边孔;④桡神经:提起腋动脉,可见它是后束最大的分支。

二、解剖操作注意事项

1. 上臂的横行皮肤切口,不可过深,避免伤及浅层结构。

2. 于浅筋膜内寻认肋间神经、血管前皮支和外侧皮支时寻认1~2支即可。可于前正中线处和腋中线处沿浅筋膜深层,分别逐渐向外侧和前方剥离筋膜,在剥离过程中可见浅出的神经、血管。

3. 当修洁腋静脉后,如该静脉妨碍寻认深层结构,征得教师同意后,可分别于腋静脉近端、远端结扎后去除。注意保留头静脉注入处。

三、主要内容要求

1. 掌握肋间神经前皮支、外侧皮支的走行和分布。

2. 掌握胸大肌、胸小肌、前锯肌形态、位置和神经支配。

3. 掌握锁胸筋膜的位置,出入结构。

4. 掌握腋淋巴结分群、位置,主要收集区。

5. 掌握腋窝、腋腔的概念,腋腔的构造。

6. 掌握腋动脉位置、分段,主要分支:胸肩峰动脉、胸外侧动脉、肩胛下动脉、旋肱前、后动脉的位置、分布。

7. 掌握臂丛的组成及其分支:胸长神经、肌皮神经、正中神经、尺神经、臂内侧皮神经、前臂内侧皮神经、腋神经、桡神经的来源和分布。

四、思考题

1. 简述支配胸大肌的神经及来源。

2. 锁胸筋膜的位置及出入结构有哪些?

3. 简述腋淋巴结的分群及每群的位置。

4. 就现有解剖视野,如何区分尺神经、前臂内侧皮神经、臂内侧皮神经?如进一步解剖,将如何区分?

5. 在腋动脉及其分支的解剖中发现哪些变异情况?

6. 臂丛是由哪些脊神经根构成的?

五、填图作业

根据标本实际情况,在图3-4上,绘出腋动脉的分支并标

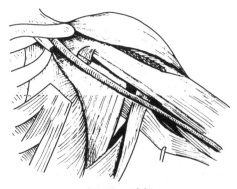

图3-4 腋部

注名称。

实验三 臂、肘、前臂前区和手掌局部解剖

一、实验内容和方法

（一）皮肤切口（见图 3-2）

1. 沿腕关节前方自桡侧向尺侧做横切口。

2. 沿 2、3、4、5 掌指关节处做横切口。

3. 自上臂上 1/3 偏内侧的纵切口下端起，经上臂内侧、肘关节内侧和前臂内侧至腕关节内侧做纵切口。

4. 自腕部横切口中点起做纵切口，经手掌，沿中指掌侧面至中指末端。

（二）操作步骤

1. 翻皮 将前臂及上臂的皮片由内向外翻开；将手掌的皮肤由纵切口起翻向两侧；将中指皮片翻向两侧。

注意事项：经腕部之横切口不可过深，以免损伤浅静脉。如手的掌关节和指间关节处于屈位，可暂不做手掌的解剖，先进行臂、前臂和肘的操作。

2. 浅层结构的解剖

（1）寻认浅静脉和皮神经：沿胸大肌三角肌间沟内已解剖出的头静脉向下追踪至肘部，并修洁。于臂外侧部略加寻找分布于该处的臂外下皮神经。于臂内侧追踪已解剖出的肋间臂神经和臂内侧皮神经。追踪前臂内侧皮神经，可见其于臂内侧中、下 1/3 处穿出深筋膜，向下与贵要静脉伴行。在肘部浅筋膜内，继续追踪头静脉、贵要静脉，并可见连于贵要静脉和头静脉之间的肘正中静脉。在肘关节前面，肱二头肌肌腱稍外侧可见由深筋膜浅出的前臂外侧皮神经，可向下稍作追踪。于前臂前区内侧，向下追寻前臂内侧皮神经及与其伴行的贵要静脉至腕前；于前臂前区外侧向下追踪前臂外侧皮神经及与其伴行的头静脉至腕前区。

（2）保留已寻出的浅静脉、皮神经，去除浅筋膜以显露深筋膜。

3. 深层结构的解剖

（1）切开深筋膜：于上臂中、上 1/3 交界处、肘前部、腕前区横行切开深筋膜，并自上臂起沿中线纵行切开深筋膜至腕前区。将深筋膜向两侧翻开，检查上臂和前臂的内、外侧肌间隔。肘前部的深筋膜有肌肉附着，可适当保留。同时注意修洁、保留肱二头肌腱膜。

（2）解剖臂肌前群：将已切断的三角肌前份从起点尽量向外侧翻，寻认肱二头肌的长、短头及两头汇合成肱二头肌肌腹的情况。同时可见喙肱肌与肱二头肌短头共同起于喙突。寻找并修洁发自臂丛外侧束穿入喙肱肌的肌皮神经，将肱二头肌肌腹提起可见位于其深面下部的肱肌，肌皮神经于两肌之间行向外下，途中发出肌支后于肱二头肌腱外缘浅出，移行为前臂外侧皮神经（后者已于浅层解剖出）。

（3）解剖肱二头肌内侧沟内的结构：①复查发自内侧束的臂内侧皮神经和前臂内侧皮神经。②正中神经：由臂丛内、外侧束各发出内侧根、外侧根，于腋动脉前外侧汇合而成。在臂上部位于肱动脉前外侧，约在臂中部斜越肱动脉前方，行至肘窝处位于动脉内侧。寻认并修洁。③寻认肱动脉及分支：从腋动脉末端向下追寻，肱动脉与同名静脉及正中神经伴行至肘前区。其重要分支有，肱深动脉：在臂上部由肱动脉后内侧发出，追踪至穿入肱骨肌管止；尺侧上副动脉：在臂中部发出，向下与尺神经伴行入内侧肌间隔；尺侧下副动脉：约在肱骨内上髁上方 5cm 处由肱动脉发出，下行至肱肌前面。修洁肱静脉：该静脉多为两条；寻认尺神经：自臂丛内侧束起向下追寻，至其伴尺侧上副动脉经内侧肌间隔至臂后区为止。

（4）肘窝的解剖：沿肱二头肌内侧缘 1cm 处横断肱二头肌腱膜（切记横断腱膜而非肱二头肌腱），观

察肘窝边界。于肱二头肌内侧修洁肱动脉末段,至分为桡动脉、尺动脉处止。追踪正中神经至穿入旋前圆肌处止。追踪桡神经:在肱肌与肱桡肌间寻找桡神经,稍加追踪,可见其在肱骨外上髁前方或稍下方分为浅、深两支——浅支经肱桡肌深面下行,深支行于前臂后区。

(5)辨认前臂前群肌浅层:可见前臂前群肌浅层由桡侧向尺侧分别为肱桡肌、旋前圆肌、桡侧腕屈肌、掌长肌、尺侧腕屈肌,在其深面可见部分暴露的指浅层肌。辨认并修洁。

(6)修洁前臂的血管、神经

1)追踪正中神经:沿正中神经主干将止血钳插入旋前圆肌两头间并稍加分离,将旋前圆肌肱头切断并向外下翻开,显露该肌尺头及行于二头间的正中神经。

2)修洁桡侧血管神经束:将肱桡肌牵向外侧,修洁桡动脉及伴行的桡神经浅支。前者经桡骨茎突远端绕向手背,在腕前区尚发出一细小的掌浅支(待追查)。而后者位于桡动脉外侧,行至前臂中、下1/3交界处经肱桡肌腱深面行向背侧。

3)修洁尺侧血管神经束:将尺侧腕屈肌牵向内侧,追寻尺动脉和尺神经。后者位于内侧,下行至距腕关节5cm处发出尺神经手背支并经尺侧腕屈肌深面至手背。而尺神经和尺血管继续下行至腕前区。

(7)解剖前臂前区深层结构

1)将桡侧腕屈肌、掌长肌牵向外侧,暴露指浅屈肌。

2)将指浅屈肌牵向内侧并切断其在桡骨上的起点。可见正中神经行于指浅、深屈肌间至腕前区。辨认位于指浅屈肌深面稍内侧的指深屈肌及其外侧的拇长屈肌。

3)分别将指深屈肌、拇长屈肌牵向内、外两侧,在二肌间寻认骨间前血管及神经。向上追踪至旋前圆肌下缘处,向下至旋前方肌上缘。

4.腕前区及手掌的解剖

(1)如果尸体手部处于屈曲位,可在教师指导下,在前述内容完成后,将指浅、深屈肌腱横断。将手恢复标准解剖学方位后,再逐项进行操作。注意事项:横断肌腱应在不同高度进行。保护正中神经。

(2)腕前区的修洁:去除浅筋膜,暴露深筋膜,观察腕前区横行的纤维增厚部位,即腕掌侧韧带,切除,暴露深面的腕横韧带。注意保护位于其桡侧端的正中神经返支。

(3)手掌浅层的解剖:除去手掌中央部浅筋膜,暴露掌腱膜,除去大鱼际和小鱼际部的浅筋膜,暴露深筋膜。观察掌腱膜后,自其远侧、桡侧和尺侧逐渐剥离,使其与掌长肌腱一起翻向近侧。

(4)手掌深层的解剖:自腕前区尺侧起向下追寻尺动脉,该动脉下行于腕尺侧管内发出掌深支后,其终末支继续下行于指浅屈肌腱表面。

自腕前区桡侧,追踪桡动脉掌浅支。经过鱼际表面,或穿行鱼际肌至指浅屈肌腱表面,并与尺动脉终支汇合成掌浅弓。略加追寻掌浅弓侧发出的分支。

在腕尺侧管内修洁尺神经,它行于尺血管尺侧,至小鱼际近侧、豌豆骨与钩骨之间处,分为浅、深两支。进一步追踪浅支发出的小指尺(掌)侧固有神经和一条指掌侧总神经,至小指尺侧和第4、5指间的指蹼间隙处。沿腕前正中纵行切断屈肌支持带(腕横韧带),剖开腕管。探查其中的8条指浅、深屈肌腱及包绕各腱的屈肌总腱鞘、拇长屈肌腱及包绕该腱的腱鞘。寻认正中神经并追踪该神经的各分支:尺侧2条为指掌侧总神经,桡侧3条为至拇、示指的指掌侧固有神经。

(5)手指的解剖(只做中指):①沿中指两侧,自指蹼间隙起寻找并修洁指掌侧固有神经血管,并向远端追寻。②去除手指掌侧浅筋膜,显露指纤维鞘。③纵行切开指掌侧的指纤维鞘,显露指滑膜鞘并观察指浅、深肌腱的排列状态。

二、解剖操作注意事项

1. 由于前臂浅静脉源于手背静脉网,经桡腕关节附近绕至前臂,故做腕部皮肤横切口时不宜过深,同时由前臂向下追踪头静脉和贵要静脉至腕部时不可将其切断,以便于手背进一步寻查。

2. 在分部解剖出所要求的结构后,可以从腋窝起将腋动脉及各级分支、臂丛各个分支做纵向探查。

以加深对以上结构的走行、分布的了解。

3. 浅层结构中重点寻认浅静脉及前臂外侧皮神经和前臂内侧皮神经。

4. 认真修洁臂肌前群和前臂肌前群，观察其形态、纤维走行及起止点。

5. 寻认掌浅弓，了解指掌侧固有神经和血管的分布。

三、主要内容要求

1. 熟悉臂、前臂肌前群的配布、作用及神经支配。

2. 掌握臂丛主要分支的行程、分布；掌握上肢主要动脉的走行、分布。

3. 掌握肘窝的边界。

4. 掌握掌浅弓、掌深弓的构成。

四、思考题

1. 简述手掌、前臂前区、臂前区的皮神经分布及来源。

2. 骨间前动脉和骨间前神经起自何处？

3. 腕管内有什么结构通过？

4. 为什么说手掌的供血为多渠道、立体性的？有何临床意义？

五、填图作业

根据标本实际情况，参考图 3-5，绘制上肢浅静脉，标注名词（中、英文），并与其他组的标本比较，了解上肢浅静脉的变异情况。

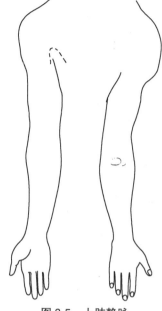

图 3-5　上肢静脉

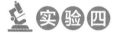 **实验四　腹前外侧壁和腹股沟区局部解剖**

一、实验内容和方法

（一）皮肤切口（见图 3-2）

尸体仰卧，沿前正中线，从剑突根部向下绕脐两侧至耻骨联合上缘切开皮肤，再从该切口下端，水平向两侧至左、右侧耻骨结节切开皮肤，与下肢切口相连通。该处皮肤切口宜浅。

（二）操作步骤

1. 翻皮　沿以上皮肤切口，分别将两侧整块皮瓣向外侧剥离翻转，直至与背部已翻起的皮肤连通。

2. 解剖浅层结构

（1）寻找并观察腹壁的浅血管：①浅静脉：行于浅筋膜的浅层内，有旋髂浅静脉、腹壁浅静脉、胸腹壁静脉和脐周静脉网。②浅动脉：行于浅筋膜的浅、深两层之间，有旋髂浅动脉和腹壁浅动脉。在髂前上棘与耻骨结节连线中点下方 1.5cm 左右附近，即可找到起自股动脉的这二条浅动脉的根部。

（2）辨认腹壁浅筋膜浅层（Camper 筋膜）和深层（Scarpa 筋膜）：①在髂前上棘平面作一水平切口至前正中线，深度至腹外斜肌腱膜浅面为度。用刀柄钝性分离位于浅层富含脂肪组织的 Camper 筋膜（较厚）和位于深层富含弹性纤维的膜性组织即 Scarpa 筋膜（较薄）。②探查 Scarpa 筋膜的附着点，从水平切口向下，将手指伸入浅筋膜深层与腹外斜肌腱膜之间，钝性分离发现 Scarpa 筋膜向内附着于腹白线；向下外侧大部分在腹股沟韧带的下方 1.5cm 左右处附着于阔筋膜；内侧小部分经腹股沟管浅环内侧，向下与阴囊肉膜和浅会阴筋膜（Colles 筋膜）相延续。

（3）寻找肋间神经和肋间后血管的前皮支和外侧皮支：①自剑突水平切开浅筋膜向外至腋后线，再从剑突沿正中线垂直切开浅筋膜，将浅筋膜全层向外翻起。②将浅筋膜翻转至腹直肌鞘前面时，找出穿过腹直肌鞘浅出的肋间神经和肋间后血管的前皮支。③在腋中线延长线附近的浅筋膜内，找出下 5 对肋间神经、肋下神经和第 1 腰神经前支的外侧皮支和肋间后血管的外侧皮支,它们自上而下呈节段性排列,找出几支即可。验明以上结构后,尽可能保留神经血管的主干,剔除全部浅筋膜,显露腹壁肌层。

3. 解剖肌层

(1) 解剖腹直肌鞘及其内容:①修洁腹部前正中线两侧的浅筋膜,显露腹白线,辨明腹直肌鞘的外侧缘——半月线。②解剖腹直肌鞘前层:沿一侧腹直肌鞘的中线自上而下作纵行切口,自此切口的上下两端,再横行切开此鞘的前层,并将腹直肌鞘的前层向两侧翻转,显露腹直肌。腹直肌在腱划处与腹直肌鞘的前层连接紧密,应用刀尖将其锐性松解。腹直肌鞘前层在耻骨联合上方分为二叶,包被锥状肌。③解剖腹直肌:翻开腹直肌鞘前层后,观察腹直肌的内、外侧缘,并用手指将其游离,以显露腹直肌后面的结构。在脐水平切断腹直肌,并将其分别向上、向下翻起,观察与修洁腹壁上、下动、静脉,观察该动脉是否有肌外吻合支。④观察腹直肌鞘后层结构:腹直肌鞘后层外侧与腹直肌鞘前层结合形成半月线。在半月线内侧 1cm 附近找出穿过腹直肌鞘后层进入腹直肌内的下 5 对肋间神经、肋下神经和肋间后血管;在脐下 4~5cm 附近,仔细辨认腹直肌鞘后层的游离下缘,即弓状线(半环线)。确认弓状线以下,腹直肌后方与增厚的腹横筋膜相邻。

(2) 解剖扁肌(请注意,切口要严格按指导要求进行):①解剖腹外斜肌:修洁深筋膜,观察腹外斜肌纤维的走行方向。沿腋后线的延长线,自肋弓下缘至髂嵴垂直切断腹外斜肌,自该切口的上、下端再水平切断此肌至腹直肌鞘外侧缘处,将肌瓣翻向内侧,显露腹内斜肌。②解剖腹内斜肌:修洁深筋膜,观察腹内斜肌纤维的走行方向。在距腹外斜肌切口内侧 1~2cm 处切断腹内斜肌,并将其向前翻转至腹直肌鞘的外侧缘处。在切腹内斜肌时应注意保护位于其深面的下 5 对肋间神经、肋下神经及肋间后血管。③修洁腹横肌:修洁腹横肌表面的深筋膜以及下 5 对肋间神经、肋下神经和肋间后血管,观察腹横肌肌纤维的走行方向,并在髂前上棘附近找出向上走行的旋髂深血管的肌支。

4. 解剖腹股沟区

(1) 解剖腹外斜肌腱膜:修洁腱膜表面的筋膜,观察腱膜纤维走行方向。寻认位于髂前上棘与耻骨结节之间的腹股沟韧带,在耻骨结节外上方,确认腹股沟管皮下环。修洁皮下环的内侧脚、外侧脚及位于两脚之间的脚间纤维。在平行腹股沟韧带内上方 2cm 处,浅环和深环之间,切开腹外斜肌腱膜(该切口宜浅,向外勿损伤腹股沟管浅环的内侧脚,向内勿损伤腹直肌鞘的外侧缘)。将腹外斜肌腱膜翻向外下方,显露腹股沟管前壁的大部分。确认腹内斜肌和腹横肌下缘以及精索或子宫圆韧带。

(2) 解剖腹内斜肌和腹横肌下部:①修洁腹内斜肌表面的筋膜,观察肌纤维的走行方向。②在髂前上棘内侧约 2.5cm 附近,找出位于腹内斜肌表面的髂腹下神经。③在腹股沟管内,精索的前上方找出髂腹股沟神经,它随精索穿出腹股沟管皮下环。④确认腹内斜肌下缘和腹横肌下缘均呈弓形跨越精索或子宫圆韧带,走向后内方,二者的肌纤维彼此融合,形成腹股沟镰(联合腱),止于耻骨梳的内侧份,修洁二肌的下缘,观察其发出的部分纤维随精索下行,共同形成提睾肌。⑤将腹内斜肌在腹股沟韧带外侧部的附着点部分切断,并向上翻起该肌。

(3) 探查腹横筋膜:用手指将精索(子宫圆韧带)游离后,观察腹横筋膜。在腹股沟韧带中点上方约一横指处,腹横筋膜包绕精索呈漏斗状向外突出,形成腹股沟管深环。

(4) 观察腹股沟三角:在腹股沟管深环的内侧,分开腹横筋膜至其深面,找出腹壁下血管。由腹壁下血管、腹直肌外侧缘和腹股沟韧带的内侧半围成的三角形区域,即腹股沟三角(海氏三角)。此三角的内侧区正对腹股沟管浅环,由此发生的疝称为腹股沟直疝。

二、解剖操作注意事项

1. 仔细辨认腹前外侧壁浅筋膜的深层(Scarpa 筋膜)与深筋膜的附着关系。

2. 解剖腹直肌鞘前层时,应明确辨认腹直肌鞘外侧缘的位置,以防其纵切口偏向外侧,伤及腹股沟管皮下环的内侧脚。

3. 切开腹外斜肌、腹内斜肌的上、下横切口的内侧端,不应伤及腹直肌鞘的外侧缘,以防止翻起的肌片整片脱落。

4. 切开腹内斜肌的垂直切口应浅,勿损伤行于其深面的神经和血管。

5. 解剖腹外斜肌腱膜时,应仔细辨明腹股沟管皮下环的内侧脚,以防损伤。

6. 仔细观察腹股沟管的位置、内容、四个壁、二个口的组成。

7. 辨认出半环线(弓状线)、半月线的位置及构成。

8. 解剖出髂腹下神经、髂腹股沟神经。

9. 确认腹股沟三角的三个边界。

三、思考题

1. 探查腹壁浅筋膜深层(Scarpa 筋膜)与深筋膜附着关系,有何临床意义?

2. 半月线、半环线是如何形成的?

3. 腹股沟管皮下环和深环是如何形成的?

4. 腹股沟直疝、斜疝以及股疝,疝囊分别从何处膨出?

实验五　股前区及股内侧区局部解剖

一、实验内容和方法

（一）皮肤切口（见图 3-2）

1. 自髂前上棘沿腹股沟至耻骨结节作斜切口,不可切得过深,以免伤及深层结构。

2. 自耻骨结节绕外阴外侧,沿会阴股沟,向下后切至股内侧区与股后区交界处,然后垂直向下切至平胫骨粗隆高度。

3. 由纵切口下端向外侧越过小腿前面至其外侧做水平切口。

（二）操作步骤

1. 翻皮　将皮片由内向外翻起,注意皮肤一定要浅切薄剥。

2. 解剖浅层结构

（1）皮神经:①股神经前皮支于股前部和股内侧下部,纵行切开浅筋膜,寻认并保留 1~2 支。②股外侧皮神经于髂前上棘下方约 5~10cm 处稍偏内侧寻认并保留之。

（2）浅静脉:自膝关节内后方纵行切开浅筋膜,寻认大隐静脉,并沿股内侧向上追踪,追至股上部时,细心解剖出并修洁大隐静脉的五条属支:旋髂浅静脉,腹壁浅静脉,阴部外静脉,股内侧浅静脉和股外侧浅静脉。

（3）浅动脉:旋髂浅动脉、阴部外动脉、腹壁浅动脉,均由股动脉发出与同名静脉伴行,并分布于相同区域。细心寻认修洁诸浅动脉,以待进一步追踪三条小动脉起源。

（4）浅淋巴结:于腹股沟韧带下方之浅筋膜内可见腹股沟浅淋巴结上组(5~6 个);大隐静脉上端附近可见腹股沟浅淋巴结下组(4~5 个),观察并去除。

3. 观察阔筋膜及其形成的结构　在保留已找出的浅血管、皮神经的同时,去除浅筋膜,修洁并观察呈青白色的阔筋膜。

（1）阔筋膜外侧部,于髂嵴前部和胫骨外侧髁之间特别加厚,称为髂胫束。

（2）于耻骨结节的外下方,大隐静脉穿入深筋膜的部位,查看由阔筋膜形成的卵圆窝或称隐静脉裂孔,孔表面覆盖薄层疏松结缔组织称筛筋膜。细心观察和修洁穿过筛筋膜的大隐静脉、浅动脉。然后剥去筛筋膜,观察卵圆窝的位置、大小、形态。

（3）在保留浅层已寻认出的结构,并保留髂胫束的原则下,去除阔筋膜(包括卵圆窝)显露深层结构,方法如下:①于腹股沟韧带下方横行切开阔筋膜,自髂前上棘下方沿髂胫束前缘做一纵切口至髌骨外侧缘。将阔筋膜由外上向内下翻开并去除。②如以上操作困难,亦可一部分一部分切除,但切记保留髂胫束。

4. 解剖深层结构

(1) 观察股三角的边界:上界为腹股沟韧带;内侧界为长收肌内侧缘;外侧界为缝匠肌内侧缘。

(2) 解剖大腿前群肌:①观察并修洁缝匠肌,思考其功能,于肌腹中部横断,翻向上、下两附着点。注意寻找进入该肌的股神经肌支。②观察并修洁股四头肌 将股直肌自肌腹中部掀起,横断该肌,翻向两端,在其内侧缘或深面寻认支配它的股神经肌支。③修洁股外侧肌、股中间肌和股内侧肌,并寻认支配它们的股神经肌支。

(3) 体会肌腔隙和血管腔隙:二者为位于腹股沟韧带与髋骨之间的间隙,由髂耻弓分隔为内侧的血管腔隙和外侧的肌腔隙。

(4) 解剖股三角的内容物:①股静脉:沿大隐静脉末端向上纵行切开股鞘前壁,可见股静脉,细心环行分离股静脉周围的血管鞘。②股动脉:位于股静脉的外侧,于腹股沟韧带中点下方纵行切开股鞘前壁,寻找股动脉,并分离股动脉的血管鞘。③股管:于股静脉内侧,腹股沟韧带下方纵切 1cm 切口,深部为股管,清除股管内的疏松结缔组织,常可见淋巴结位于其内,去除淋巴结,用小指向上伸入股管,探查股环,辨认其边界。④修洁检查股动脉及分支:于股三角内修洁股动脉全长,可见其在腹股沟韧带中点深面由髂外动脉延续而来,经股三角内下行,于股三角下角处入收肌管。将股动脉向内侧牵起,可见在腹股沟韧带下方约 2~5cm 处,由股动脉发出股深动脉,该动脉进入长收肌深面,并借长收肌与股动脉相分隔。追寻股深动脉主要分支;浅动脉已于浅层结构寻找到其末端,请继续追至其起点(本项不作要求);旋股外侧动脉可起自股动脉,亦可起自股深动脉近起点处,或与旋股内侧动脉共干起自股深动脉。旋股外侧动脉于缝匠肌与髂腰肌之间外行,在腹直肌深面分为升、横、降三支,分布于股前区及臀部诸肌;旋股内侧动脉起点同样有诸多变化,经耻骨肌与髂腰肌之间行向后内分布于股后区;穿动脉(待查)。⑤检查股神经及其分支:经肌腔隙于股动脉外侧入股三角,追寻并修洁其分支。a.肌支:至股四头肌、缝匠肌、耻骨肌;b. 皮支:至股前区及股内侧区下部;c.隐神经:经股三角入收肌管(待查)。⑥观察股三角底:将股神经和股血管轻轻牵起,可见构成股三角底的肌肉自内向外为长收肌、耻骨肌和髂腰肌。

(5) 收肌管的解剖:将横断并牵开的股直肌、缝匠肌复位,体会收肌管的位置。收肌管,位于股前区中 1/3 段前内侧,长约 15cm,为一断面呈三角形的间隙。管的前壁为缝匠肌、大收肌腱板,外侧壁为股内侧肌,后壁为大收肌及长收肌。将缝匠肌下半拉向止点,可暴露深面的大收肌腱板。此时可见隐神经与膝降动脉一起穿大收肌腱板下行至膝关节内侧。纵行切开大收肌腱板(注意勿伤及深面结构),查看管内股动脉、股静脉、隐神经及三者关系。修洁股血管至收肌腱裂孔处。向上追踪隐神经至股神经;向下追踪可见隐神经于缝匠肌与股薄肌之间穿出深筋膜,至膝关节下内侧与大隐静脉伴行。

(6) 解剖股内侧区的肌肉、血管和神经:①修洁股内侧群肌浅层的耻骨肌、长收肌和股薄肌。②将长收肌与其深面的结构分离,在近起点处切断该肌,翻向外下,暴露并修洁深面的短收肌和闭孔神经前支。③用刀柄将短收肌牵拉起,可见深面的闭孔神经后支。④修洁大收肌,观察收肌腱裂孔的位置。⑤在长收肌的深面寻认股深动脉,将股深动脉用镊子轻轻提起,可见股深动脉发出三条穿动脉,紧贴股骨内侧缘,穿大收肌至股后区(不必深追)。

二、解剖操作注意事项

1. 观察大隐静脉五条属支的收集范围、走行及注入端变异情况。

2. 观察股三角边界,追寻并修洁股动脉及其分支。

3. 观察收肌管的位置,辨认其内容物及其位置关系。

4. 寻认闭孔神经前支和后支。

5. 熟悉股前群、内侧群肌的形态和位置。

6. 去除阔筋膜时注意勿伤及髂胫束。

7. 纵切大收肌腱板时,可先用刀柄自上而下伸入收肌管内托起该腱板,以免切口过深损伤其内容物。

8. 充分将长收肌翻向止点,以便于股深动脉及穿动脉的寻找。

三、主要内容要求

1. 掌握股前部浅淋巴结、浅静脉和皮神经的分布。

2. 掌握隐静脉裂孔的形态特点及出入结构。

3. 掌握股三角的边界和内容物。

4. 掌握肌腔隙、血管腔隙的边界和内容物。

5. 掌握股鞘的形成。

6. 掌握股管的位置、边界和临床意义。

7. 掌握股环的位置、内容物、位置关系和交通。

8. 掌握股神经主要分支及分布范围。

四、思考题

1. 简述股前内侧区的皮神经分布及来源。

2. 临床行大隐静脉高位结扎和切除术时,需结扎和切断哪些属支,为什么?

3. 分布于股内侧群肌的血管、神经分别来自何处?

4. 简述股三角的边界与内容物。

5. 简述收肌管内主要结构的位置关系。

6. 股疝是指腹腔内容物经过哪些结构突出? 股疝好发于男性还是女性? 为什么?

7. 股动脉的体表投影在何处?

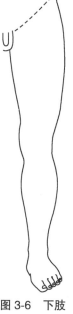

图 3-6　下肢
静脉

五、填图作业

根据标本实际情况,参考图 3-6,绘制大隐静脉及其属支,标注名词(中、英文)。

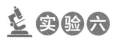 实验六 小腿前区、外侧区及足背局部解剖

一、实验内容和方法

(一)皮肤切口(见图 3-2)

1. 胫骨粗隆水平切口(已做)。

2. 沿大腿内侧之纵切口下端向下至内踝处。

3. 内踝和外踝前方做一横切口。

4. 沿足背趾蹼做一横切口。

5. 足背正中线做一纵切口,连接上述两个横切口。

6. 沿第 2 趾背侧正中做一纵切口。

(二)操作步骤

1. 翻皮　将小腿皮片由内向外翻起,足背皮片向两侧剥离。

2. 浅层结构的解剖

(1)足背静脉弓:在跖骨远侧端的背面寻找并认真修洁。

(2)大隐静脉和隐神经:两者伴行,足背静脉弓的内侧端续大隐静脉。

(3)小隐静脉和腓肠神经:两者伴行,足背静脉弓的外侧端续小隐静脉,追至外踝后方即可。

（4）腓浅神经：小腿中、下 1/3 交界处的前外侧面寻找,并向下追踪其分支。

（5）腓深神经的终支：在第 1、2 趾相对缘处（第 1 跖骨间隙处找出,也可缓找）。

3. 解剖深筋膜 在保留、修洁皮神经和两浅静脉主干的前提下,除去浅筋膜,逐渐显露深筋膜,观察深筋膜形成的一些结构,保留下述韧带,清除小腿前、外侧区深筋膜。

（1）伸肌上支持带：内、外踝之间的稍上方寻找,由横行纤维构成,上、下边界不清楚。

（2）伸肌下支持带：伸肌上支持带的下方,呈横置的"Y"形,分一个外侧脚和两个内侧脚。

（3）腓骨肌上支持带：附于外踝和跟骨结节外侧面之间。

（4）腓骨肌下支持带：位于跟骨外侧面,其前上方续于伸肌下支持带的外侧脚。

4. 解剖小腿前外侧区肌群和神经

（1）腓骨长肌和腓骨短肌：腓骨的表面,小腿前、后肌间隔之间,浅层为腓骨长肌,深层为腓骨短肌。

（2）腓总神经：腓骨头后下方寻找。该神经向下穿入腓骨长肌,沿神经走向切开腓骨长肌的起点,分离出腓总神经绕腓骨颈外侧分成的腓深神经和腓浅神经。

5. 解剖小腿前区肌、血管和神经

（1）前群肌：内侧为胫骨前肌,中间为拇长伸肌,外侧为趾长伸肌。向下沿中线切开伸肌上、下支持带,寻认并修洁上述三个肌腱。第三腓骨肌：趾长伸肌下段分出,肌束止于第 5 跖骨底背面。

（2）胫前动脉：平对胫骨粗隆的外侧,胫骨前肌和趾长伸肌之间寻找。

（3）腓深神经：伴随胫前动、静脉。注意腓深神经的肌支。

6. 解剖足背的肌、血管和神经

（1）足背肌：趾长伸肌腱的深面,找出拇短伸肌和趾短伸肌。

（2）足背动脉：内、外踝连线的中点,拇长伸肌腱的外侧寻找（多为胫前动脉移行,但部分人为腓动脉移行而来,观察所在实验室有几种情况）。

追踪足背动脉行程和分支：跗内侧动脉（数小支,发自本干内侧绕足内侧至足底）、跗外侧动脉（较粗大,发自足背动脉外侧,行于足背）以及弓状动脉,足背动脉向前行至第 1 跖骨间隙近侧端分为两终支,即足底深动脉和第 1 跖背动脉。

（3）腓深神经：在拇趾和第 2 趾间的趾蹼处,查看其分布于两趾相对缘皮肤的终支。

二、解剖要点

1. 寻认大隐静脉、小隐静脉、足背静脉弓、腓浅神经、腓深神经及隐神经。

2. 确认伸肌上、下支持带和小腿肌间隔。

3. 辨认小腿前群和外侧群肌。

4. 辨认胫前动脉和足背动脉的走行。

5. 辨认腓总神经及其分支的走行。

三、解剖操作注意事项

1. 确认下肢浅静脉和皮神经分布及临床意义。

2. 确认小腿前、外侧群肌的分布及功能。

3. 确认胫前动脉和足背动脉的位置、走行。

4. 确认腓浅神经和腓深神经的来源、分布。

四、思考题

1. 简述腓总神经易受损伤部位及临床意义。

2. 简述大隐静脉切开术常选部位。

3. 简述足的内侧缘、外侧缘、足背皮肤的神经分布。

实验七 脊柱区、肩胛区及三角肌区局部解剖

一、实验内容和方法

（一）预习

1. 项部及背区、肩胛区、三角肌区的肌群分布。

2. 脊神经后支的走行及分布。

3. 枕血管、肩胛背血管及神经、肩胛上血管及神经、胸背血管及神经的走行及分布。

4. 旋肱后血管及腋神经的走行分布。

（二）皮肤切口

1. 自枕外隆凸沿上项线至耳郭后方做横切口。

2. 自枕外隆凸至第五腰椎棘突高度沿正中线做纵切口。

3. 自第 7 颈椎棘突向肩峰做水平切口。

4. 自正中切口下端至髂前上棘沿髂嵴做弧形切口。

5. 自约平第 12 胸椎棘突高度向外上方斜切至腋后襞。

6. 自腋后襞切至臂中上部，然后沿臂背侧向外做横切口，与胸部解剖时沿腋前襞之切口错开 1cm 左右。

（三）操作步骤

1. 浅层结构

（1）在项部皮神经中寻认较粗大的第二颈神经后支——枕大神经，它自斜方肌上份的肌腱穿出深筋膜，行于枕动脉的内侧，可在枕外隆凸外侧 2~3cm 处寻找并修洁追踪至颅后部皮肤。

（2）背部皮神经：上六对胸神经后支的内侧支，在中线外 3~4cm 处穿出深层，呈水平向外布于皮下，沿肩胛冈追寻特别长的第 2 胸神经后支；下六对胸神经后支的外侧支从深层穿出斜向外下方分布，与对侧者成"八"字形。各找 2~3 支即可。

（3）在腰部有第 1、2、3 腰神经后支的外侧支，于骶棘肌的外侧缘穿腰背筋膜至浅层，越过髂嵴，分布于臀部称为臀上皮神经，不必向下追寻。

（4）在三角肌后缘中部于浅筋膜中寻认腋神经发出的臂外侧上皮神经。

（5）在保留皮神经的原则下去除浅筋膜。

2. 深层结构

（1）解剖斜方肌及其神经血管：修洁斜方肌，观察其形态位置及起止点。观察位于肩胛骨脊柱缘、斜方肌外下缘和背阔肌上缘之间的听诊三角。将斜方肌自起点切断，向外侧翻起，注意勿损深面的菱形肌。剥离至肩胛冈时要注意在该处寻认滑膜囊。翻至适当程度，因其上部有血管神经进入其深面不能再翻，即可停止。检查支配斜方肌的副神经和第 3、4 颈神经，假如这些神经互相吻合成丛状时，即所谓斜方肌下丛。寻认和检查与神经分布大致相同的颈横动脉浅支。

（2）解剖背阔肌及神经血管：剥除背阔肌表面的筋膜（切勿将腰背筋膜浅层一并去除），用刀柄或手伸入该肌深面，检查其在肋骨及肩胛骨下角的起点情况。注意观察位于腹外斜肌后缘、背阔肌起始部前缘和髂嵴之间的腰下三角，此部为腹后壁薄弱区。在第 12 肋附近沿背阔肌外下缘钝性分离该肌至竖脊肌外侧缘时，在第 12 肋水平做一垂直背阔肌肌纤维的切口，向两侧翻起，注意勿损伤深面的下后锯肌。于肩胛骨下角水平处、背阔肌深面检查分布于此肌的胸背神经和胸背血管。观察位于下后锯肌下缘、竖脊肌外侧缘和腹内斜肌后上缘之间的腰上三角，如有第 12 肋加入则成为四边形，观察修洁穿经此区的肋下神经、髂腹下神经和髂腹股沟神经。

（3）解剖胸腰背筋膜及竖脊肌：在腰部自正中线旁开 3cm 处纵行切开胸腰背筋膜浅层，切口长约

10~12cm,将切开的浅层向内外拉开,以暴露竖脊肌。把竖脊肌拉向内侧,观察胸腰背筋膜中层,它包绕竖脊肌。胸腰背筋膜的深层为腰方筋膜,是腹内筋膜的一部分,不解剖。

（4）解剖肩胛提肌及神经血管:清除肩胛提肌的筋膜,在肩胛提肌的前缘向其深侧寻认和检查肩胛背神经及颈横动脉的深支。要注意观察其来源、行程、毗邻、分布以及分支等。

（5）解剖菱形肌及神经血管:在肩胛骨与椎骨棘突之间,检查四边形的菱形肌,自起点切断菱形肌,向外侧翻起。在靠近肩胛骨内侧缘处,试寻找颈横动脉深支。在菱形肌深面寻认行经肩胛提肌深面或穿肩胛提肌进入菱形肌深面而支配该肌的肩胛背神经,和与其伴行而居其外侧的颈横动脉深支。

（6）解剖肩部诸肌:三角肌解剖如前述,剔除冈上、冈下肌筋膜,将冈上肌和冈下肌自起点从冈上窝和冈下窝剥起,翻向止点。肌与骨之间的神经血管大多在此时与肌同时被翻起,无论是否翻起,不得损伤,修洁血管神经。观察张于肩胛上切迹处的肩胛横韧带以及它与神经血管的关系。

（7）观察三边孔和四边孔:修洁小圆肌、肩胛下肌、大圆肌和肱三头肌长头。观察修洁通过三边孔的旋肩胛血管及通过四边孔的腋神经、旋肱后血管。

二、解剖操作注意事项

1. 在枕外隆凸外侧 2~3cm 处解剖出枕大神经和枕动脉,并注意枕大神经行于枕动脉的内侧这种位置关系。

2. 在从起点剥离三角肌时,注意勿损伤支配它的腋神经和伴行的旋肱后血管。

3. 注意肩胛横韧带与肩胛上神经和肩胛上血管的关系。

三、主要内容要求

1. 掌握肩胛动脉网的构成。
2. 掌握背部深筋膜的组成。
3. 掌握听诊三角、腰上三角、腰下三角的组成。
4. 掌握三边孔和四边孔的组成及通过结构。
5. 掌握肩胛上神经和腋神经的来源及走行分布。
6. 掌握背阔肌的神经支配、血供来源及功能。

四、思考题

据所学局解知识,总结肩胛动脉网的来源及分布。

实验八 臂后区、前臂后区、腕后区及手背局部解剖

一、实验内容和方法

（一）皮肤切口（见图3-3）

1. 在臂的上、中 1/3 交界处,将前面的横切口由内侧向外侧延续,但在外侧保留 1~2cm 不贯通,以使剥下的上肢皮片能与肩部皮肤相连。

2. 在腕后区做横切口与掌面切口相衔接。

3. 于掌指关节处做横切口。

4. 自腕后区横切口中点起作纵切口,通过掌指关节之横切口,并延续至中指末节的背面为止。

（二）操作步骤

1. 翻皮 将臂后区、前臂后区的皮片由内侧向外侧翻起;将手背及中指背侧的皮肤分别翻向两侧。切口不宜太深,注意保护浅层结构。

2. 浅层结构的解剖　于前臂后区下部的内侧和外侧,分别寻找贵要静脉和头静脉,以及尺神经手背支、桡神经浅支。沿上述浅静脉和皮神经向手背追踪,细心修洁手背静脉网,并观察其汇成头静脉和贵要静脉的情况;修洁并观察尺神经手背支和桡神经浅支在手背的分布及二者的吻合情况。

3. 深层结构的解剖

(1)去除臂后区、前臂后区、手背的深筋膜,肘后区的深筋膜作为前臂伸肌群的附着部位不易去除,可部分保留。于腕后区观察深筋膜增厚形成的伸肌支持带。

(2)解剖臂后区:①修洁肱三头肌,将镊子沿桡神经走向插入肱骨肌管内,边插边沿镊子进入的方向斜行切断肱三头肌外侧头,显露肱骨肌管,修洁桡神经及伴行的肱深动脉。②追踪肱深动脉,可见其在肱骨肌管内分成桡侧副动脉和中副动脉。前者伴随桡神经穿过外侧肌间隔达前臂后区,后者在臂后区下行。

(3)解剖肘后区于肱骨内上髁后方,尺骨鹰嘴内侧的尺神经沟内找出尺神经。

(4)修洁并辨认前臂后群肌:①在前臂肌后群浅层,自桡侧向尺侧依次修洁桡侧腕长伸肌、桡侧腕短伸肌、指伸肌、小指伸肌和尺侧腕伸肌。在尺侧腕伸肌的近侧端可见一三角形小肌,称肘肌,属于臂后群肌。②将桡侧腕长伸肌、桡侧腕短伸肌向外侧牵拉,显露前臂后群的深层肌:旋后肌、拇长展肌、拇短伸肌、拇长伸肌、示指伸肌,它们由外上向内下依次排列。③在旋后肌中部找出穿出该肌的骨间后神经,追踪其至前臂后群浅、深层肌之间。于旋后肌下缘,骨间后神经穿出处的稍下方寻认骨间后血管。

(5)"鼻烟壶"的解剖:在手背的桡侧,修洁拇长展肌腱、拇短伸肌腱和拇长伸肌腱;观察"鼻烟壶"的边界。逐渐去除窝内的疏松结缔组织,寻认于其深部走行的桡动脉及伴行的同名静脉。

二、解剖操作注意事项

1. 寻认手背静脉网,并观察其变异情况。

2. 追踪尺神经手背支及桡神经浅支,并观察其分布。

3. 确认肱骨肌管的位置及内容物。

4. 辨认前臂后群各肌。

5. 寻认"鼻烟壶"的边界。

三、主要内容要求

1. 掌握肱骨肌管的构成。

2. 掌握肱深动脉的主要分支及分布。

3. 掌握伸肌支持带深面通过的主要结构。

4. 掌握手背的皮神经分布及手背静脉网。

四、思考题

1. 桡神经在肱骨肌管处损伤,有何临床症状?

2. 参与构成肘关节(动脉)网的血管有哪些?各起自哪条动脉?

3. 简述骨间后神经、骨间后动脉的来源。

实验九　臀区、股后区和腘窝局部解剖

一、实验内容和方法

(一)预习

1. 掌握臀部及股后肌群的分布。

2. 掌握坐骨神经的穿出走行及分支。

3. 掌握臀上、下神经及血管的穿出和分布。

4. 掌握股深动脉的分支——穿动脉的走行及分布。

5. 掌握腘窝的构成及内容物。

（二）皮肤切口（见图3-3）

1. 从两侧髂后上棘连线的中点向下至尾骨尖做一纵切口。

2. 自纵切口上端沿髂嵴向前外做一弧形切口至髂前上棘。

3. 从尾骨尖沿臀沟下方斜向外下切至股外侧中、上 1/3 交点处,沿皮肤切口将皮片由内侧向外侧翻起。

4. 从股前区已做的胫骨粗隆平面横切口的内侧端,经小腿背侧向外做水平切口。

5. 将臀部及股后皮片自内侧向外侧翻起,注意应避免伤及那些结构。

（三）操作步骤

1. 浅层结构

（1）检查臀区的皮神经:①在股骨大转子遥对第1、2、3腰椎之连线,于髂嵴处剥寻三支平行分布的臀上皮神经中的一两支即可。②在髂后上棘与尾骨尖间寻找平行分布的臀中皮神经中的一支即可。③臀下皮神经有 2~3 支分布于臀下部皮肤,在臀大肌下缘中 1/3 处找出一支即可。

（2）在腘窝下角正中线附近的浅筋膜内找出小隐静脉的近侧端并向上追踪至穿深筋膜处。

（3）在股后部中线上段略切开深筋膜寻找股后皮神经,向下追踪其分布并在臀大肌下缘确认其发出的臀下皮神经的近端。

（4）寻找由胫神经发出,与小隐静脉伴行的腓肠内侧皮神经。在腘窝外下侧,腓骨头的后内方,寻找腓总神经发出的腓肠外侧皮神经(由于操作视野的关系,仅寻认两皮神经近端即可,其余部分待查)。

2. 深层结构　保留浅层找到的结构,去除浅筋膜。

（1）检查和翻开臀大肌:修洁臀大肌的外上缘使之与臀中肌分离,修洁臀大肌下缘复查股后皮神经,使二者分离,观察臀大肌的起止点。尽量置大腿于旋外位,使臀大肌松弛。用刀柄或手指分别从该肌上、下缘伸入其深面,使此肌与深面结构分离。在靠近臀大肌起始端将它切断,将臀大肌翻向外下。注意在其深面有臀上、下血管和臀下神经出入该肌,修洁后靠近该肌处将血管和神经切断。在股骨大转子处探查臀大肌深面的滑膜囊,切开此囊,将该肌止端充分翻向外下,确认臀大肌止于股骨和髂胫束的情况。

（2）检查并修洁臀部中层诸肌:从上往下依次修洁并确认臀中肌、梨状肌、上孖肌、闭孔内肌、下孖肌和股方肌。观察梨状肌出坐骨大孔后止于大转子,并将该孔分为梨状肌上、下孔的情况。在靠近起点处弧形切断臀中肌,翻起该肌,检查深面的神经血管和臀小肌。

（3）出入梨状肌上孔的神经血管:修洁梨状肌上缘,在它和臀中肌之间,可找到臀上血管浅支。在臀中、小肌之间,检查臀上血管的深支和臀上神经的分支,追踪它们进入臀中、小肌和阔筋膜张肌。出入梨状肌上孔的神经、血管,由外侧向内侧依次为臀上神经、臀上动脉、臀上静脉。

（4）检查出入梨状肌下孔的血管和神经:在坐骨结节与大转子之间,梨状肌下缘的结缔组织中,钝性分离出坐骨神经、股后皮神经、臀下血管和神经,并修洁。出入梨状肌下孔的血管和神经,由外侧向内侧依次为坐骨神经、股后皮神经、臀下神经、臀下动脉、臀下静脉、阴部内动脉、阴部内静脉和阴部神经。

（5）体会坐骨小孔:查看阴部神经、阴部内动、静脉自梨状肌下孔穿出,在骶结节韧带深面经坐骨小孔进入坐骨直肠窝的情况。穿经坐骨小孔的血管和神经,由外侧向内侧依次为阴部内动脉、阴部内静脉和阴部神经等。

（6）解剖股后区及腘窝的深筋膜:保留小隐静脉及皮神经,除去所有浅筋膜,显露并修洁深筋膜。股后部深筋膜虽较薄但很强韧,腘窝处的深筋膜纤维纵横交错十分坚韧,在两侧附于腘窝边界的肌腱上。沿股后正中线纵行切开深筋膜至腘窝下角处,并在该处横切深筋膜,将其翻向两侧。

（7）解剖股后区:坐骨神经在股后区分支支配大腿后群诸肌,除至股二头肌短头的分支自其外侧发出外,其余均自其内侧发出。修洁各肌支至进入肌处。修洁大腿肌后群,保留进入肌肉的神经血管。检查半腱肌、半膜肌和股二头肌长头起自坐骨结节,股二头肌短头起自股骨粗线。提起股二头肌,从后面再次检查穿动脉,观察其穿大收肌止点到股后部分支营养大腿肌后群的情况。

(8) 检查腘窝的边界及内容物:修洁构成腘窝上内侧壁的半腱肌和半膜肌,上外侧壁的股二头肌,以及下内、下外侧壁的腓肠肌内、外侧头。在清除腘窝内脂肪的过程中,先找出并保留腓肠内侧皮神经和腓肠外侧皮神经,然后将胫神经修洁后拉向外侧,显露深面包裹腘动脉、腘静脉的血管鞘及沿血管排列的腘淋巴结。切开血管鞘,修洁腘静脉,观察小隐静脉的注入部位。在腘静脉深面找出腘动脉,查看腘动、静脉经收肌腱裂孔接续股动、静脉的情况。检查腘动脉的肌支及五条关节支。腘窝为一菱形腔隙,其四壁已查,其顶为腘筋膜,底自上而下为股骨腘平面、膝关节囊的后壁和腘肌及其筋膜。腘窝的内容物在正中线上由浅入深依次为胫神经、腘静脉和腘动脉。

二、解剖操作注意事项

1. 尽量靠近起点处切断臀大肌和臀中肌以便能充分暴露其深面的结构。
2. 从结缔组织中剥离坐骨神经时不得损伤,重点检查坐骨神经与梨状肌的关系。
3. 做腘窝部横切口时宜浅,以免损伤小隐静脉的近侧端和腓肠内、外侧皮神经。
4. 在切断并向止端翻起臀大肌时,注意它有部分纤维起自骶结节韧带,不要损伤该韧带。
5. 仔细修洁臀大肌下缘,寻找股后皮神经时注意保护其发出的臀下皮神经。

三、主要内容要求

1. 掌握大腿后群肌的血供来源。
2. 掌握臀大肌、梨状肌、股二头肌、半腱肌、半膜肌的起止、功能。
3. 掌握坐骨神经与梨状肌的关系,该神经的组成、走行及体表投影。
4. 掌握出入梨状肌上、下孔的神经、血管及其位置排列关系。
5. 掌握穿经坐骨小孔的神经、血管及其位置排列关系。
6. 掌握腘窝的顶、底及四壁的组成。腘窝内容物的位置排列关系。
7. 掌握腘动脉的五条关节支。

四、思考题

1. 临床上常选何处作肌内注射点,为什么?
2. 简述坐骨神经与梨状肌的关系,坐骨神经的行程、主要分支及体表投影。
3. 简述膝关节动脉网的组成。

五、填图作业

据标本实际情况,参考图3-7,绘制出、入梨状肌上、下孔的结构。

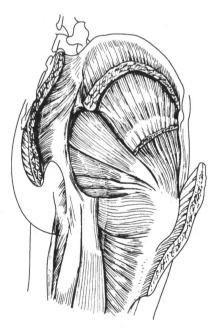

图3-7　出、入梨状肌上、下孔的结构

🔬 实验十　小腿后区及足底局部解剖

一、实验内容和方法

(一)皮肤切口(见图3-3)

1. 在膝关节稍下方和踝关节处做环形切口(已做)。

2. 在足底经跖趾关节处做横切口,切口内侧与足背的横切口贯通,外侧与足背的横切口在足外侧缘处相连 1~2cm。

3. 经内踝、外踝至跟骨结节做切口,并使其贯通。

（二）操作步骤

1. 翻皮

（1）将小腿后区皮片由内侧向外侧翻起,尽可能使整个小腿皮片在外踝附近与浅筋膜有少许相连。

（2）分别由足内侧缘、外侧缘和足跟起,将足底连同足背已翻起的皮肤呈袜套状向足底远端翻起,使整个皮片连在足外侧缘远端。由于足底皮肤较厚且较干燥,如皮肤不易整片翻起,小块逐步去除亦可。

2. 浅层结构的解剖

（1）浅静脉:在外踝后下方的浅筋膜中,寻找起自足背静脉弓的小隐静脉,向上追踪沿小腿后面中线上行至腘窝注入腘静脉处。

（2）皮神经:①腓肠内侧皮神经:在腘窝处由胫神经发出,沿小隐静脉下行。②腓肠外侧皮神经:在腘窝处由腓总神经发出,分布于小腿后面外上部皮肤。③腓肠神经:在小腿后面中下部由腓肠外侧皮神经发出的交通支与腓肠内侧皮神经吻合而成,伴小隐静脉分布于小腿后面下部皮肤。

3. 小腿后区深层结构的解剖

（1）保留小隐静脉和皮神经,去除浅筋膜。观察位于内踝和跟骨结节之间的屈肌支持带。保留屈肌支持带,去除其余深筋膜,暴露深层结构。

（2）解剖小腿后群肌:①修洁腓肠肌,复查腘窝内的胫神经和腘动、静脉至腓肠肌内外侧头的肌支。在内外侧头神经血管进入处的下方横断腓肠肌两头,向止点翻起。②修洁并观察跖肌腱,该肌腱细长,经腓肠肌与比目鱼肌之间下行。③观察比目鱼肌的起点及连于胫、腓骨近侧端的比目鱼肌腱弓。④用刀柄自比目鱼肌的内侧缘插入其深面,将该肌与深面的神经血管束尽量分开。由内侧向外侧将比目鱼肌在胫骨的起点切开,将该肌翻向外侧。⑤修洁、辨认小腿后群肌深层。保留神经血管,清除深层肌表面的深筋膜。在比目鱼肌以上观察构成腘窝底的腘肌。在腘肌的下方,由内侧向外侧辨认趾长屈肌、胫骨后肌和拇长屈肌,并向下追踪至屈肌支持带处。

（3）检查腘动脉及其分支:在腘肌下缘处,寻认腘动脉分出的胫前动脉和胫后动脉:①胫前动脉:分出后经小腿骨间膜上部穿至小腿前区。②胫后动脉:下行经比目鱼肌腱弓之前方至小腿后群浅、深层肌之间,经内踝后下方至足底。沿途与胫神经伴行。③腓动脉:多在平腓骨小头处,起自胫后动脉外侧,经胫骨后肌表面斜向外下,进入拇长屈肌深面并沿腓骨内侧缘下降。

（4）检查胫神经:与胫后动脉伴行,在小腿上部位于动脉内侧,继而与动脉交叉,行至小腿下部,位于动脉外侧,经屈肌支持带深面至足底。

4. 踝管的解剖 用刀轻轻划开屈肌支持带,检查踝管内通过的结构,自前向后分别是胫骨后肌腱及其腱鞘,趾长屈肌腱及其腱鞘,胫后动、静脉,胫神经和拇长屈肌腱及其腱鞘。

5. 足底的解剖

（1）去除浅筋膜:足底浅筋膜较厚且纤维束纵横交错,不易剥除,可自足跟后缘向前剥除,直至露出银白发亮的腱性深筋膜为止。

（2）修洁、观察深筋膜:足底深筋膜又称足底腱膜,以中间部最厚,在跟骨结节的足底腱膜附着处稍前方横断并向前翻。注意勿伤及深层结构。

（3）解剖足底第一层肌:由内侧向外侧修洁拇展肌、趾短屈肌、小趾展肌。重点观察趾短屈肌的起止部位。

（4）解剖足底第二层肌:在近跟骨结节处、足底腱膜切口稍前方,横断趾短屈肌并向前翻起,显露趾长屈肌腱和拇长屈肌腱,并修洁止于趾长屈肌的足底方肌和起于趾长屈肌腱的 4 块蚓状肌。

（5）解剖足底的神经、血管:在拇展肌和趾短屈肌之间寻认足底内侧神经和血管;在趾短屈肌和小趾展肌间寻认足底外侧神经血管。沿以上神经血管向近侧追踪,循神经血管走行方向切开拇展肌近端,则可见足底内、外侧神经血管分别来自踝管内的胫神经和胫后血管。

二、解剖操作注意事项

1. 寻认小腿后区的浅静脉和皮神经。
2. 辨认小腿屈肌群各肌。
3. 重点掌握胫后动脉和腓动脉的位置和走行。
4. 检查分裂韧带（屈肌支持带）深层各结构的排列关系。
5. 辨认第一、二层足底肌。
6. 寻认足底内、外侧血管和神经。

三、主要内容要求

1. 掌握小腿三头肌的形态、位置和作用。
2. 掌握胫后动脉的主要分支及其走行。
3. 掌握趾长屈肌腱和𧿹长屈肌腱的位置关系。
4. 掌握足底肌的位置、层次关系。
5. 掌握足底弓的构成。

四、思考题

1. 简述胫神经损伤的主要症状。
2. 简述腓动脉的走行及临床意义。
3. 简述小腿后区的皮神经分布。
4. 何为足弓？有什么作用？试分析维持足弓的因素。

🔬 实验十一 颅顶及面浅部局部解剖

一、实验内容和方法

（一）预习内容

掌握腮腺、头面部的肌肉、头面部的血管以及三叉神经和面神经的位置关系。

（二）皮肤切口（见图 3-1）

如标本头部毛发较长,应剃光或剪短。

1. 自颅顶正中向前下,经鼻背、人中至下颌体下缘,向后至枕外隆凸,做正中切口。
2. 在头部两侧做冠状切口,上起颅顶中央,下抵耳郭上端。
3. 沿上、下睑缘、鼻孔周围及唇红缘做环形切口。
4. 平睑裂两端做横切口,内侧至正中线,外侧至耳前。
5. 自正中切口下段起,沿下颌体下缘做横切口至下颌角,然后转向后上方至乳突尖（如颈部已解剖则此切口从略）。

（三）操作步骤

1. 颅顶的层次解剖　自颅顶中央沿前述切口,将颅顶皮肤、浅筋膜一起剥离,呈四个皮片翻开。暴露帽状腱膜,沿该腱膜向前追踪至枕额肌的额腹;向后追踪至枕额肌的枕腹。沿上述切口,再切开帽状腱膜,将刀柄插入腱膜下疏松结缔组织中,将腱膜与颅骨外膜分开,从而分清颅顶软组织由外向内的五层结构:皮肤、浅筋膜、帽状腱膜、腱膜下疏松结缔组织、颅骨外膜。

2. 翻开面部皮肤,剥认表情肌　表情肌位于浅筋膜内,多起于面颅,终于皮下,有的肌纤维色淡而菲薄,翻皮时不易与皮下组织分清,故修洁时要仔细。

3. 寻认腮腺及其导管　在咬肌后缘,颧弓以下,寻认腮腺,剥掉其表面的腮腺咬肌筋膜及所遇到的淋巴结。修洁腮腺时注意勿伤及腮腺周缘的神经、血管。在腮腺前缘,平颧弓下约 1cm 处,寻认腮腺导管并修洁至咬肌前缘呈直角弯转穿颊肌处为止。

4. 寻认腮腺周缘的神经、血管

(1) 于腮腺上缘,近耳根处可见颞浅血管和耳颞神经穿出至颞部。

(2) 于腮腺前上缘,寻找面神经颞支并追踪至额肌。

(3) 于颧弓和腮腺管之间,寻找细小的面横动脉及面神经颧支,并追踪后者至眼轮匝肌。

(4) 于腮腺前缘,腮腺管的上、下方寻找面神经颊支至颊肌。

(5) 于腮腺前下缘,找寻面神经下颌缘支,并沿下颌骨体下缘追踪其至降口角肌。

(6) 于腮腺下缘寻找面神经颈支至颈阔肌(待查)。

(7) 于咬肌前缘寻认面动脉及位于该动脉后方的面静脉,并追踪其经口角,鼻翼两侧至内眦止。

(8) 三叉神经皮支及伴行血管的解剖:①在眶上缘中,内 1/3 交界处稍上方,纵行分离枕额肌额腹,寻找眶上神经和血管,逆行追踪可见其由眶上切迹或眶上孔浅出。②将眼轮匝肌下内侧部翻起,可见眶下神经及伴行血管,由眶下孔浅出。③于口角处向下翻开降口角肌,寻认由颏孔浅出的颏神经及伴行血管。

二、解剖操作注意事项

1. 面部皮肤很薄,翻皮时皮片要薄,以便能较完整地辨认表情肌且避免损伤位于皮下的面肌、血管和神经。

2. 额部皮肤与坚韧的皮下组织相连,剥皮时勿将额肌一同翻起。如感到皮片很容易剥离,则提示切割过深,已达额肌或帽状腱膜下疏松结缔组织间隙。

3. 眼睑的皮肤薄而松弛,剥皮时更需细心。

4. 平眼裂的横切口勿与头部两侧的冠状切口相交。

5. 沿下颌骨体下缘所做的横切口不宜过深,以免损伤面神经颈支。

6. 在腮腺管起始部上方有时可见副腮腺。

7. 在追踪修洁面神经五大分支时,使其末端连在相应表情肌上,以便于以后的操作。

三、主要内容要求

1. 辨认颅顶的层次。

2. 注意了解腮腺、腮腺管及其开口位置。

3. 重点寻认面神经五大分支。

4. 掌握面动脉的位置及行程。

四、思考题

1. 何为腱膜下间隙,有何临床意义?

2. 面部的皮神经如何分布?

3. 眶上神经、眶下神经、颏神经分别源于哪些神经?

4. 腮腺管开口于何处?

五、填图作业

根据标本情况,参考图 3-8,绘出面神经的分支、腮腺管、面动脉及颏神经、眶下神经、眶上神经。

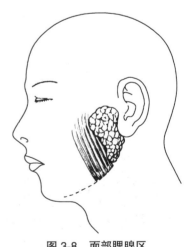

图 3-8　面部腮腺区

实验十二 面侧区深部局部解剖

一、实验内容和方法

1. 去除腮腺，剥寻面神经主干 沿面神经各终支表面切除腮腺浅部，使切除的腮腺浅部及与之相连的腮腺管一并翻向前面。沿面神经五个终支逆行追踪入残留的腮腺组织。可见面神经各支交织成丛。小心剔除腮腺浅部的腺组织，充分暴露神经上干、下干和主干。继而将面神经终支末端切断。将面神经主干及其终支翻向后，寻认下颌后静脉、颈外动脉及穿经腮腺的颞浅血管及耳颞神经。

2. 解剖颞筋膜深层 保留颞浅动脉，去除颞肌表面的浅筋膜和颞筋膜浅层，暴露覆盖颞肌的颞筋膜深层。沿上颞线将其作弧形切口后向下方剥离，此筋膜厚而致密，在近颧弓处分为浅、深两层，分别附于颧弓外、内面。沿颧弓上缘切断浅层，可暴露位于颞筋膜间隙内的脂肪组织及颞中动脉，观察后在保留颞中动脉的前提下去除颞筋膜深层。

3. 修洁并切断咬肌 除去咬肌表面的深筋膜，观察咬肌的起止及纤维走行方向。在颧弓最前端和关节结节之前将颧弓离断，将咬肌带颧弓一起向下颌角剥离。同时注意经由下颌切迹进入咬肌的血管、神经。稍做修洁后将此血管、神经连一小部分咬肌组织切断，使咬肌能被充分翻向下颌角。

4. 打开下颌管，去除下颌支 将刀柄由下颌颈和下颌支后缘深面插入，使下颌颈及下颌支与深面的软组织分离。将刀柄逐渐向下移动至受阻力处止，该处为下牙槽神经和血管入下颌孔处。略估计位于下颌孔和颏孔之间穿行于下颌骨体的下颌管所在的位置。在管的稍后方与管平行凿开下颌支外板，辨认下颌管。下颌管位于骨松质中，其壁由薄层骨密质形成。用咬骨钳小心去掉下颌管壁的薄层骨质及周围的下颌骨内外板骨片，暴露行于下颌管内的神经、血管。用咬骨钳于下颌颈处，翼外肌止点下方横断下颌颈。在颞肌止点的下方咬断冠突，将冠突连同颞肌一起逐渐自骨面剥离并向后上翻起。在颞肌前下部的深面可见颞深血管和神经进入颞肌。进一步修洁位于翼颌间隙内的下牙槽血管和下牙槽神经并寻认由后者发出的下颌舌骨肌神经。

5. 寻认、修洁下颌神经的主要分支 首先，向上追踪下牙槽神经和血管至翼外肌下缘，途中可见细小的下颌舌骨肌神经自下牙槽神经进入下颌孔的稍上方发出。在下牙槽神经的前方、翼内肌表面细心清除脂肪组织，找出舌神经，并修洁至舌骨舌肌的表面。追寻颊神经，可见其由翼外肌两头之间浅出。

6. 寻认、修洁上颌动脉的主要分支 上颌动脉在下颌颈深面由颈外动脉发出后经颞下窝进入翼腭窝。其全长分为三段：①自起点至翼外肌下缘，其主要分支有：a. 脑膜中动脉，向上至翼外肌深面；b. 下牙槽动脉，与同名神经伴行，入下颌管。②位于翼外肌浅面或深面，其分支为营养咀嚼肌的肌支，略查。③位于翼腭窝内，位置甚深，不追寻。

7. 辨认翼静脉丛，修洁上颌动脉及其分支 在修洁上颌动脉及其分支的过程中，可见一些小静脉交织成网，即为翼丛，可逐渐去除之。由翼丛向后外延续为上颌静脉，该静脉与同名动脉伴行于下颌颈深面，与颞浅静脉汇合为下颌后静脉。

8. 追踪脑膜中动脉和鼓索神经 切开颞下颌关节囊上部，并切除部分关节盘，观察关节腔。追踪修洁耳颞神经，将下颌头及翼外肌向前翻起，追踪脑膜中动脉至棘孔，并观察耳颞神经两根包绕动脉的情况。寻认在脑膜中动脉内侧，斜向前下以锐角加入舌神经的鼓索神经。

二、解剖操作注意事项

1. 切除腮腺浅部时，只需切下少量腮腺实质与腮腺管相连，以便复查即可。不能切除过多以免损伤面神经丛。

2. 向下翻开咬肌时，连同下颌骨表面的骨膜一同翻向下颌角，使翻起的咬肌借骨膜连在下颌角处。

3. 处理下颌骨时应注意以下内容。

（1）先凿出下颌管,后横断下颌颈和冠突。

（2）凿下颌管时骨凿要与下颌管方向平行,以免横断下颌管。

（3）用咬骨钳去除残存骨片时,应小块、逐渐去除。

4. 为充分暴露鼓索神经,切颞下颌关节囊时尽量靠近上部。

5. 重点寻认上颌动脉及分支。

6. 重点寻认、修洁颊神经、耳颞神经、下牙槽神经和舌神经。

三、主要内容要求

1. 了解咀嚼肌的配布和周围间隙:颞下间隙、翼颌间隙的位置。

2. 掌握下颌管的部位及内容物。

3. 掌握上颌动脉及主要分支的发出部位、走行及分布。

4. 掌握翼静脉丛的位置及血液回流途径。

5. 掌握下颌神经的主要分支及分布。

四、思考题

1. 由翼外肌上、下两头浅出的是哪条神经? 其源于何处?

2. 脑膜中动脉经翼外肌深面上行穿何处入颅? 在颅内行于何处?

3. 鼓索神经源于何处? 简述其纤维成分及分布。

4. 下颌骨的上提、下降、前进、后退及侧方运动各受哪些肌肉管理?

实验十三　颈前区、胸锁乳突肌区和颈外侧区局部解剖

一、实验内容和方法

（一）皮肤切口（见图 3-2）

1. 尸体仰卧,在肩部或项下垫一物体,使头部尽量后仰,利于颈部操作。皮肤切口要浅。

2. 沿颈前正中线自颏隆凸纵切至胸骨的颈静脉切迹。

3. 自正中切口上端,沿下颌骨下缘向外切至颞骨乳突。

4. 自正中切口下端,沿锁骨向外切至肩峰。

（二）操作步骤

1. 解剖颈部浅层结构

（1）翻皮:自中线将皮肤剥离翻向外侧至斜方肌前缘。翻皮时将浅筋膜自颈阔肌表面一并掀起。

（2）颈阔肌:沿锁骨切断颈阔肌(切口勿深),向上翻至下颌骨下缘。需要注意,翻掀时,紧贴肌纤维剥离,以免损伤颈阔肌深面的结构。

（3）剥寻浅静脉:①颈前静脉在颈正中线两侧的浅筋膜内自上而下寻找,并追踪其穿入深筋膜处。②颈外静脉在下颌角后方,找到颈外静脉起始段,沿胸锁乳突肌表面从上向下修洁静脉,至其穿入深筋膜处。在静脉周围寻找颈外侧浅淋巴结,观察后摘除。

（4）剥寻皮神经:于胸锁乳突肌后缘中点附近的浅筋膜内寻找由此浅出的颈丛的皮支:①耳大神经粗大,沿肌的表面较垂直地上行,追至耳郭即可;②颈横神经沿肌的表面向前横行,追至颈前区;③锁骨上神经分 3 支,亦可在锁骨外侧 2/3 段上方的浅筋膜内寻找其分支,再向上追踪其主干;④枕小神经沿肌的后缘上 1/3 处寻找,位置较深,位于耳大神经和枕大神经之间。注意勿伤及其勾绕的副神经。

（5）剥除浅筋膜,观察后剥除颈筋膜浅层(封套筋膜)。在下面的操作中注意观察颈筋膜中层(内脏筋膜)和深层(椎前筋膜)。

（6）认真修洁胸锁乳突肌和暴露其全貌：在近起点处切断，向外上边分离边翻向止点乳突处，在该肌深面剥寻支配该肌的副神经外支和颈丛的分支及胸锁乳突肌动脉。尽可能将该肌翻向止点，会有利于深层的操作。

（7）剥寻颈袢（舌下神经袢）：小心提起肩胛舌骨肌上腹，寻找自肌外侧进入的神经，沿该神经向外追踪至颈袢。该袢多位于颈动脉鞘表面，或埋于鞘壁中，位置平环状软骨。观察颈袢的组成及其发出的肌支。

2. 解剖舌骨上区的深层结构

（1）解剖颏下三角：由左、右二腹肌前腹和舌骨体围成颏下三角。在颈深筋膜浅层的深面寻找颏下淋巴结，观察后摘除。显露二腹肌前腹和构成此三角基底的下颌舌骨肌。

（2）解剖下颌下三角：由二腹肌前、后腹和下颌骨下缘围成下颌下三角。①下颌下腺：剥开腺鞘，充分暴露。②面动脉：在二腹肌后腹的深面（或在咬肌止点前缘与下颌骨下缘交点处）剥寻面动脉，观察其走行与下颌下腺的关系。③舌下神经：切断二腹肌前腹的起端，将该肌腹翻向外下，然后修洁下颌舌骨肌，并沿正中线及舌骨体切断下颌舌骨肌的附着点，将其翻向上，显露舌骨舌肌，在其表面寻认舌下神经。沿舌下神经向后上追踪，试寻颈袢上根。④舌动脉：舌骨大角上方与舌下神经之间寻找舌动脉。⑤下颌下腺管：在舌骨舌肌表面，下颌下腺深部的前缘寻找并观察与舌神经的关系。

3. 解剖舌骨下区和胸锁乳突肌区的深层结构

（1）解剖肌三角：由颈前正中线、胸锁乳突肌下部前缘和肩胛舌骨肌上腹围成肌三角。①修洁舌骨下肌群，将颈前静脉于上端切断翻向下，并将该肌群附着于胸骨的一端切断（思考需要切断哪几块肌）向上翻。②观察甲状腺及其血管和神经、包裹甲状腺的鞘、左右甲状腺侧叶和峡，在峡的上方有时有向上延伸的锥状叶。甲状腺上动脉：在甲状腺侧叶的上极寻找，在其内后方找出伴行的喉上神经外支；甲状腺中静脉：在甲状腺侧叶外侧缘中份寻找，追踪至颈内静脉处，可切断并去除；甲状腺下动脉：将甲状腺侧叶翻向内侧，显露甲状腺侧叶后面，在腺的下极附近寻找；喉返神经：食管与气管之间侧方的沟内寻找。注意左、右喉返神经与甲状腺下动脉的交叉关系。③寻认甲状旁腺，甲状腺侧叶后面上、下部的结缔组织中试寻找两对甲状旁腺（如绿豆大小，扁平棕黄色结构）。如找不到，可能其包埋在甲状腺实质内。

（2）解剖颈动脉三角和胸锁乳突肌区的深层结构：颈动脉三角由胸锁乳突肌上份前缘、肩胛舌骨肌上腹和二腹肌后腹围成：①颈外侧深淋巴结群：沿颈动脉鞘周围排列，观察后摘除。②颈动脉鞘：沿血管长轴纵行切开颈动脉鞘前壁，确认颈总动脉、颈内静脉和迷走神经的位置关系。③修洁颈总动脉，约平甲状软骨上缘处颈总动脉分为颈内动脉和颈外动脉，注意颈动脉窦。④修洁颈外动脉的分支：甲状腺上动脉：颈外动脉起始部或颈总动脉末端前壁寻找，向下追至甲状腺侧叶上极；舌动脉：平舌骨大角，甲状腺上动脉的上方，自颈外动脉前壁发出；面动脉：在舌动脉的上方寻认。⑤检查颈内静脉：其属支多在舌骨大角附近汇入，如面静脉、甲状腺的静脉、舌静脉等。⑥剥寻迷走神经：将颈总动脉和颈内静脉分别向内、外侧拉开，两血管后方的神经干是迷走神经。注意有无分支发出。⑦寻认膈神经：清除颈动脉鞘壁，在前斜角肌表面的颈筋膜深层深面寻找颈丛发出的膈神经，由前斜角肌外缘上份穿出，沿该肌表面下降，修洁，不必向下追踪。⑧剥寻颈交感干：颈动脉鞘的后方，颈椎体的两侧，颈筋膜深层的深面，剥寻颈交感干的三个神经节（颈中神经节可能不易辨认）和节间支。

4. 解剖颈外侧区的深层结构

（1）离断胸锁关节，尽可能地将锁骨向外掀起，以便于颈根部解剖。

（2）检查斜角肌：修洁肩胛舌骨肌下腹及其邻近结构，即显露前、中、后斜角肌。前、中斜角肌与第一肋之间围成的间隙称斜角肌间隙，有锁骨下动脉和臂丛通过。锁骨下静脉在前斜角肌和锁骨及其下方的锁骨下肌之间通过。

（3）寻认胸导管和右淋巴导管：在左颈根部，前斜角肌内缘处，颈内静脉与锁骨下静脉汇合成左头臂静脉，并组成静脉角，在此寻找胸导管末段。在右颈根部的静脉角附近辨认右淋巴导管，右淋巴导管有时缺如。

（4）观察左、右迷走神经：于颈根部修洁颈内静脉和颈总动脉，向下追踪迷走神经。

（5）锁骨下静脉：观察其毗邻关系及体表投影关系，寻认颈外静脉注入锁骨下静脉。在头臂静脉起始处结扎、切断并向两侧翻起，便于寻认毗邻的结构。

（6）剥寻锁骨下动脉及其分支

1）椎动脉：在前斜角肌内缘，自锁骨下动脉的上壁或后壁发出，位置较深。

2）甲状颈干：紧靠前斜角肌内缘，椎动脉的外侧，由锁骨下动脉的上壁发出，为一短干，立刻分为数支：甲状腺下动脉（尽可能追至甲状腺）、颈升动脉、肩胛上动脉、颈横动脉（后两条可发自锁骨下动脉第3段）。

3）胸廓内动脉：起自锁骨下动脉的下壁，与椎动脉的起点相对处，进入胸腔部分待查。

（7）修洁臂丛：寻认组成臂丛的各条神经根和上、中、下三干及各干分出的前、后股，向下辨认内侧束、外侧束和后束。注意剥寻臂丛锁骨上部的主要分支。

1）肩胛上神经：自上干发出，伴肩胛上动脉向后外行。

2）肩胛背神经：发自第5颈神经根，穿中斜角肌，经肩胛提肌深面走行，支配肩胛提肌和菱形肌。

3）胸长神经：发自第5、6、7颈神经根，在臂丛与中斜角肌之间向下行，经第一肋外侧，进腋腔（远端已解剖，请复查）。

（8）观察椎动脉三角及内容：椎动脉三角位于胸锁乳突肌下份的深面，下界是锁骨下动脉第一段，外界是前斜角肌内侧缘，内界是颈长肌外侧缘。椎动脉三角内有椎动脉、椎静脉、颈动脉鞘及交感干等。

二、解剖要点

1. 寻认颈丛分支。

2. 掌握颈袢组成及位置。

3. 重点检查颈总动脉、颈内动脉、颈外动脉的位置关系及颈外动脉在颈部的分支。

4. 检查迷走神经的走向、位置和分支。

5. 重点寻认锁骨下动脉的分支。

6. 检查臂丛的位置和分支。

7. 重点解剖甲状腺周围结构。

三、主要内容要求

1. 掌握颈深筋膜的分层。

2. 掌握甲状腺被膜的构成。

3. 掌握颈动脉鞘及颈外动脉的分支。

4. 掌握左、右迷走神经的走行及分支。

5. 掌握锁骨下动脉的分支。

6. 掌握臂丛组成及分支。

四、思考题

1. 简述颈外静脉的临床意义。

2. 颈部有哪些解剖学三角？

3. 颈根部手术中，前斜角肌常作为重要参照，为什么？

4. 何谓静脉角？

5. 颈丛的皮支有哪些？

6. 简述颈外动脉的分支及分布。

7. 甲状腺手术时易损伤什么神经？

8. 简述左、右迷走神经发出喉返神经的位置及临床意义。

五、绘图题

1. 简图绘制颈部各个三角及组成。
2. 绘制颈丛发出的四个皮支浅出的位置及走行。

六、手术设计

请设计甲状腺侧叶切除术的手术入路并指出注意事项。

实验十四　胸壁、胸膜和肺局部解剖

一、实验内容和方法

（一）皮肤切口
皮肤切口在解剖上肢时已做。

（二）操作步骤
1. 解剖胸前外侧壁的浅层肌

（1）胸前外侧壁浅层结构已在上肢解剖,胸大肌、胸小肌在胸部的起端处已切断。

（2）观察并认真修洁前锯肌、腹外斜肌和腹直肌在胸部的起始部位。复查 2~3 支从肋间隙穿出的肋间神经前皮支（胸骨外侧缘附近）、外侧皮支（腋中线附近）和伴行的血管。

（3）剥离前锯肌和腹外斜肌在肋上的起点,注意分清前锯肌下部的肌齿与腹外斜肌的肌齿相互交错的部位。分别将前锯肌和腹外斜肌翻向外上和内下方,充分显露肋骨和肋间外肌。

2. 解剖肋间隙的结构

（1）以较宽的第 4 或第 5 肋间隙为例,观察肋间外肌的肌纤维走行方向和移行为肋间外膜的情况。

（2）在肋软骨之间透过肋间外膜观察肋间内肌的肌纤维走行方向。在腋前线附近,沿第 4 或第 5 肋下缘小心切开一段肋间外肌,并整片翻向下,即可观察到肋间内肌。

（3）在同一肋间隙,沿肋下缘切开肋间内肌,在其深面寻找肋间神经和肋间后动、静脉主干;沿肋上缘,在肋间内肌深面寻找肋间后动、静脉的侧副支。

（4）沿腋前、后线之间,自上而下将第 2 至第 9 肋间隙的肋间肌逐一剔除约 3cm 宽;第一肋间隙的肋间肌剔除至胸骨旁。伸入手指将贴附于胸壁内面的壁胸膜推开,请勿损伤壁胸膜。

（5）离断胸锁关节（该项在颈部已做,可略）。

（6）用肋骨剪沿腋前、后线之间,自上而下,依次剪断第 2~10 肋骨,在前斜角肌附着处内侧剪断第 1 肋。

（7）在第 1 肋的上缘,切断两侧胸廓内血管,并用手指或刀柄分离胸骨柄后方结缔组织。

（8）用力从上方将胸前外侧壁掀起,边掀边用手钝性剥离壁胸膜（尽可能使壁层胸膜保留完整）。将胸前外侧壁翻向下方。

（9）观察胸前外侧壁内面,在胸骨两侧,循胸廓内血管走行方向,切开胸内筋膜和胸横肌,修洁胸廓内血管主干至第 6 肋间隙高度分为肌膈动脉和腹壁上动脉为止。

3. 观察胸膜和探查胸膜腔

（1）剥除上纵隔前部的胸腺或胸腺剩件,观察胸膜顶和左、右胸膜前界的位置。

（2）在第 2~6 肋高度之间将肋胸膜做"工"字形切口,打开胸膜腔,手伸入胸膜腔内,探查胸膜顶、肋膈隐窝、胸膜下界、肋纵隔隐窝和胸膜前界。

（3）观察肺韧带:将肺根下方的肺前缘掰向外侧,可见一纵行胸膜皱襞即肺韧带。

（4）平肺门处切断肺根和肺韧带（切口处尽量靠近肺门，以便于纵隔的解剖），取出左、右肺。

（5）对照图谱观察左、右肺的分叶及肺裂和肺门各结构的排列关系。

4. 解剖胸后壁内面

（1）选择胸后壁内面第5或第6肋间隙，剔除该肋间隙的肋胸膜。

（2）观察位于肋角内侧的肋间内膜、肋间神经和肋间后血管；观察自肋角处开始出现的肋间最内肌。

（3）用刀尖沿肋骨下缘轻轻划开肋间最内肌，观察并钝性分离位于肋间最内肌与肋间内肌之间的肋间后静脉、肋间后动脉和肋间神经，注意以上三结构的上、下排列顺序。

二、解剖操作注意事项

1. 仔细观察前锯肌与腹外斜肌的肌齿相互交错的部位，沿其交错部位分别将其从肋上分离下来。

2. 只选择较宽的第4或第5肋间隙，解剖和观察肋间肌和肋间神经血管的关系。

3. 沿腋前、后线之间，剔除第1至第9肋间隙的肌组织，剔除每一肋间肌的宽度，以能用肋骨剪剪断肋骨为宜（约2~3cm），不可过宽。

4. 第1肋骨应在前斜角肌附着处内侧剪断，否则胸廓前部不能翻起。

5. 在剪断各肋骨和翻起胸廓前部时，应仔细钝性分离胸膜的壁层，尽可能地保持其完整。

6. 切断肺根时应尽量靠近肺门，以免损伤纵隔结构，但亦不要损伤肺组织。

三、主要内容要求

1. 掌握肋间神经、血管的走行部位，以及其分支和排列情况。

2. 仔细探查胸膜腔的各个部位，辨认出胸膜的前界、下界、胸膜顶、肋膈隐窝和肋纵隔隐窝。

3. 认清肺门内主要结构即肺动脉、肺静脉和支气管的排列关系。

四、思考题

1. 在腋后线第7、8肋间隙做胸膜腔穿刺引流时，针头经过哪些结构？进针部位应选择在肋间隙的什么部位？为什么？

2. 根据探查结果描述胸膜顶与锁骨的位置关系、心包裸区与左侧第4肋软骨的关系。

3. 在离体肺上观察左、右肺门内各主要结构的排列关系。

实验十五 纵隔局部解剖

一、实验内容和方法

（一）预习内容

1. 掌握纵隔的分区（三分法、四分法及九分法）。

2. 掌握出入心脏的大血管及其位置关系。

（二）操作步骤

1. 寻认上纵隔前部的胸腺或其剩件，并剔除。

2. 复查左、右头臂静脉至其汇合成上腔静脉，另外有奇静脉跨右肺根上方汇入上腔静脉。

3. 寻认升主动脉、主动脉弓及其凸侧的三大分支（头臂干、左颈总动脉和左锁骨下动脉），追踪至向下移行为降主动脉。

4. 寻认肺动脉干及左、右肺动脉，并寻认以下结构。

（1）动脉韧带：连于主动脉弓凹侧与左肺动脉起始处之间的一个纤维结缔组织索，胚胎时期为动脉导管,出生后闭锁。

（2）动脉导管三角:由左膈神经（前界）、左迷走神经（后界）和左肺动脉（下界）围成,是临床上寻认、结扎未闭合的动脉导管的标志。

5. 修洁、观察左、右侧迷走神经和膈神经,比较两侧喉返神经走行的区别。

（1）左侧:二者在主动脉弓的前方下降,且于主动脉的上方相互交叉。其中左膈神经经过左肺根的前方伴左心包膈血管下降;左迷走神经在主动脉弓的下缘发出喉返神经,主干继续下行经左肺根的后方至食管左前方。

（2）右侧:右膈神经自上而下沿右头臂静脉和上腔静脉外侧下行,经右肺根前方伴心包膈血管至膈;右迷走神经经过头臂静脉和上腔静脉后内侧下行,沿气管右侧,奇静脉弓的左侧达肺根后方。

6. 将颈部切断的头臂静脉翻向下方,将头臂干和左颈总动脉拉向外侧,于其间修洁气管胸部及沿气管、支气管排列的淋巴结群。

7. 寻认胸导管,观察其走行及毗邻关系,并修洁奇静脉。在纵隔右侧面的后方,将食管胸下段推向左前方,于奇静脉和胸主动脉之间寻认胸导管下段,然后向上逐渐修洁。注意在第4~5胸椎之间胸导管于食管的后方斜向左上,依食管上段左侧上行至颈根部,复查其末端注入静脉角。

8. 于纵隔左侧面,寻认胸主动脉及其发出的肋间后动脉,向下修洁至其穿膈的主动脉裂孔处。在脊柱左侧,寻认半奇静脉和副半奇静脉,观察其注入奇静脉的位置。

9. 于左、右膈神经的前方,在心包前壁上各做一纵切口,上至大血管根部,下至膈上2~3cm,两纵切口下端做一横切口。探查心包腔及以下结构。

（1）心包前下窦:心包前壁与下壁之间的隐窝。

（2）心包横窦:在升主动脉和肺动脉干后方与上腔静脉及左心房前壁之间的间隙。

（3）心包斜窦:位于左心房后方和左、右肺静脉根部之间与下腔静脉左侧和心包后壁之间的间隙。

10. 剥除胸后壁的壁胸膜,于脊柱两侧、肋骨小头前方寻认交感干,观察交感神经节和节间支,然后检查以下结构。

（1）交通支:连接交感神经节和脊神经,胸部交感神经椎旁节与肋间神经间有两条（灰、白）交通支。

（2）内脏大神经:起自5~9胸交感神经节,汇成一干向下穿膈脚入腹腔。

（3）内脏小神经:起自10~11胸交感神经节,汇成一干向下穿膈脚入腹腔。

二、思考题

1. 动脉韧带和动脉导管三角的概念及其临床意义是什么?

2. 各心包窦有何临床意义? 胸导管的行程及毗邻是什么? 在行右肺下叶、左肺上叶手术及食管胸部手术时应注意什么?

三、填图作业

1. 据解剖所见,标注肋间各结构的名称（图3-9）。

2. 据解剖所见,标注纵隔右侧面各结构的名称（图3-10）。

3. 据解剖所见,标注纵隔左侧面各结构的名称（图3-11）。

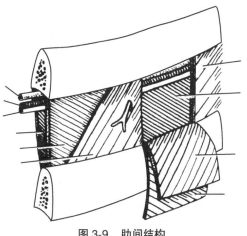

图3-9 肋间结构

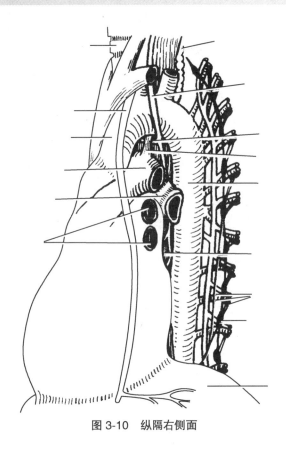
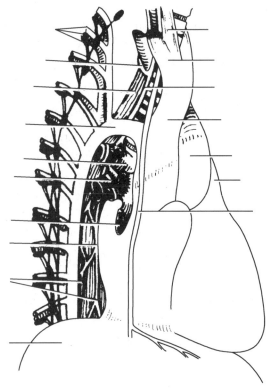

图 3-10 纵隔右侧面　　　　图 3-11 纵隔左侧面

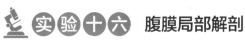

实验十六 腹膜局部解剖

一、实验内容和方法

（一）预习要求

在开始本次操作前仔细阅读教科书之主要内容，完成指导中的填空。

（二）开腹切口

尸体仰卧，沿侧胸部腋后线的切口向下延长，切开腹前外侧壁及壁腹膜，直到两侧髂嵴水平，再切断膈肌在胸前外壁内面的附着处，将胸廓前份（胸部操作时已切开）连同腹前外侧壁前份一起向下整片翻开。

（三）探查腹膜与腹腔的步骤

打开腹腔后，先不要动腹腔内任何结构，观察腹腔内各器官原态原位的排列关系。

1. 观察腹上部

（1）肝位于右季肋区、腹上区和左季肋区。其膈面借韧带与膈相连，脏面有胆囊附着，胆囊底突出肝的前缘。

（2）胃在肝的左下方，位于腹上区和左季肋区。胃小弯有小网膜附着，胃大弯有大网膜附着，上端在肝左叶后缘借贲门与食管连续，下端借幽门与十二指肠上部相接。

（3）十二指肠大部和胰贴于腹后壁位置较深。

（4）脾位于左季肋区，膈面与膈相邻，脏面中央有脾门，邻接胰尾，前上方邻接胃底，后下方与左肾和左肾上腺相邻，下方则与结肠左曲相邻。

2. 观察中、下腹部

（1）大网膜从胃大弯和十二指肠起始部向下悬垂至骨盆入口处，覆盖在大、小肠前面。其深面附着于横结肠,并向上移行为横结肠系膜。

（2）空、回肠位于中、下腹部,肠壁表面光滑。空肠主要位于腹腔左上部,肠袢多横行走向;回肠主要位于腹腔右下部,小部分位于骨盆腔,肠袢多纵行走向。

（3）结肠位于空、回肠的四周,肠表面有结肠袋、结肠带和肠脂垂。盲肠位于右髂窝内,其后内侧壁有阑尾根部附着。升结肠无系膜,位于腹后壁右侧,上行达肝右叶下面。横结肠借系膜连于腹后壁,在肝下面接升结肠,在脾的下方向下续为降结肠。降结肠无系膜,贴于腹后壁左侧下行,在左髂嵴续于乙状结肠。乙状结肠借系膜固定于骨盆壁,于第3骶椎平面,续于直肠。

3. 观察骨盆腔

（1）直肠位于骨盆腔后壁骶骨的前方,向下通过肛管终于肛门。直肠上1/3段的前面和两侧有腹膜覆盖,中1/3段仅前面有腹膜覆盖。

（2）男性直肠前方与膀胱和前列腺毗邻,膀胱前方邻接耻骨联合。腹膜在直肠与膀胱之间形成直肠膀胱陷凹。

4. 探查网膜孔和网膜囊

（1）网膜孔位于肝十二指肠韧带后方,用左手示指沿肝十二指肠韧带后方向左可伸入网膜孔,并探查其境界。上界为肝尾状叶,下界为十二指肠上部,后界为下腔静脉和其前面的壁腹膜,前界为肝十二指肠韧带。

（2）沿胃大弯下方1~2cm处将胃结肠韧带切开一小口,注意勿损伤沿胃大弯走行的胃网膜左、右动脉。将右手指伸入网膜囊内,可探查网膜囊的前、后、上、下壁以及左侧界和右侧界。

5. 观察系膜

（1）小肠系膜从第2腰椎左侧,斜向右下方至右骶髂关节的前方。

（2）横结肠系膜横过十二指肠降部和胰的前方,贴附于腹后壁。

（3）乙状结肠系膜附于左髂窝和骨盆左后壁。

（4）阑尾系膜呈三角形,在系膜游离缘处可见阑尾血管(注意其与三条结肠带的关系)。

6. 观察韧带

（1）肝镰状韧带:位于肝与膈之间,呈纵向走行。其游离缘内还有肝圆韧带。

（2）肝冠状韧带和左、右三角韧带:位于肝与膈之间,呈横向走行。

（3）胃脾韧带:位于胃底与脾门之间。

（4）脾肾韧带:位于脾门与左肾前面。

（5）十二指肠悬韧带:位于空肠起点左侧与横结肠系膜根之间。

（6）肝胃韧带和肝十二指肠韧带:即小网膜,位于肝与胃和十二指肠之间。

7. 探查膈下间隙、肠系膜窦、结肠旁沟和腹膜隐窝

（1）膈下间隙:①右肝上间隙位于镰状韧带与右冠状韧带之间;②左肝上间隙位于镰状韧带与左冠状韧带之间;③右肝下间隙(肝肾隐窝)位于小网膜的右侧和肝右叶下方;④左肝下前间隙位于小网膜前方和肝的下方;⑤左肝下后间隙位于小网膜后方和肝的下方。

（2）肠系膜窦:①右肠系膜窦位于小肠系膜根、升结肠与横结肠及其系膜右半部之间;②左肠系膜窦位于小肠系膜根、横结肠及其系膜的左半部、降结肠与乙状结肠及其系膜之间。该窦沿乙状结肠系膜根通向骨盆腔。

（3）结肠旁沟:①右结肠旁沟位于升结肠的右侧,该沟向上通右肝下间隙,向下经右髂窝达骨盆腔。②左结肠旁沟位于降结肠左侧,该沟向上被膈结肠韧带阻挡,不能直接与结肠上区的间隙相通,向下则可经左髂窝与骨盆腔相通。

（4）腹膜隐窝:①十二指肠上、下隐窝位于十二指肠空肠曲和腹主动脉左侧的腹膜皱襞间。②盲肠后隐窝位于盲肠后方。③乙状结肠间隐窝位于乙状结肠系肠根部左侧与腹后壁腹膜之间。

8. 观察腹前外侧壁的壁腹膜 腹膜壁层是腹前外侧壁的最内层,向上延续于膈下的腹膜,向下延

续于小骨盆的腹膜。在脐平面以下,腹前外侧壁的腹膜形成 5 条皱襞和 3 对浅窝。

(1)腹膜皱襞:①脐正中襞位于正中线上,由脐至膀胱尖,内有脐尿管索,是胚胎时期脐尿管闭锁形成的遗迹。②脐内侧襞位于脐正中襞的外侧,内有脐动脉索,是胚胎时期脐动脉闭锁的遗迹。③脐外侧襞位于脐内侧襞外侧,内有腹壁下血管。

(2)腹膜陷凹:①腹股沟外侧窝是位于脐外侧襞外侧的陷凹,该窝正对腹股沟管深环。②腹股沟内侧窝是位于脐外侧襞内侧的陷凹,该窝正对腹股沟三角和腹股沟管浅环。③膀胱上窝位于脐正中襞与脐内侧襞之间。

二、解剖操作注意事项

1. 打开腹腔后,观察腹腔内各器官原态原位的排布关系是局部解剖学的重要一环。观察应由浅入深依次进行。

2. 通过对腹膜所形成的结构的观察和辨认,建立起腹膜与各脏器被覆关系的正确的立体概念。

三、思考题

1. 腹膜所形成的结构有哪些?各结构请举出 1~3 个例子。

2. 网膜孔位于何处?它是如何围成的?

3. 网膜囊是如何围成的?请说出其边界。

4. 腹膜内位、外位和间位器官有哪些?各举出 3 个例子。

四、设计题

根据现有的局解知识设计阑尾炎手术入路,指出注意事项。

实验十七　结肠上区局部解剖

一、实验内容和方法

结肠上区介于横结肠及其系膜与膈之间,此区内除有膈下间隙外,还有肝、肝外胆道、胃、十二指肠、胰和脾等结构。

1. 解剖肝的脏面

(1)将肝的前缘翻向右上方,胃牵向左下方,横结肠推向下方,充分显露肝的脏面。

(2)肝脏面有一"H"形的沟,右纵沟前部有胆囊附着,分清底、体、颈和管;右纵沟后部有下腔静脉通过,位置较深可不解剖;左纵沟前部有肝圆韧带即脐静脉索;左纵沟后部有静脉韧带即静脉导管索;横沟即肝门,在此处钝性分离出肝固有动脉左、右支,肝左、右管和肝门静脉左、右支,注意其排列关系。

2. 解剖胃的动脉、静脉和淋巴结

(1)沿胃小弯打开小网膜前层,找出胃左动脉以及与它伴行的胃左静脉,向左上方修洁这两条血管至贲门和食管腹段,观察其分支的分布情况,并注意沿该血管分布的胃左淋巴结。

(2)沿胃小弯右侧解剖出胃右动、静脉,修洁之,观察胃右动脉起自肝总动脉或肝固有动脉,胃右静脉注入肝门静脉;沿该血管分布的胃右淋巴结也注意观察。

(3)在胃大弯的下方,解剖出胃网膜左、右动脉,它们向上发出胃支;向下发出网膜支。修洁这两条动脉时应注意观察沿其下方排列的胃网膜左、右淋巴结。胃网膜左动脉发自脾动脉,胃网膜右动脉发自胃十二指肠动脉;与这两条动脉伴行的胃网膜左静脉注入脾静脉;胃网膜右静脉注入肠系膜上静脉。

3. 解剖腹腔干的三大分支

(1)将胃翻向上,显露网膜囊后壁,沿剖出的胃左动脉,找出腹腔干。

（2）沿胰头上缘找出向右前方走行的肝总动脉。它在十二指肠上部分为向上走行的肝固有动脉和向下走行的胃十二指肠动脉。肝固有动脉沿门静脉的前方，胆总管的左侧行向肝门，分左、右支入肝；胃十二指肠动脉经十二指肠上部的后方向下至幽门下缘分为一支较粗的胃网膜右动脉和一支较细的胰十二指肠上动脉。前者沿胃大弯向左走行，后者在胰头和十二指肠降部之间向下走行。

（3）修洁腹腔干向左发出的沿胰上缘走行的脾动脉。该动脉向下发出胰支至胰腺；在脾门处发出胃短动脉分布于胃底；发出胃网膜左动脉至胃大弯和大网膜。

4. 解剖肝外胆道

（1）沿已解剖出的胆囊颈和胆囊管向下钝性分离出胆总管；向上分离出肝总管及左、右肝管。胆囊管和肝总管与肝下面围成胆囊三角（Calot 三角），在胆囊三角内寻找出胆囊动脉。

（2）向下追踪观察胆总管至十二指肠降部与胰头之间，剖开部分胰腺组织，找出胰管与胆总管汇合形成的肝胰壶腹。

5. 修洁肝门静脉

（1）将胰头、胰体向下翻，修洁脾静脉，并找出肠系膜下静脉注入脾静脉处。沿脾静脉向左找出脾静脉与肠系膜上静脉汇合成肝门静脉处。

（2）修洁位于肝十二指肠韧带内的肝门静脉主干，并仔细找出胃左、右静脉注入肝门静脉的部位。在肝门处追踪肝门静脉的左、右支。

6. 观察脾和脾门的结构

（1）用右手伸入脾的上、下方探查脾的前、后两端，上、下两缘，脏面和膈面，确认脾上缘的 2~3 个脾切迹。

（2）修洁出入脾门的血管，并注意观察大网膜和脾门附近是否有副脾。

二、解剖操作注意事项

1. 解剖胃的血管时，首先应在胃大、小弯侧用刀尖轻轻切开网膜的前层，找出相应血管，然后可钝性分离。

2. 寻找腹腔干时，应将胃翻向上，沿胃左动脉追踪。

3. 解剖出入肝门的结构时，不应用力牵拉，应以止血钳钝性分离为好。

三、主要内容要求

1. 解剖出腹腔干的三大分支即胃左动脉、肝总动脉和脾动脉及其分支。

2. 解剖出肝外胆道的主要结构。

3. 找出肝门静脉的主要属支：脾静脉、肠系膜上、下静脉和胃左静脉。

4. 辨认出胆囊三角。

四、思考题

1. 营养胃的动脉有哪些？各发自哪些血管？

2. 胆囊三角是如何围成的？该三角内有何重要结构通过？

3. 肝外胆道包括哪些结构？它们是如何连接成输胆系统的？

4. 肝门静脉的主要属支有哪些？它们主要都收集哪些器官的血液？

5. 肝十二指肠韧带内有哪些主要结构走行？它们之间的位置关系如何？根据自己所见试用图描绘。

实验十八 结肠下区局部解剖

一、实验内容和方法

1. 观察小肠及其系膜 将大网膜和横结肠一起向上翻,小肠袢推向右侧,复查十二指肠空肠曲,然后向下依次观察空、回肠的形态、位置及小肠系膜的形态,透过系膜可观察到行于两层系膜之间的小肠动脉及分支。

2. 剥寻肠系膜上血管 须将小肠袢推向左下方,沿小肠系膜根右侧小心用镊子撕开肠系膜右层直至系膜缘,同时保留左层作为衬托,即可显露肠系膜上动脉、静脉,然后剥寻其分支。

(1)左侧分支有 12~18 条空、回肠动脉,自空肠至回肠末端依次修洁这些分支,观察它们吻合成动脉弓。可形成 1~4 甚至 5 级弓,由空肠至回肠逐渐增多。

(2)右侧分支自上而下依次为中结肠动脉、右结肠动脉和回结肠动脉:①中结肠动脉:发出后沿横结肠系膜分布于横结肠。②右结肠动脉:发出后沿壁腹膜后方至升结肠和结肠右曲。③回结肠动脉:由右侧最下方发出,沿壁腹膜后方至回肠末端、阑尾、盲肠及升结肠下部。阑尾动脉于阑尾系膜内,为回结肠动脉的分支。

3. 剥寻肠系膜下血管 须将肠袢再推向右侧,透过壁腹膜可见该动脉行向左下。撕开腹膜,修洁肠系膜下动、静脉,并追踪静脉至汇入上一级静脉处,剥寻动脉的分支:①左结肠动脉:至降结肠。②乙状结肠动脉:2~3 支,行于乙状结肠系膜内至乙状结肠。③直肠上动脉:为终支,向下追至入骨盆上口处。

观察自盲肠至乙状结肠末端,靠近肠系膜缘处,由肠系膜上、下动脉发出的各结肠支相互吻合,形成一完整的动脉弓,称之为结肠缘动脉(边缘动脉)。

4. 确认肝门静脉各主要属支及其组成。

5. 修洁肠系膜上、下动脉及分支时,可见其周围有许多淋巴结,观察后清除。

二、思考题

1. 阑尾位置的常见变异有哪些? 请问你组标本上阑尾为何位置?
2. 肝门静脉的组成及主要属支是什么? 思考门静脉高压时的临床症状是什么?
3. 在化脓性阑尾炎时,有可能引起肝脓肿吗? 为什么?

实验十九 肾区局部解剖

一、实验内容和方法

(一)预习内容
1. 掌握肾的被膜分层。
2. 掌握肾蒂的主要结构及其排列关系。

(二)操作步骤
1. 去除腹后壁的壁腹膜,即暴露腹膜后间隙。
2. 修洁腹主动脉(左侧)及下腔静脉(右侧),观察并剥除其周围的淋巴结。
3. 追踪腹主动脉的成对脏支和壁支
(1)肾上腺中动脉。
(2)肾动脉:注意观察是否有副肾动脉。
(3)睾丸动脉(卵巢动脉)。

（4）腰动脉：寻认 1~2 支即可。

4. 修洁左、右肾上腺，比较其形态上的区别。

5. 追踪左、右睾丸静脉（卵巢静脉），注意其汇入静脉的不同。

6. 解剖肾的被膜　切开并剥除一侧肾筋膜，观察脂肪囊，并逐渐去除，即显露纤维囊。

7. 修洁一侧肾蒂，观察肾动脉、肾静脉、肾盂的排列关系。

8. 修洁输尿管至骨盆上口，观察其周围关系。

二、思考题

1. 临床上左侧睾丸静脉曲张发病率较右侧高，为什么？

2. 简述肾的形态、位置及有哪些常见变异。

3. 简述肾区的位置及临床意义。

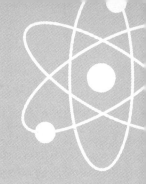

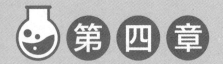 第四章

组织胚胎学实验

绪 论

一、实验课目的

组织胚胎学实验是为配合课堂教学,使学生更直观地学习人体的微细结构、功能和人体发生发展的规律;实验课的主要目的是通过观察标本、幻灯片及一些必要的技术操作,做到理论联系实际,进一步加深对理论内容的认识和理解,提高分析问题和解决问题的综合能力。

二、实验要求

1. 实验前必须复习理论内容,并预习本书的有关部分,以便在实验时收到良好的效果。
2. 实验前准备好学习用具(教科书、实验指导、绘图铅笔、实验报告纸等)。
3. 实验室应保持安静整洁。
4. 爱护切片、标本、模型、显微镜等一切公物。

三、学习方法

1. 观察切片时必须从肉眼、低倍到高倍,循序进行,并参考学院的数字网络资源。
2. 掌握细胞、组织和器官的一般结构规律,以及各自的结构特征,正确鉴别它们,并进一步联系其功能。
3. 在观察过程中注意切片染色的特点[一般切片常用苏木精-伊红(HE)染色],注意切片的不同切面(如纵切、横切、斜切等)与整体的关系,建立起各种结构的立体概念。
4. 注意人工现象,因技术等原因,切片标本制作过程中会出现某些人工现象,如气泡、折叠、刀痕、染料沉淀、色差过大或过小、组织破碎等,应予以仔细辨认,正确理解。
5. 实验时,结合插图,仔细观察切片,注意分析、归纳和比较。
6. 在正确理解各种细胞、组织和器官的结构的基础上,找出能表示该结构特点的视野,用简单的线条绘图并注字。

四、绘图的基本要求

组织学与胚胎学的实验过程中,绘图是一项重要的基本训练,在认真观察标本的基础上,通过绘图记录,以加深对所学内容的理解与记忆,并可作为以后学习的参考。绘图有两种方式:一是描绘镜下实物图;二是对已勾画出的线条图进行补充描绘,图绘制妥当后,要对主要结构进行标字。绘图时要注意各部分之间的比例大小及颜色,正确地反映镜下所见(见图5-1)。

实验一 上皮组织

一、目的要求

1. 掌握上皮组织的一般特点和分类。
2. 掌握各种被覆上皮的结构特点。
3. 了解腺上皮。

二、内容与方法

（一）多媒体示教

单层扁平上皮（肠系膜铺片）、单层立方上皮（甲状腺）、单层柱状上皮（小肠）、假复层纤毛柱状上皮（气管）、复层扁平（鳞状）上皮（指皮）、变移上皮（膀胱）、腺上皮（颌下腺）、微绒毛、纤毛等。

（二）光镜观察

1. 单层扁平上皮（图 4-1）

（1）材料：空肠。

（2）染色：HE 染色。

（3）观察

1）肉眼：标本有突起的一边是空肠的腔面，平坦的一边是空肠的外表面。

2）低倍：在靠近内表面处颜色较浅的为结缔组织，在结缔组织中，可见有明显管腔的管道，这就是血管的断面，在血管的内表面，可见一列染成紫蓝色的细胞核，这就是单层扁平上皮细胞核。把上皮移到显微镜视野正中，转高倍观察。

3）高倍：可见单层扁平上皮的细胞核为长扁椭圆形，周围有少量胞质。因细胞扁平，胞质有时不甚明显，只能看到细胞核，细胞界限不太清楚。

2. 单层立方上皮（图 4-2）

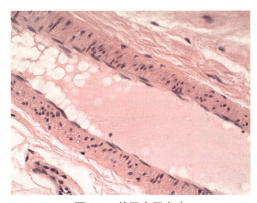

图 4-1 单层扁平上皮

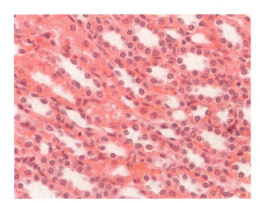

图 4-2 单层立方上皮

（1）材料：肾髓质。

（2）染色：HE 染色。

（3）观察

1）肉眼：标本为楔形，皮质色深，髓质色浅。

2）低倍：在镜下找到肾脏髓质，可见许多由上皮细胞围成的大小不同的肾小管和集合小管的横切面。

3）高倍:大部分的小管壁由单层立方上皮构成。因为这是一个切面,所以看到的是上皮细胞的侧面。上皮细胞的核呈圆形,位于细胞中央。细胞立方形,其高度与宽度大致相等。上皮细胞向着腔的是游离面,附着于结缔组织的是基底面,上皮与结缔组织之间有一层基膜分隔,但不明显。

3. 单层柱状上皮(图 4-3)

(1)材料:空肠。

(2)染色:HE 染色。

(3)观察

1)肉眼:标本一侧有紫蓝色锯齿状结构,即为小肠黏膜。

2)低倍:黏膜面可见许多指状突起,为绒毛。绒毛表面有一层细胞,其胞核单层排列,即为单层柱状上皮,柱状细胞间夹有空泡状结构,为杯状细胞。

3)高倍:细胞高柱状,单层排列,境界不清,核长卵圆形,长轴与细胞长轴一致,胞质染成红色。杯状细胞胞质呈空泡状或淡蓝色,核位于胞质下方,多为三角形,染色深;上皮游离缘可见一条深红色细带,仔细观察可见纵纹,称为纹状缘。对侧与深部结缔组织邻接为基底面,基膜不清楚。

4. 假复层纤毛柱状上皮(图 4-4)

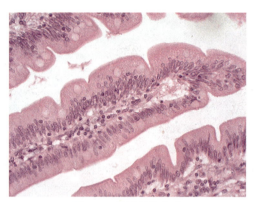

图 4-3 单层柱状上皮

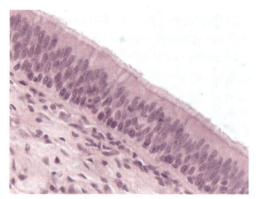

图 4-4 假复层纤毛柱状上皮

(1)材料:气管。

(2)染色:HE 染色。

(3)观察

1)肉眼:切片只切到气管的一部分,故不能见到软骨的缺口处。染紫红色的为黏膜,其下方染色较淡些的是黏膜下层,外膜内有染浅蓝色的软骨。

2)低倍:在气管腔面找到上皮组织。选择切面比较规则的部位转高倍观察。

3)高倍:注意假复层纤毛柱状上皮有柱状细胞、基底细胞、梭形细胞等,几种细胞的核排列成几层,但所有细胞的基部均附着在一层发亮淡粉红色的基膜上,只有柱状细胞和杯状细胞可达上皮的游离面,所以是假复层。柱状细胞的游离面有排列紧密的纤毛,在柱状细胞之间,可见杯状细胞。

5. 复层扁平(鳞状)上皮(图 4-5)

(1)材料:食管。

(2)染色:HE 染色。

(3)观察

1)肉眼:标本呈圆形,内侧的蓝紫色线条即为上皮组织。

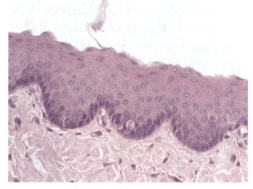

图 4-5 复层扁平上皮

2）低倍:上皮细胞多层排列,与结缔组织邻接面凹凸不平。

3）高倍:表层为多层扁平细胞,核扁平,染色深;中间层为多层多边形细胞。胞核大,核圆形或卵圆形,染色浅;基底面为一层低柱状细胞,核卵圆形,着色深,基膜不明显。

6. 变移上皮(收缩期)(图4-6)

（1）材料:膀胱。

（2）染色:HE 染色。

（3）观察

1）肉眼:标本呈块状或条状,一面凹凸不平,其表面染色深的一层即为变移上皮。

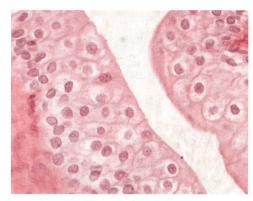

图 4-6　变移上皮

2）低倍:在膀胱的腔面,找出一层染色较蓝的上皮。

3）高倍:膀胱在收缩时,可见上皮细胞层次较多,各层细胞形态也不同:基部的呈立方或矮柱状;中间数层是倒梨形或多边形;近表面的细胞体积大,呈立方形,有的含 2 个核,表面细胞质浓缩,着色深,有防止尿液侵蚀作用。试比较收缩期的变移上皮与复层扁平上皮的异同。

7. 腺上皮

（1）材料:下颌下腺。

（2）染色:HE 染色。

（3）观察

1）肉眼:标本呈蓝紫色。

2）低倍:可见组织标本中有许多的上皮细胞团,称腺泡。染成红色、数量较多的腺泡,是浆液性腺泡;染色浅、数量较少的腺泡,是黏液性腺泡。由单层立方和单层柱状上皮围成的红色小管是腺的导管。

3）高倍:根据腺细胞胞质的颜色深浅、细胞核的形态和位置识别三种腺泡。

浆液性腺泡:由浆液性细胞围成。浆液性细胞呈锥体形,细胞核呈圆形,位于细胞中央或略偏居基底部,基底胞质强嗜碱性,细胞顶部胞质有许多嗜酸性的分泌颗粒。

黏液性腺泡:由黏液性细胞围成。黏液性细胞呈柱状,细胞质染色很浅,呈泡沫或空泡状。细胞核呈椭圆形,位于细胞基底部,细胞核长轴与细胞的长轴垂直。

混合性腺泡:由浆液性细胞和黏液性细胞围成,大部分混合性腺以黏液性细胞为主要成分,少量浆液性细胞形成半月状,附在混合性腺泡的一侧,称浆半月。

三、思考题

1. 切片上如何确定上皮组织?

2. 当上皮的界限不清楚时,如何确定上皮的类型?

3. 上皮的类型、结构、分布与功能之间有何规律?

四、实验报告

绘图:单层柱状上皮。

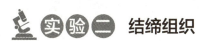 **结缔组织**

一、目的要求

1. 掌握疏松结缔组织的特点及细胞和纤维的形态结构特点,并能在镜下识别。

2. 了解致密结缔组织和脂肪组织的构成特点。

二、内容与方法

（一）多媒体示教
疏松结缔组织中的细胞、纤维、致密结缔组织、脂肪组织、网状组织。

（二）光镜观察
1. 疏松结缔组织铺片（图 4-7）

（1）材料：皮下结缔组织铺片。

（2）染色：活体注射加 Weigtert 弹性纤维染色，伊红复染。

（3）观察

1）肉眼：标本厚薄不均，染成紫红色。

2）低倍：选择标本中最薄最清晰处进行观察。

3）高倍：胶原纤维数量甚多，呈粗细不等的淡红色带状，相互交织排列。弹性纤维为紫蓝色细线状，混杂在胶原纤维之间。仔细观察可见弹性纤维呈波浪状，有分枝，彼此交叉。纤维之间有两种细胞。成纤维细胞，见红色椭圆形的细胞核（有的切片上呈蓝色），大而色淡。细胞质有时隐约可见，大多模糊不清。巨噬细胞多呈卵形。细胞核卵圆形，较小，染成深红色（或蓝色）。兔经活体注射后，染料被巨噬细胞吞噬，故巨噬细胞胞质中可见大小不等的蓝色染料颗粒。在纤维与细胞之间的间隙中，充满着无定形的基质。

2. 脂肪组织与致密结缔组织（图 4-8）

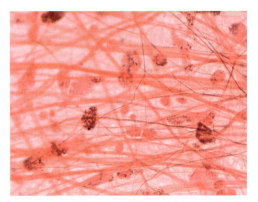

图 4-7　疏松结缔组织

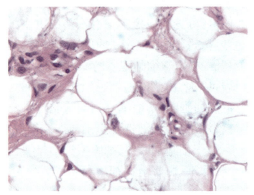

图 4-8　脂肪组织

（1）材料：手指皮。

（2）染色：HE 染色。

（3）观察

1）肉眼：外观呈半月形，凸面红紫色，为上皮组织，深面为致密结缔组织，再向下为皮下组织。

2）低倍：在复层扁平上皮深面，可见胶原纤维较多，粗大，行走方向杂乱，且互相交织，组织成分较少，此为致密结缔组织。其深层脂肪组织被分隔为许多小叶，小叶内脂肪细胞紧密相靠。此为制片过程中脂滴被溶掉所留下的空间，胞核被挤于细胞一侧，为扁平形。细胞群间有少量疏松结缔组织。

3）高倍：脂肪细胞呈大空泡状，此为制片过程中脂滴被溶掉所留下的空间，胞核被挤于细胞一侧，为扁平形。

三、思考题

1. 疏松结缔组织内有哪几种细胞？试述细胞的光镜结构？

2. 疏松结缔组织的三种纤维有何异同？

3. 致密结缔组织有何特点?

四、实验报告

绘图:疏松结缔组织。

 实验三 血液

一、目的要求

1. 掌握血液中各种有形成分的结构特点并在镜下识别。
2. 了解血细胞的发生。

二、内容与方法

(一)多媒体示教
血液中各种血细胞光镜及电镜结构。

(二)光镜观察
1. 血液涂片(图 4-9)
(1)材料:人的血液涂片。
(2)染色:瑞氏染色。
(3)观察
1)肉眼:血液涂片并不完全均匀,其始端较厚;末端太薄,且细胞常被破坏,应选择中部进行观察,该处呈淡红色,薄而均匀。
2)低倍:血细胞均匀地布满视野。大部分为红细胞,其间夹有少数蓝色小点,为白细胞的核。

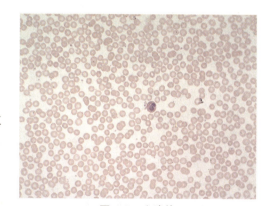

图 4-9 血涂片

3)高倍
红细胞:为圆形无核,中央浅染,周边色深(为什么?),数量极多。
白细胞:其数目多少顺序为中性粒细胞、淋巴细胞、单核细胞、嗜酸性粒细胞、嗜碱性粒细胞。①中性粒细胞:胞体大于红细胞,球形;胞质内含有细小、均匀的淡紫色颗粒;核紫色,多分为 2~5 叶,叶间有细丝相连。②淋巴细胞:小淋巴细胞胞质少,天蓝色,核大球形,染色质致密成块,呈深紫色,一侧可有缺痕。大、中淋巴细胞较少,胞质中可见紫色嗜天青颗粒;核大。③单核细胞:最大,胞质丰富,灰蓝色,可见嗜天青颗粒;核卵圆形、肾形或马蹄形,有折痕,染色质呈疏松的网状。④嗜酸性粒细胞:少,胞质内充满粗大且大小一致、分布均匀的亮红色(橘红色)嗜酸性颗粒;核多分为两叶。⑤嗜碱性粒细胞:极少,不易找到,嗜碱性颗粒大小不一、分布不匀,呈深紫色,可以盖在核上,使核界不清。
血小板:形态不规则的胞质小块。常聚集成群分布在红细胞之间。周围部分染成淡蓝色,中央有细小的紫红色颗粒。
2. 网织红细胞
(1)材料:人的血液涂片。
(2)染色:煌焦油蓝染色。
(3)观察:在瑞氏 - 吉姆萨(Wright-Giemsa)染色的血涂片中,网织红细胞不能与成熟红细胞区分,但用煌焦油蓝染色则能区分。
1)低倍:寻找胞质内含有着深色的细网或颗粒的红细胞,此即网织红细胞。
2)高倍:仔细观察胞质内含有着深色的细网或颗粒的网织红细胞。

三、思考题

1. 在血片上如何区分各种血细胞?
2. 列表比较各种白细胞的形态结构。

四、实验报告

绘图:血细胞。

实验四　软骨和骨

一、目的要求

1. 掌握透明软骨、纤维软骨、弹性软骨的结构特点,并在镜下识别。
2. 掌握骨组织结构。
3. 通过观察新生儿指骨切片,了解骨的发生过程。

二、内容与方法

(一)多媒体示教
三种软骨、骨组织的光镜结构,骨原细胞、成骨细胞、骨细胞、破骨细胞的电镜结构。

(二)光镜观察

1. 透明软骨(图 4-10)

(1)材料:气管。

(2)染色:HE 染色。

(3)观察

1)肉眼:标本中染成蓝紫色部分即为透明软骨。

2)低倍:表面一层假复层纤毛柱状上皮及结缔组织,即黏膜层及黏膜下层,其深面逐渐移行为软骨组织。浅层软骨基质为浅粉红色,软骨细胞小而扁,单个散在;渐向深部移行,基质染为蓝色,细胞增大变圆,呈三角形、豆瓣形等。2~3 个或更多个细胞聚集成群,称为"同源细胞群"。软骨细胞周围的基质呈强嗜碱性,即软骨囊,由浅面向中央,软骨囊变得愈加明显。软骨细胞无突起,核圆,胞质弱嗜碱性,多呈皱缩状态,软骨细胞所占的空间称为软骨陷窝。软骨基质中看不见纤维。

3)高倍:仔细观察软骨细胞形态。生活时细胞充满于软骨陷窝内,不显现腔隙。但在制片过程中,软骨细胞收缩,使细胞与陷窝壁之间出现腔隙。有时细胞脱落则只剩下一个空腔。软骨深处的细胞周围,基质含硫酸软骨素较多,显示强嗜碱性的环,称软骨囊。软骨表面软骨膜与软骨无明显分界。

2. 弹性软骨(图 4-11)

(1)材料:外耳壳。

(2)染色:HE 染色。

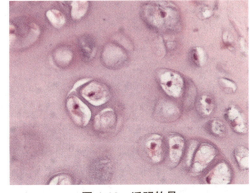

图 4-10　透明软骨

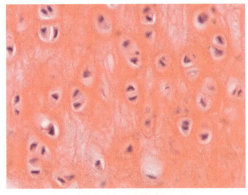

图 4-11　弹性软骨

（3）观察：软骨块染色较红，其结构和透明软骨相似，主要区别是在间质中含有大量交织成网的弹性纤维。

3. 纤维软骨

（1）材料：椎间盘。

（2）染色：HE染色。

（3）观察：纤维软骨的结构特征介于软骨和致密结缔组织之间，其胶原纤维多，平行密集地排列呈束，相邻胶原纤维束的方向一致或不一致。软骨细胞相对体积小而数量少，单个或数个成行排列于胶原纤维束之间，软骨细胞位于陷窝内，陷窝周围有由少量的基质构成的软骨囊，但后者不如透明软骨和弹性软骨的明显。纤维软骨表面无软骨膜。

4. 骨磨片（图4-12）

（1）材料：长骨。

（2）染色：特殊染色。

（3）观察

1）肉眼：标本呈弧形。

2）低倍：其凸面有多层平行排列的骨板，为外环骨板。其凹面浅层亦有平行排列的几层骨板，薄且凹凸不平，为内环骨板。内外环骨板之间有许多呈同心圆状排列的骨板，此为骨单位骨板，其中心部位有中央管，骨单位骨板和中央管构成骨单位。骨单位外周浅染部分为黏合线，骨单位之间的不规则扇形骨板为间骨板。横行粗管道为穿通管。三种骨板中均可见骨陷窝和纤细的骨小管。

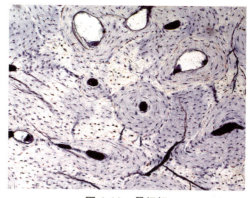

图4-12　骨组织

3）高倍：观察一个骨单位，可见骨小管呈放射状排列，连通中央管和相邻骨陷窝，后者为梭形，其中的骨细胞已完全消失。

5. 长骨发生切片

（1）材料：新生儿指骨。

（2）染色：HE染色。

（3）观察

1）肉眼：这是手指纵切标本，周边染成红色的为皮肤，中央可见第二、三节指骨。找到第二节指骨观察，指骨两端膨大部分染成紫蓝色的为骨骺，中间红色细长的部分为骨干及骨髓腔。

2）低倍：观察长骨中部的骨膜及骨领，骨膜由致密结缔组织组成，分内、外两层，外层较致密、纤维成分多，内层较疏松，细胞成分多，骨膜内侧染成粉红色的为骨领。从骨骺端向骨髓腔移动，依次观察。①软骨储备区：靠近关节面部位，为透明软骨组织，占据范围较大。软骨细胞数目多，体积小，散在分布，软骨基质弱嗜碱性。②软骨增生区：软骨细胞增大，顺骨的长轴排列形成一条纵行的软骨细胞柱（此区软骨细胞的繁殖有何意义？）。③软骨钙化区：软骨细胞显著肥大，胞质出现空泡，软骨基质有钙盐沉着（染色较深蓝）。④成骨区：软骨细胞退变，钙化的软骨基质被破骨细胞破坏形成隧道，在残存钙化的软骨基质（染成蓝色）表面，已有薄层骨组织生长（染成粉红色），形成条索状的过渡型骨小梁，其表面有成骨细胞。骨小梁间的空隙为骨髓腔，与骨干的骨髓腔相通连，其中充满血管及红骨髓。

3）高倍：观察成骨细胞及破骨细胞。成骨细胞位于过渡型骨小梁表面排列成行，呈矮柱状，核圆形，胞质嗜碱性。破骨细胞：贴附在被吸收的骨小梁凹面，胞体大而不规则，含多个核，胞质嗜酸性。

三、思考题

1. 切片上如何区别各类软骨？

2. 骨组织有何结构特点？试述密质骨的结构。

3. 骨发生有哪两种方式？软骨性骨发生的过程如何？

四、实验报告

绘图：骨组织。

实验五　肌组织

一、目的要求

掌握骨骼肌、心肌和平滑肌的光镜结构；了解横纹肌的收缩机制。

二、内容与方法

（一）多媒体示教

骨骼肌、心肌、平滑肌光镜及电镜结构。

（二）光镜观察

1. 骨骼肌（图 4-13）

（1）材料：骨骼肌。

（2）染色：HE 染色。

（3）观察

1）肉眼：玻片上有两块组织切片，长条的为骨骼肌的纵切面，另一块则为横切面。

2）低倍：肌纤维纵切面呈长带状，横切面则为不规则形或圆形，肌纤维间有少量结缔组织。

3）高倍：纵断面：纤维较粗，胞质红染，核多，位于肌纤维周边，卵圆形。降低聚光镜使视野变暗可更清楚地看出肌纤维上的横纹，色深者为暗带，浅者为明带。横断面：圆形或不规则形，染成红色。其周边部有一至数个细胞核，注意与纤维细胞核区别（形状、染色、位置），细胞质中有许多红色小点即肌原纤维横断面。

2. 心肌（图 4-14）

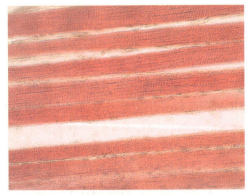

图 4-13　骨骼肌

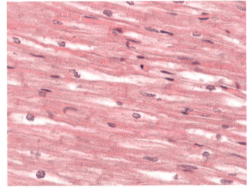

图 4-14　心肌

（1）材料：心脏。

（2）染色：HE 染色。

（3）观察

1）肉眼：组织为长方形，紫蓝色。

2）低倍：心脏的心肌纤维排列方向较复杂，故在切片中同时看到各种切面。

3）高倍：纵切面：心肌细胞呈短柱状，并有分支相连成网。细胞核卵圆形，位于细胞的中央，核周有较丰富的肌质,心肌纤维有横纹,但不如骨骼肌明显。在心肌纤维不定距离上有染色较深的线条,即为闰盘,是心肌纤维之间的界限。横切面细胞形态不规则,大小不一,有的可见细胞核,核圆形位于中央。

3. 平滑肌(图 4-15)

(1)材料:空肠纵切面。

(2)染色:HE 染色。

(3)观察

1)肉眼:在肠壁内找出染色较红的一层,即平滑肌层。

2)低倍:从肠腔内向外观察:表面为黏膜,深层是疏松结缔组织,再略向外移动,可见较厚的平滑肌层,有两种不同的排列方向,内层的肌纤维为纵切面(呈梭形),外层的为横切面(呈大小不等的圆形)。纵切面:细胞呈长梭形,胞质染色较红。核呈杆状纤维为纵切面(呈梭形),外层的为横切面(呈大小不等的圆形)。

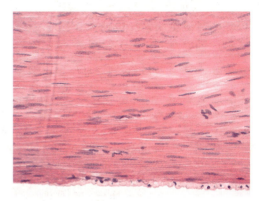

图 4-15 平滑肌

3)高倍:仔细观察平滑肌纤维纵、横切面的结构。纵切面:细胞呈长梭形,胞质染色较红。核呈杆状或长椭圆形,位于细胞中央。核的形态随肌纤维的收缩活动不同而有改变,有时可扭曲成螺旋形。横切面:由于切面经过肌细胞的不同部位,故可见大小不等的圆形结构,大的切面经细胞中部,可见有蓝色圆形的核,未切到细胞核的,呈粗细不等的细胞质断面。

三、思考题

1. 三种肌组织在形态结构上有何异同?

2. 肌纤维、肌原纤维、肌丝三者之间的关系是什么?

四、实验报告

绘图:骨骼肌。

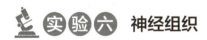 实验六 神经组织

一、目的要求

1. 掌握神经元的结构特点并能在镜下识别。

2. 掌握有髓神经纤维的结构特点并能在镜下识别。

3. 了解各种神经末梢的结构及功能。

二、内容与方法

(一)多媒体示教

神经元、神经胶质细胞、突触、神经纤维、运动终板、触觉小体、环层小体、肌梭。

(二)光镜观察

1. 神经元(图 4-16)

(1)材料:脊髓横切面。

(2)染色:HE 染色。

（3）观察

1）肉眼：脊髓中央染色略深，呈蝴蝶形，即为灰质，灰质以外部分为白质。灰质的一端较宽为脊髓的前角，另一端较细为脊髓的后角。

2）低倍：在前角内可找到较大的神经元，为多极神经元（运动神经元）。其余小而圆形的核为神经胶质细胞核。选择一个突起较多而又切到细胞核的神经细胞在高倍镜下仔细观察。

3）高倍：胞体大、形态不规则，胞体发出的突起常被切断。核位于细胞体中央，大而圆形，染色淡，核仁明显。胞质紫红色，胞质内可见许多大小不等的紫蓝色小块，即为嗜染质。如突起内有嗜染质，为树突。轴突及轴丘内无嗜染质。

2. 有髓神经纤维（图 4-17）

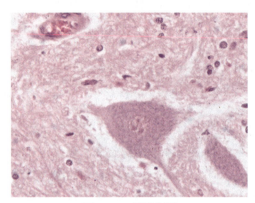

图 4-16　脊髓灰质

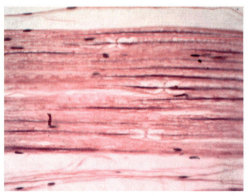

图 4-17　坐骨神经

（1）材料：坐骨神经。

（2）染色：HE 染色。

（3）观察

1）肉眼：片中长条状的为纵切面，圆形的为横切面。

2）低倍：①横切面：在整条神经外面围以结缔组织，为神经外膜。神经外膜的结缔组织与血管分支伸入神经内部，将其分成许多束，这些结缔组织称为神经束膜。神经束内有许多神经纤维的横切面。②纵切面：在整条神经外面的结缔组织为神经外膜，神经束膜不易看出。切面中所见紧密排列的细条状结构，即为有髓神经纤维。

3）高倍：①横切面：神经纤维呈圆形。中间红色圆点为轴索，外包空泡状的髓鞘，髓鞘外围细线状的为神经膜。有时可见位于边缘的神经膜细胞核。②纵切面：有髓神经纤维由三部分组成。中轴为一条较粗的轴索；轴索周围是髓鞘，由于髓鞘中的类脂被溶解，故呈空泡状；髓鞘外包有粉红色的细线条，为神经膜。神经膜内有时可见浅蓝色、椭圆形的神经膜细胞核，注意与神经纤维间的成纤维细胞核区别，后者核细长染色深。神经纤维节（郎氏结）是相邻神经膜细胞的间隙，此处无髓鞘。

三、思考题

1. 简述神经元的结构和功能。
2. 简述有髓神经纤维的结构。
3. 简述突触的分类、结构和功能。

四、实验报告

绘图：脊髓灰质。

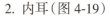 实验七 眼和耳

一、目的要求

1. 掌握眼球壁各层结构。
2. 了解内耳壶腹嵴、位觉斑和螺旋器的结构。

二、内容与方法

（一）多媒体示教
巩膜、角膜、虹膜、脉络膜、视网膜、晶状体、眼睑的结构。内耳壶腹嵴、位觉斑和螺旋器的结构。

（二）光镜观察
1. 眼球
（1）材料：猴眼球。
（2）染色：HE 染色。
（3）观察

1）肉眼：分辨眼球各部分，其前部凸出为角膜，后极内侧由视神经通过。外周为眼球壁，中央染色较红的部分为晶状体。

2）低倍和高倍镜交替观察：角膜从前至后共分5层，各层层次分明。①角膜上皮为未角化的复层扁平上皮，细胞排列整齐，约有5~6层。上皮基部平坦。前界膜为无细胞的均质层。角膜基质约占角膜全层的 9/10，由大量与表面平行排列的胶原原纤维组成。后界膜亦为一透明的均质膜，较前界层薄，也由胶原原纤维和基质组成。角膜内皮又称角膜后上皮，为单层扁平上皮。②巩膜由大量粗大的胶原纤维交织而成，巩膜与角膜交界的移行处称角膜缘，角膜缘内侧部有巩膜静脉窦和小梁网分布。虹膜自前向后分为前缘层、虹膜基质和虹膜上皮三层，虹膜的前缘层由一层不连续的成纤维细胞和色素细胞组成；虹膜基质为含有大量色素细胞与血管的疏松结缔组织；虹膜上皮属视网膜盲部，与睫状体的上皮相连续，由两层色素上皮组成。表层的色素上皮细胞较大，内层是特殊分化了的两种肌上皮细胞。睫状体前部突出的为睫状突，后部较平坦的为睫状环，睫状体由睫状肌、基质与上皮组成。睫状肌为平滑肌，肌纤维的排列有纵行、放射状和环形三种方向，基质为富含血管和色素细胞的结缔组织，睫状体上皮也属视网膜盲部，由两层细胞组成。外层为立方形的色素细胞，内层为立方形或矮柱状的非色素细胞。脉络膜为血管膜的后 2/3 部分，填充在巩膜与视网膜之间，是富含血管和色素细胞的疏松结缔组织。③视网膜由内向外分为四层（图 4-18）。色素上皮为单层矮柱状上皮，细胞核圆形，胞质内含有大量粗大的圆形或卵圆形黑素颗粒，制片时常与视网膜各层分离。视细胞层为大量视细胞核密集排列而成，核小而圆，深染，视锥、视杆细胞难于分清。双极细胞层由大量双极细胞核略为密集排列而成。节细胞层细胞核排列疏松，核大而圆。此层内可见小血管。

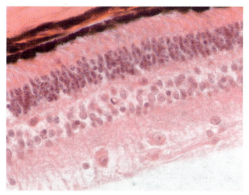

图 4-18 视网膜

2. 内耳（图 4-19）
（1）材料：豚鼠内耳。
（2）染色：平行于蜗轴的火棉胶切片，HE 染色。

（3）观察

1）肉眼：标本呈不规则形状断面。近切片中央为耳蜗，断面呈锥体状。在耳蜗断面的四周染成红色部分，为颞骨的断面以及半规管、前庭所在部位。

2）低倍：耳蜗中央是由海绵骨构成的蜗轴，其底大顶小，内有血管和耳蜗神经穿行。蜗轴海绵骨突入蜗管内侧形成骨螺旋板，在基部（近蜗轴处）有成群的神经元，即螺旋神经节。节细胞为双极神经元，其树突分布于螺旋器的听觉细胞上，其轴突组成耳蜗神经。蜗轴两侧各有三四个圆形断面即耳蜗切面。选择一结构完整的耳蜗断面观察，靠近蜗轴部分为内侧，远离蜗轴部分为外侧。由蜗轴突出

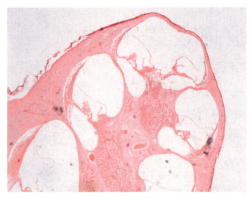

图 4-19　内耳

的骨螺旋板和外侧的膜螺旋板共同形成一个隔。由骨螺旋板斜向外上至耳蜗外侧壁有一薄膜是前庭膜。这样耳蜗被分成三部分：在螺旋板上外侧的三角形腔，即膜蜗管。膜蜗管的上面为前庭阶，下面是鼓室阶。前庭阶和鼓室阶属于骨迷路，膜蜗管属于膜迷路。前庭阶和鼓室阶的腔面皆被覆以单层扁平上皮。膜蜗管由上、外及下三个壁所组成：①上壁：是前庭膜，膜的两面各为一层扁平细胞所被覆，细胞界限不清楚，只可见到椭圆形细胞核。两层上皮之间有少量结缔组织。②外壁：此处骨膜增厚，形成螺旋韧带。螺旋韧带表面被覆有上皮，上皮内含有毛细血管网，该上皮称血管纹。③下壁：由骨螺旋板和膜螺旋板组成。在膜螺旋板上有螺旋器（即听器，或科蒂器）。骨螺旋板起始处骨膜增厚突入膜窝管形成螺旋缘。由螺旋缘向外伸出一个匀质红染的膜，即盖膜。振动时盖膜与下面螺旋器的毛细胞接触；标本中的盖膜因固定收缩而卷折弯曲，远离螺旋器。

三、思考题

1. 角膜组织结构有何特点？角膜透明的结构基础是什么？
2. 简述视网膜的结构。
3. 内耳由哪几部分组成？膜蜗管在什么位置？

四、实验报告

绘图：视网膜。

实验八 循环系统

一、目的要求

1. 掌握心脏壁，中等动、静脉的结构并在镜下识别。
2. 了解大、小动脉、静脉及毛细血管的镜下结构。

二、内容与方法

（一）多媒体示教

大动脉，中等动、静脉，小动、静脉，毛细血管，心脏。

（二）光镜观察

1. 中动脉和中静脉（图 4-20）

（1）材料：中动脉、中静脉横切面。

（2）染色：HE 染色。

（3）观察

1）肉眼：观察中动脉和中静脉的外形，辨认动脉（管壁厚、管腔规则）和静脉（壁薄、腔不规则）。

2）低倍：先观察中动脉，以内、外弹性膜为界区分内膜、中膜和外膜三层。

3）高倍：①内膜很薄，内皮细胞核突向管腔。内皮下层为极薄的结缔组织，不易分辨。内皮似乎紧贴在波浪起伏的内弹性膜之上。内弹性膜清晰可见，染成亮红色。②中膜最厚，主要为环形平滑肌，注意平滑肌细胞核的特点。③外膜较中膜薄些，主要为结缔组织，含有营养小血管及神经。外弹性膜由交织成网的弹性纤维构成，不如内弹性膜清楚。

以同样的方式观察中静脉的结构。

中静脉：管壁三层结构的分界不如中动脉清楚。内、外弹性膜均不明显。中膜薄，平滑肌排列疏松。外膜较中膜稍厚，含有营养小血管及神经，有时可见纵行平滑肌束。

2. 大动脉（图 4-21）

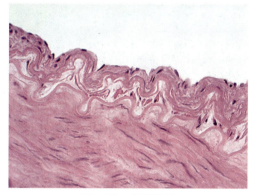

图 4-20　中等动脉

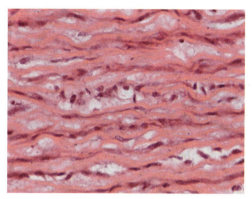

图 4-21　大动脉

（1）材料：主动脉。

（2）染色：HE 染色。

（3）观察

1）肉眼：标本为一半圆形带状，管壁厚，凹面为腔面，凸面为外膜面。

2）低倍：找到内膜、中膜和外膜三层。

3）高倍：①内膜：内皮下层较中动脉厚，内弹性膜与中膜的弹性膜相移行，故不明显。②中膜：可见 40~70 层的弹性膜（折光性强，呈波浪状，着粉红色），弹性膜间有少量平滑肌纤维。③外膜：较中膜薄，外弹性膜与中膜分界不明显，故管壁三层结构不如中动脉分界不清。

3. 心脏（图 4-22）

（1）材料：心脏。

（2）染色：HE 染色。

（3）观察

1）肉眼：组织为长方形，淡红色。

2）低倍：长方形的两个长边均有单层扁平上皮覆盖。一侧上皮下有三五成群的大细胞（浦肯野细胞），该侧上皮即为内皮，对侧为间皮。内皮下方为薄层结缔组织，为内皮下层。浦肯野细胞所在的一层为心内膜下层。再下即为心肌膜，厚，肌纤维走行不定。心外膜由薄层结缔组织覆盖以间皮构成，可见脂肪细胞。

3）高倍：浦肯野细胞粗大，切面呈圆形或不规则形，可见双核；核周细胞质较多，染色浅淡；肌丝较少，主要在周

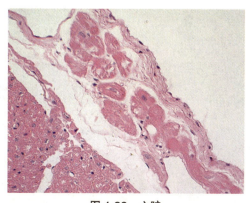

图 4-22　心脏

边,染红色。

三、思考题

1. 毛细血管共同结构特点及三类毛细血管的结构有何不同? 其分布和功能特点是什么?
2. 以中动脉为例说明血管壁的一般结构。
3. 简述心脏壁的组织结构。

四、实验报告

绘图:中动脉的结构。

实验九　免疫系统

一、目的要求

1. 熟悉胸腺的组织结构。
2. 掌握淋巴结、脾的组织结构。

二、内容与方法

(一)多媒体示教
胸腺、淋巴结、脾。
(二)光镜观察
1. 淋巴结(图 4-23~ 图 4-25)

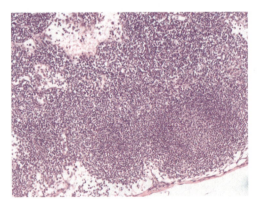

图 4-23　淋巴结

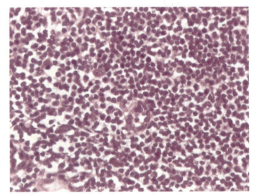

图 4-24　淋巴结副皮质区

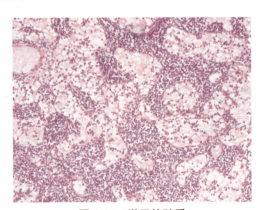

图 4-25　淋巴结髓质

（1）材料:淋巴结。

（2）染色:HE 染色。

（3）观察

1）肉眼:观察淋巴结全貌,凹陷的一侧为淋巴结门部。淋巴结外周着色较深的是皮质,中间着色较浅的为髓质。

2）低倍:对整个器官由表及里,全面观察。①被膜:为薄层致密结缔组织,其内有输入淋巴管,有的可见瓣膜,被膜伸入实质构成小梁,在切片上切成各种不同形态的断面。②皮质:位于被膜下,有以下结构。a.淋巴小结:位于皮质浅部,小结中央着色较浅,称生发中心。b.副皮质区:位于淋巴小结之间及皮质深层,为弥散淋巴组织,此区可见毛细血管后微静脉。c.皮窦:在被膜下方及小梁周围的不规则腔隙即淋巴窦。③髓质;位于淋巴结中心部位,与门部相连,由髓索和髓窦构成。a.髓索:淋巴组织构成的条索状结构,互连成网。b.髓窦:位于髓索之间的网眼,与皮窦延续。

3）高倍:主要观察几种细胞。淋巴细胞,巨噬细胞,窦壁的扁平内皮细胞,网状细胞(星状,胞质淡红,突起互连,核大染色浅,有核仁)。毛细血管后微静脉内皮为单层立方细胞,血管内、外多见淋巴细胞。

2. 脾脏（图 4-26,图 4-27）

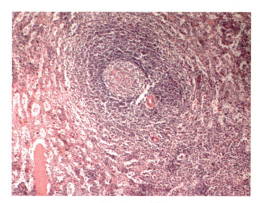

图 4-26　脾

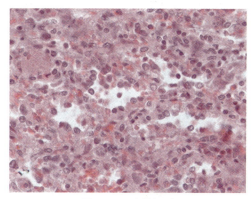

图 4-27　脾的红髓

（1）材料:脾脏。

（2）染色:HE 染色。

（3）观察

1）肉眼:标本紫红色,一侧有红色致密的被膜,实质中可见蓝紫色小斑点,为白髓。

2）低倍:由被膜侧向深部顺次观察。①被膜:厚,有平滑肌纤维,外覆间皮,伸入实质形成小梁,小梁内有小梁动脉和小梁静脉。②白髓:为脾实质内蓝紫色区域,其中可见一个至数个小动脉横断面,即中央动脉围绕其周围的淋巴组织为动脉周围淋巴鞘。在淋巴鞘一侧的蓝紫色圆形结节是淋巴小结。③红髓:为白髓以外的红色区域,其中脾索为富含血细胞的淋巴组织条索,互连成网,脾窦位于脾索间。

3）高倍:窦壁内皮细胞横断面中,胞核圆形,与胞质一起突入窦腔,脾索内可见巨噬细胞。

3. 胸腺（图 4-28）

（1）取材:婴儿胸腺。

（2）染色:HE 染色。

（3）观察

1）肉眼:切片染成紫蓝色,其中可见一块块大小不等的结构,此即胸腺小叶,小叶周边着色深为皮质,中央着色较浅为髓质。

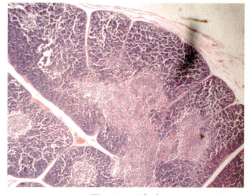

图 4-28　胸腺

2）低倍:胸腺表面被有薄层结缔组织被膜。被膜伸入胸腺实质内形成胸腺小隔,胸腺小隔将胸腺分成许多不完整的胸腺小叶。小叶周边染色深为皮质,由密集的淋巴细胞及少量上皮细胞组成。小叶中央染色浅的是髓质,髓质中淋巴细胞较少,主要由上皮细胞组成。此外可见粉红色的胸腺小体。

3）高倍:上皮细胞染色浅,其胞质和突起常被淋巴细胞遮盖,有时可见突起,但细胞界限不清;细胞核较大,圆形或椭圆形,染色浅。髓质淋巴细胞少且分散,上皮细胞较多。髓质中央可见胸腺小体,小体呈圆形或椭圆形,大小不一,由数层扁平的上皮细胞组成,细胞呈同心圆排列,小体中央细胞已变性,核消失,胞质染成粉红色,结构不清,小体外层细胞核呈椭圆形,胞质嗜酸性。注意不要与血管切面混淆。

三、思考题

1. 什么是淋巴组织?它们的排列形式有几种?
2. 淋巴结和脾脏在结构上有何异同?

四、实验报告

绘图:淋巴结。

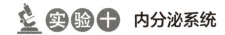 实验十　内分泌系统

一、目的要求

1. 掌握甲状腺、肾上腺的组织结构。
2. 掌握腺垂体和神经垂体的组织结构。
3. 了解甲状旁腺的组织结构。

二、内容与方法

（一）多媒体示教
甲状腺、甲状旁腺、肾上腺、脑垂体。

（二）光镜观察
1. 甲状腺(图 4-29)
(1)材料:甲状腺。
(2)染色:HE 染色。
(3)观察
1)肉眼:切片被染成紫红色,边缘染色较淡的为被膜。
2)低倍:由被膜来的结缔组织伸入腺内将它分成若干小叶,小叶内有大小不等的甲状腺滤泡,滤泡呈大小不等,圆形或不规则形,滤泡腔内可见染成红色均质状的分泌物(胶质),滤泡之间有丰富的毛细血管和滤泡旁细胞。

3)高倍:滤泡上皮由单层立方上皮围成,基膜不很明显,毛细血管紧靠基膜,滤泡上皮的高矮随生理活动不同而异。核圆,排列整齐,胞质呈淡蓝色,胞膜不大清楚,因而细胞界限不清楚。要选择细胞界限较清楚的切面来观察,泡腔内的胶体物质染为紫红色,在滤泡上皮与胶质之间可见有空泡。在滤泡之间的结缔组织内可见一些不规则的实心

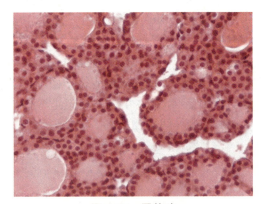

图 4-29　甲状腺

细胞团,它们是滤泡旁细胞,其胞体较大,胞质着色较浅,滤泡间结缔组织内还有丰富的毛细血管。

2. 肾上腺(图 4-30,图 4-31)

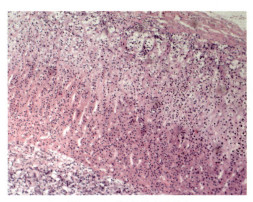

图 4-30 肾上腺(低倍)

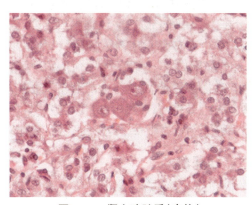

图 4-31 肾上腺髓质(高倍)

(1)材料:肾上腺。

(2)染色:HE 染色。

(3)观察

1)肉眼:外周染色浅的部分为皮质,中央染色深的部分为髓质。

2)低倍:肾上腺表面有结缔组织被膜,腺实质可分为周围的皮质和中间的髓质。皮质由外向内分为球状带、束状带和网状带。髓质内可见中央静脉,其腔不规则,壁上有纵行平滑肌束。

3)高倍:①皮质:球状带较窄,靠近被膜,细胞排列成团。细胞小,染色深。细胞团间有血窦。束状带位于球状带深层,此带占皮质大部分。细胞排列成条索状,细胞质染色较浅,有许多空泡状结构。细胞索之间可见毛细血管。网状带位于束状带深部,与束状带之间无明显界限,而与髓质分界尚清楚。细胞索交织成网。细胞小,胞质略嗜酸性,细胞索之间有血窦。②髓质细胞较大,呈多边形,染色浅,排列成不规则的细胞团或索,索间有血窦穿行,此外还有少量交感神经节细胞,后者胞体较大,胞质着色浅,常单个或 2~3 个成群散布于髓质内。

3. 脑垂体(图 4-32、图 4-33)

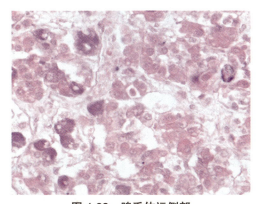

图 4-32 腺垂体远侧部

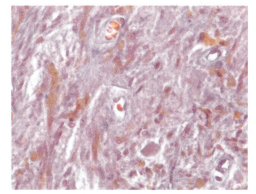

图 4-33 脑垂体神经部

(1)材料:脑垂体的矢状切面。

(2)染色:HE 染色。

(3)观察

1)肉眼:可见染色较深的腺垂体和染色较浅的神经垂体。漏斗部、结节部多数没有切到。

2)低倍:垂体表面有被膜,实质内可见腺垂体远侧部和中间部以及神经垂体的神经部。远侧部最大,腺细胞排列成团、成索,团、索间有丰富的血管。中间部位于神经垂体与腺垂体的远侧部之间,由薄层结缔组织和数行嗜碱性细胞组成,偶见几个大小不一的囊泡,囊泡壁为单层立方上皮。神经部染色最浅,含有许多无髓神经纤维及神经胶质细胞。

　　3)高倍:①远侧部:嗜酸性细胞数量多,胞体为圆形或椭圆形,胞体较大,细胞核圆形,位于细胞中央。细胞质内含有粗大的嗜酸性颗粒(颗粒分界不清)。嗜碱性细胞数量少,胞体为圆形或多边形,大小不等。细胞核圆形,位于细胞中央。细胞质内含有粗大嗜碱性颗粒(颗粒分界不清)。嫌色细胞数量最多,常成群存在。细胞较小,胞体为圆形或多边形,胞核圆形,胞质染色淡,细胞边界不清。②神经部主要由大量无髓神经纤维与神经胶质细胞组成,其间有少量结缔组织和较丰富的毛细血管。有的神经胶质细胞内含有脂滴与色素颗粒,称垂体细胞。在神经部内可见散在的,染成粉红色的均质状团块,称赫林体。

三、思考题

1. 内分泌腺的共同结构特点是什么?
2. 简述甲状腺、肾上腺的结构和功能。
3. 简述腺垂体远侧部及神经垂体神经部的结构和功能,腺垂体远侧部与丘脑的关系。

四、实验报告

绘图:腺垂体远侧部。

🔬 实验十一　消化管

一、目的要求

1. 掌握食管、胃底和小肠光镜结构特点。
2. 能熟练识别消化管及其各段(食管、胃、小肠和结肠等)。
3. 了解胃幽门、胃贲门、阑尾的光镜结构。

二、内容与方法

(一)多媒体示教
食管、胃底、胃幽门、空肠、十二指肠、回肠、结肠、阑尾。

(二)光镜观察
1. 食管(图4-34)
(1)材料:食管横切面。
(2)染色:HE染色。
(3)观察
1)肉眼:管腔呈不规则的狭缝,近腔面为蓝色的上皮,上皮下为淡红色的黏膜下层,染色较红的为肌层,外膜不易看出。
2)低倍:从管腔面逐渐向外移动,根据组织成分的不同可分出:①黏膜:为复层扁平上皮,在上皮中见有染色浅的圆形或不规则形的结构,这是固有层乳头的横切。在有的切片上固有层内可见到淋巴小结和食管腺的导管。黏膜肌层很发达,为一层纵行平滑肌,随皱襞而起伏。②黏膜下层:为疏松结缔组织,内含有血管、神经和食管腺的腺泡(有的切片上可以没有切到食管腺)。有时可见有神经丛,

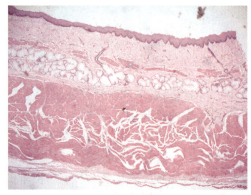
图4-34　食管

它是一些核大、圆、染色浅的神经元和神经纤维所组成。③肌层：内环行与外纵行。注意本片为何种类型肌肉所组成，在肌层间可见有肌间神经丛。④外膜：为疏松结缔组织，可以看到血管、神经及脂肪细胞等。

3）高倍：食管腺为黏液性腺，由单层柱状的腺细胞构成，染色较浅。食管腺导管由单层立方或低柱状上皮细胞围成。肌间神经丛内，神经细胞体大，胞质嗜碱性，胞核大染色浅，核仁明显。

2. 胃（图 4-35，图 4-36）

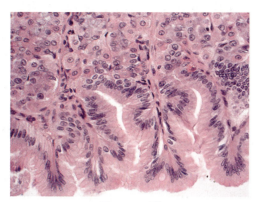

图 4-35　胃

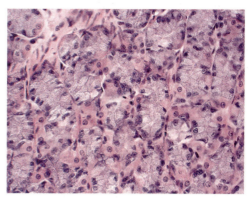

图 4-36　胃底腺

（1）材料：胃底部。

（2）染色：HE 染色。

（3）观察

1）肉眼：标本一面凹凸不平呈紫红色带状，为黏膜面，另一面平直色红的宽带状结构为肌层，两层间为黏膜下层。

2）低倍：先分清胃体部壁的四层结构，重点观察黏膜。①黏膜：为单层柱状上皮，胞质中含有丰富的黏原颗粒，HE 染色标本中颗粒不易保存，故着色浅，在胞质顶部呈透亮。上皮向固有膜内陷形成胃小凹（注意其深浅）。固有层内有大量胃底腺，由于切片关系，腺体常被切成各种形状的断面。黏膜肌层很薄，由环行和纵行平滑肌组成。②黏膜下层：为疏松结缔组织。③肌层：较厚，分内斜、中环、外纵三层平滑肌，前两者界限不易分清。④外膜：为一层很薄的疏松结缔组织，外有间皮覆盖。

3）高倍：胃底腺由几种细胞组成？ 常规染色标本上只有两种细胞显示清楚。①主细胞：细胞数量最多，主要分布于腺体的底部。细胞呈柱状，胞核圆形，位于细胞基部，核上区着色浅。但细胞基底部胞质嗜碱性强，染成蓝色。依据分泌物，此细胞又称什么细胞？ ②壁细胞：在腺体与颈部较多，细胞体大，呈圆锥形或卵圆形，胞质嗜酸性，染成鲜红色，胞核圆染色深，可见少数含有双核的细胞。

3. 小肠（图 4-37）

（1）材料：空肠横切面。

（2）染色：HE 染色。

（3）观察

1）肉眼：标本一侧波浪状色深者为黏膜面，另一面平整，为空肠的外膜。

2）低倍：先分辨肠壁四层结构，弄清皱襞、绒毛的组成及相互关系。黏膜和部分黏膜下层共同突向肠腔形成环行皱襞。皱襞上和皱襞间有许多由黏膜上皮和固有层形成的小指状突起即肠绒毛。可见一些肠绒毛固有层中轴内纵行大裂隙，即中央乳糜管。肠绒毛根以下固有层内有很多小肠腺，肠绒毛根部上皮与小肠腺上皮相连续。有的小肠腺

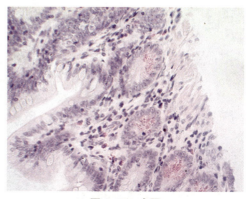

图 4-37　小肠

被切成多种断面。固有层内有时可见孤立的淋巴小结。黏膜下层由结缔组织构成,含较多血管和淋巴管,有黏膜下神经丛(有的切片中不易见到)。肌层由内环、外纵向排列的两层平滑肌构成。在两层肌之间结缔组织内有肌间神经丛。外膜为浆膜。

3)高倍:黏膜上皮为单层柱状,在上皮游离面有染色深而发亮的纹状缘。夹在柱状细胞之间的空泡状细胞,为杯状细胞。肠绒毛中轴结缔组织内纵行走向的中央乳糜管,是毛细淋巴管,起始部为盲囊状膨大,管腔大小不等,管壁由内皮构成,可见内皮细胞核沿管腔纵向排列。中央乳糜管的周围可见毛细血管的断面。标本中可见肠绒毛的几种断面?在肠绒毛的根部,肠上皮向固有层内下陷形成上皮性管状结构,即小肠腺。在 HE 染色切片中,小肠腺仅见柱状细胞和杯状细胞,其形态与上皮相同。潘氏细胞和内分泌细胞见示教。小肠腺可呈纵切面、斜切面、或横切面。还可见固有层弥散淋巴组织或孤立淋巴小结。

三、思考题

1. 消化管的结构共性是什么?如何鉴别消化管的各部分?
2. 简述胃底腺的结构和功能。
3. 名词解释:皱襞、绒毛和纹状缘。

四、实验报告

绘图:胃底腺。

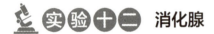 实验十二 消化腺

一、目的要求

1. 掌握浆液性腺泡、黏液性腺泡和混合性腺泡的结构特点。
2. 掌握胰腺的结构和功能。
3. 掌握肝的基本结构,肝细胞和肝血窦的光镜结构及超微结构。

二、内容与方法

(一)多媒体示教
唾液腺、肝脏、胰腺。
(二)光镜观察
1. 肝脏(图 4-38,图 4-39)

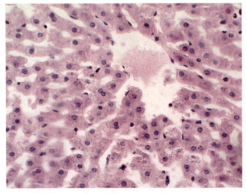

图 4-38 肝小叶

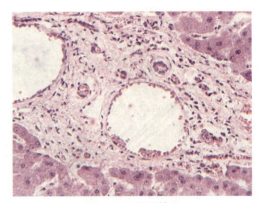

图 4-39 肝门管区

（1）材料：人肝。

（2）染色：HE 染色。

（3）观察

1）肉眼：标本较致密，色紫红，可见不规则裂隙（肝小叶分界）。

2）低倍：辨认肝小叶和门管区。①肝小叶：人的肝小叶边界不清（为什么？）。肝小叶中央有中央静脉，周围有放射状排列的肝板，分支连接成网，肝板之间的不规则腔隙为肝血窦。②门管区：在几个肝小叶交界处，可见结缔组织中含有下列三种管腔：小叶间静脉，腔大，壁薄，不规则；小叶间动脉，腔小而圆，壁厚，管壁可见平滑肌纤维；小叶间胆管，由单层立方上皮围成。③小叶下静脉：单独走行于小叶间结缔组织中（与中央静脉如何区别？）。

3）高倍：①中央静脉管壁很薄，其外仅有少量结缔组织，壁上有血窦开口。②肝细胞大，多边形，胞质丰富，染成紫红色，有空泡；核圆居中，染色浅，核仁明显。有的肝细胞有双核。③肝血窦形状不规则，内皮细胞核扁平，靠近肝细胞。窦腔中可见形状不规则、有突起的细胞，核圆或卵圆，为肝巨噬细胞。

2. 胰腺（图 4-40）

（1）材料：胰腺。

（2）染色：HE 染色。

（3）观察

1）肉眼：见许多大小不等的紫红色区域，为胰腺的小叶。

2）低倍：结缔组织将实质分隔成许多小叶，小叶间含血管和外分泌部的导管，外分泌部为小叶内紫色深的浆液性腺泡，腺泡之间散布大小不一，染色浅淡的细胞团，即为胰岛。

3）高倍：①腺泡由单层锥形细胞围成，呈椭圆或花瓣状。腺细胞基部胞质嗜碱，染色紫蓝色，顶部胞质染成淡红色，或见红色颗粒。核圆，位于细胞基部，腺泡腔小，中心可见数个椭圆或扁平、染色浅淡的细胞核，为泡心细胞的核（与闰管的关系如何？）。②导管闰管易于找见，由单层扁平上皮细胞构成。小叶内导管由单层立方上皮围成，其外结缔组织少，二者均位于小叶内。小叶间导管较粗，为单层柱状上皮，存在于小叶间结缔组织中。③胰岛外围薄层结缔组织，细胞排成索团、染色浅，其间有血窦。

3. 下颌下腺（图 4-41）

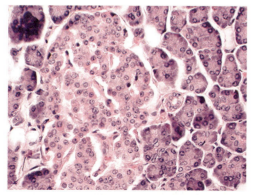

图 4-40　胰腺

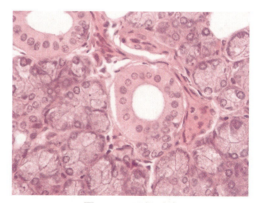

图 4-41　下颌下腺

（1）材料：猴的下颌下腺。

（2）染色：HE 染色。

（3）观察

1）肉眼：见许多大小不等的紫红色区域，为颌下腺的小叶。

2）低倍：腺组织被结缔组织分隔成若干小叶，小叶内有许多腺泡。其中一种数量较多，染色较深，呈紫红色的为浆液性腺泡，另一种呈淡染，数目较少为黏液性腺泡。小叶间还可见管径大小不同的导管。

3）高倍:属于混合性腺体,其中多数为染色较深的浆液性腺泡,少数为染色较浅的黏液性腺泡及混合性腺泡。浆液性腺泡:上皮细胞呈锥体形,核圆形,靠近基部,顶部胞质内有染成红色的酶原颗粒。黏液性腺泡:上皮细胞呈锥体形,胞质着色较浅,呈空泡状,细胞核扁平,位于细胞的基部。混合性腺泡:在黏液性腺泡的一端附有几个浆液性细胞形成半月。在腺泡之间还可看到管径大小不同的导管。闰管管径较小,管壁由单层扁平或矮立方上皮构成。分泌管径较大,管壁为单层立方或柱状上皮构成,细胞质着色较红;小叶之间导管的管径较大,管壁上皮已由单层柱状变成假复层柱状上皮。

三、思考题

1. 肝小叶的结构及功能。
2. 胰的外分泌部有何结构特点? 内分泌部由哪几种细胞构成?

四、实验报告

绘图:肝小叶及门管区。

实验十三　呼吸系统

一、目的要求

1. 掌握肺和气管光镜结构特点。
2. 了解掌握肺泡上皮的超微结构和功能。
3. 掌握气血屏障的结构。

二、内容与方法

（一）多媒体示教
鼻黏膜、气管、肺、气血屏障。

（二）光镜观察

1. 气管（图 4-42）

（1）材料:气管横切面。

（2）染色:HE 染色。

（3）观察

1）肉眼:切片只切到气管的一部分,故不能见到软骨的缺口处。染紫红色的为黏膜,其下方染色较淡些的是黏膜下层,外膜内有染浅蓝色的软骨。

2）低倍:区分出黏膜、黏膜下层和外膜。

3）高倍:黏膜上皮为假复层柱状纤毛上皮,上皮内有杯状细胞,上皮的基部有明显的基膜。固有层内含有丰富的纵行弹性纤维,切面上看到是呈红色发亮的点状结构。固有层中还含有腺体的导管、血管和淋巴组织。黏膜下层为疏松结缔组织,故和固有层无明显的分界,但含有大量混合腺和较大血管。外膜由透明软骨和结缔组织组成。

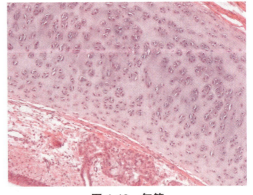

图 4-42　气管

2. 肺（图 4-43,图 4-44）

（1）材料:肺脏。

（2）染色:HE 染色。

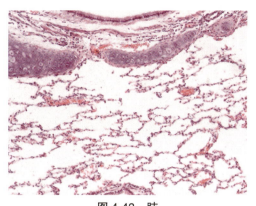

图 4-43　肺　　　　　　　　　　　　图 4-44　肺呼吸部

（3）观察

1）肉眼：组织很疏松，呈网眼状。

2）低倍：整个切片组织结构疏松，所见大量的泡状结构，即肺泡。肺泡间有许多大小不等、结构不同的管状断面。导气部的管道，管壁完整；呼吸部的管道，管壁不完整。

3）高倍：根据黏膜上皮、杯状细胞、腺体、软骨和平滑肌区分导气部各段，根据肺泡开口确定呼吸部。①叶支气管至小支气管管壁结构基本同气管，但管径渐变细，管壁变薄，上皮变薄，腺体由多减少，软骨成小片，平滑肌成束。②细支气管起始部结构与小支气管基本相似，随着向终末细支气管延伸，管壁逐渐变薄。接近终末细支气管时，上皮为单层柱状纤毛上皮，腺体与软骨片大多消失，环形平滑肌相对增多。③终末细支气管黏膜常有皱襞，黏膜上皮为单层柱状纤毛上皮或单层柱状上皮，无杯状细胞，软骨片和腺体完全消失，平滑肌形成完整环形层。④呼吸细支气管可见少量向外突出的盲囊状肺泡，管壁的其余结构与终末细支气管基本相似，上皮为单层立方上皮，上皮下有少量结缔组织和平滑肌。⑤肺泡管管壁上有许多肺泡的开口，故该段管道不呈现明显的管状，即管壁不完整。在一系列相邻肺泡开口之间存留的管壁，呈结节状的膨大，由平滑肌和弹性纤维组成，结节状膨大的表面覆有单层立方或单层扁平上皮。⑥肺泡囊为肺泡管的末端，是数个肺泡共同开口的囊腔，相邻肺泡开口之间无结节状膨大。⑦肺泡数量特别多，呈囊泡状或不规则形，彼此紧密贴近。肺泡壁很薄，内表面为很薄的肺泡上皮，光镜下Ⅰ型肺泡细胞分辨不清。Ⅱ型肺泡细胞呈圆形，表面突向肺泡腔，胞质染色浅，呈泡沫状。在有的切片，沿切片边缘观察，可看到由薄层的结缔组织和间皮组成的胸膜脏层，其下方紧贴着肺泡。在肺泡腔或肺泡隔内，以及在一些支气管分支的管腔或管壁周围的结缔组织内，可见含有棕黄色颗粒的细胞，即尘细胞。

三、思考题

1. 试述气管壁的组织结构。
2. 肺的导气部、呼吸部包括哪些？
3. 试述肺泡的结构及气血屏障。

四、实验报告

绘图：肺。

实验十四　泌尿系统

一、目的要求

1. 掌握肾小体、肾小管的结构，并能镜下识别。
2. 掌握球旁复合体各部光镜结构和功能。
3. 了解输尿管和膀胱的光镜结构。

二、内容与方法

（一）多媒体示教
肾小体、肾小管、滤过屏障、集合管、球旁复合体、输尿管和膀胱。
（二）光镜观察
1. 肾脏（图4-45，图4-46）

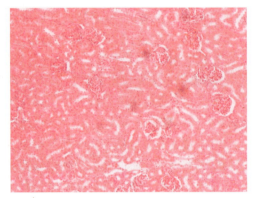

图4-45　肾皮质（低倍）

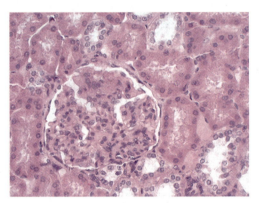

图4-46　肾皮质（高倍）

（1）材料：人的肾脏。
（2）染色：HE染色。
（3）观察
1）肉眼：标本为楔形，中间可见大腔，为弓形血管，是皮质和髓质的分界，皮质色深，髓质色浅。
2）低倍：首先区别被膜、皮质和髓质。①皮质迷路有许多散在的圆球形肾小体、着深红色的近曲小管及染色稍浅的远曲小管切面。髓放线：在皮质迷路之间，含许多平行管道，可切成纵断、横断或斜断。②髓质可见大量不同断面、密集平行排列的小管，但无肾小体。
3）高倍：选择视野，仔细观察以下结构。①肾小体为一球形小体，中心为一团毛细血管（何种类型？）称血管球。肾小囊包在血管球外面，有脏、壁两层，其间为肾小囊腔。壁层为单层扁平上皮，脏层贴在血管球毛细血管基膜外，难以辨认。有的肾小囊腔在肾小体一侧中断，该侧为血管极。尿极少见，肾小囊腔通入肾小管。如有时间寻找致密斑。致密斑位于肾小体血管极，它是远端小管直部末端一侧管壁的上皮细胞群。细胞呈高柱状，排列紧密，胞质染色浅，胞核椭圆，靠近细胞顶部胞质内。②近曲小管肾小体附近染色为红色的小管，管腔不规则，由单层立方上皮围成，上皮游离面染色深红的刷状缘，但由于制作过程中刷状缘易被破坏，故不易见到。上皮细胞分界不清，胞质嗜酸性，断面上胞核排列稀疏。③远曲小管较少，管腔大而平整，管壁上皮细胞立方形，着色浅淡，胞核较密集。④髓放线主要含近端小管直部、远端小管直部，其特点与近曲小管和远曲小管特点相似，也可见集合小管。⑤髓质主要由集合小管构成。管壁为单层立方或柱状上皮，胞质清亮，细胞分界清楚。近皮质部可见近端小管直部、远端小管直部和细段。细段管壁由较厚的单层扁平上皮围成（注意与毛细血管区别），近锥体乳头处可见单层柱状上皮构成的乳头管。

2. 膀胱

（1）材料：膀胱（充盈／空虚）。

（2）染色：HE染色。

（3）观察

1）肉眼：切片上染成紫蓝色部分为黏膜，其下方染成粉红色的是肌层和外膜。

2）低倍镜结合高倍镜：空虚状态下的膀胱壁黏膜有许多皱襞，由变移上皮和固有层组成。上皮较厚，约8~10层细胞，表层盖细胞大，呈矩形。肌层较厚，大致由内纵、中环和外纵行三层平滑肌组成。外膜除膀胱顶外，都为纤维膜。充盈状态下的膀胱壁与空虚状态相比，黏膜皱襞减少或消失；上皮变薄，较平，仅3~4层细胞，盖细胞也变扁。

三、思考题

1. 肾单位由哪几部分组成？简述各部分的结构及功能。

2. 简述近端小管与远端小管在切片上的区别。

3. 试述近血管球复合体的组成及各成分的结构和功能。

四、实验报告

绘图：肾皮质。

实验十五 男性生殖系统

一、目的要求

1. 掌握睾丸光镜结构。

2. 熟练识别生精细胞、支持细胞和间质细胞。

3. 了解附睾、输精管和前列腺的结构特点。

二、内容与方法

（一）多媒体示教

睾丸、附睾、输精管、前列腺。

（二）光镜观察

1. 睾丸（图4-47，图4-48）

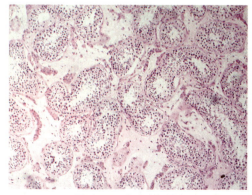
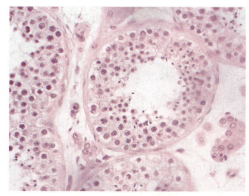

图4-47 睾丸（低倍）　　　　图4-48 睾丸（高倍）

（1）材料:睾丸。

（2）染色:HE 染色。

（3）观察

1）肉眼:标本一侧着色较红,为被膜,膜内侧疏松,含曲细精管断面。

2）低倍:睾丸表面为鞘膜覆盖,其上皮为单层扁平上皮,鞘膜下是一层较厚的致密结缔组织,称为白膜。白膜在睾丸后缘增厚,形成睾丸纵隔,其内可见不规则的腔隙,即睾丸网。睾丸内可见很多上皮性管道的切面,即生精小管的切面,呈圆形或椭圆形,管壁较厚,由生精上皮及其明显的基膜等组成。

3）高倍:重点观察生精小管和间质细胞。生精小管外围有粉红色较厚的基膜,紧贴基膜外侧的为肌样细胞。生精小管由复层上皮构成,含各级生精细胞和支持细胞。①精原细胞紧贴基膜,细胞较小,核大,卵圆形或圆形,常见核仁,核着色可深可浅。②初级精母细胞位于精原细胞内侧,有 1~3 层,细胞大,核最大而圆,色深,染色质呈粗网状。③次级精母细胞在初级精母细胞内侧,形态与初级精母细胞相似而略小,不易找见（为什么?）。④精子细胞在初级或次级精母细胞内侧排成多层,细胞较小,胞质少,核呈圆形,卵圆形或扁形不等,着色较深。⑤精子位于管壁游离面或管腔中央,头部呈深蓝色点状,尾部不易看清。⑥支持细胞单个分散在各级生精细胞之间,胞体界限不清。核多位于细胞基部,呈椭圆形或三角形,染色浅,核仁明显。⑦睾丸间质位于曲精小管之间,内有富含血管的结缔组织,并可见成群分布的圆形或椭圆形的睾丸间质细胞。细胞体积较大,核圆,染色淡,常偏于细胞的一侧。胞质呈嗜酸性。

2. 附睾

（1）材料:狗睾丸和附睾。

（2）染色:HE 染色。

（3）观察

1）低倍:在睾丸外侧有一小块组织即为附睾,由输出小管和附睾管组成。输出小管管腔不规则而附睾管管腔大而整齐,含有大量精子。

2）高倍:输出小管上皮由单层高柱状纤毛细胞群与低柱状细胞群相间排列而成,管腔不规则,腔内含精子。附睾管上皮为假复层柱状上皮。靠近基底部有较矮小的细胞叫基底细胞,在它们周围有许多柱状细胞,其游离面可见一些微绒毛,管腔中有许多精子。

三、思考题

1. 试就生精小管的结构说明男性精子的发育过程。

2. 试述附睾管的组织结构。

四、实验报告

绘图:睾丸小叶。

实验十六　女性生殖系统

一、目的要求

1. 通过观察卵巢组织的形态结构,了解卵巢有两种主要功能,即产生卵子和分泌激素,这些激素影响其他生殖器官如子宫、阴道黏膜的周期性变化。

2. 掌握原始卵泡、初级卵泡、次级卵泡、黄体的结构特点。

3. 了解子宫内膜的周期性变化及其与卵巢和垂体的关系。

二、内容与方法

（一）多媒体示教

卵巢、输卵管、子宫、乳腺。

（二）光镜观察

1. 卵巢（图 4-49~ 图 4-51）

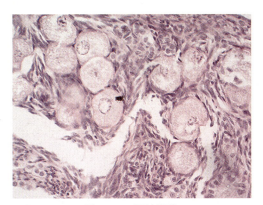

图 4-49　原始卵泡

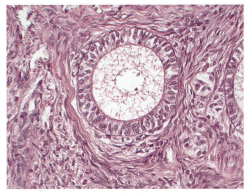

图 4-50　初级卵泡

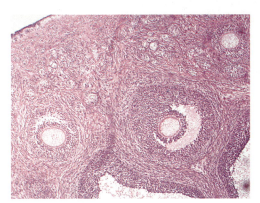

图 4-51　次级卵泡

（1）材料：猫的卵巢。

（2）染色：HE 染色。

（3）观察

1）肉眼：标本为卵圆形，表面光滑，其内可见大小不等的空泡即为卵泡。中央狭小部分结构疏松，为卵巢髓质。

2）低倍：分清皮质与髓质，皮质有不同时期发育的卵泡分布于其中，髓质由结缔组织及丰富的血管构成。着重观察皮质内不同发育阶段的各级卵泡及闭锁卵泡、黄体。

3）高倍：主要观察皮质中的各级卵泡。①原始卵泡位于白膜下，数量多，体积小。中央是一个大而圆的初级卵母细胞。核圆形，染色浅，核仁明显。初级卵母细胞周围有一层扁平的卵泡细胞。②初级卵泡体积增大，移向皮质深层。初级卵母细胞增大；卵泡细胞亦长大为立方或柱状，或增殖为复层。在卵母细胞和卵泡之间出现红色均质状透明带。卵泡膜开始形成。③次级卵泡卵母细胞更大，卵泡细胞更加增多，细胞间出现腔隙，并逐渐合并为一个大腔，即卵泡腔，卵母细胞和周围的卵泡细胞形成一突入卵泡腔的隆起，为卵丘；紧贴卵母细胞的一层卵泡细胞为柱状，整齐排列成放射冠。卵泡腔周围的卵泡细胞构成卵泡壁的颗粒层，其外为卵泡膜，由结缔组织形成，内外两层已很明显；内层细胞多，血管丰富，外层纤维多。④成熟卵泡：结构与晚期生长卵泡相似，卵泡腔更大，颗粒层变薄，卵丘处疏松，卵泡靠近卵巢表面。切片中往往见不到成熟卵泡(注意:在切片中,初级卵母细胞的核常未切到。又由于切片经卵泡的部位不同,可能卵丘未切到,只能看到中空的卵泡;如果卵泡腔未切到,则只能看到一群卵泡细胞团)。⑤闭锁卵泡可发生在各阶段。其特点是卵母细胞退化,卵泡细胞排列散乱,核固缩,透明带塌陷卷曲。卵泡腔中出现脱落解体的细胞、中性粒细胞,巨噬细胞等。次级卵泡闭锁后,卵泡膜内层细胞增大,被结缔组织分隔成上皮样细胞团,称间质腺(人的不发达)。⑥黄体外有结缔组织包被,内为两种黄体细胞。粒黄体细胞占黄体大部分,细胞大,着色浅淡;膜黄体细胞位于黄体周边及条索状伸入的结缔组织和血管的周边,细胞小,着色深。

2. 增生期子宫(图 4-52)

(1)材料:人增生期的子宫。

(2)染色:HE 染色。

(3)观察

1)肉眼:染成紫红色的为子宫内膜,较薄;染成淡红色的为肌层,较厚。

2)低倍:分清三层结构。①内膜:上皮为单层柱状,固有层富含细胞和血管,并有许多不规则子宫腺断面,内膜有许多子宫腺,较直,但有些已开始出现弯曲。腺上皮与内膜上皮相同。内膜深层可见数个小动脉断面对称排列,为螺旋动脉。②肌层:很厚,平滑肌纤维束排列方向不一。肌层

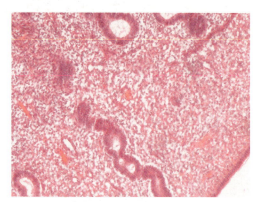

图 4-52 子宫内膜

间结缔组织中有较多的动脉、静脉和神经束。③浆膜:单层扁平上皮及其下方的薄层结缔组织。

3)高倍:内膜上皮为单层柱状上皮,少数细胞有纤毛,多数无纤毛,为分泌细胞。固有膜内结缔组织细胞较多,呈星形或梭形,纤维较少。血管丰富。增生期的子宫内膜的腺体较少,并且较直,腺上皮为单层柱状上皮。

3. 分泌期子宫

(1)材料:人分泌期的子宫。

(2)染色:HE 染色。

(3)观察

1)肉眼:染成紫红色的为子宫内膜,较薄;染成淡红色的为肌层,较厚。

2)低倍:与增生期比较,子宫内膜增厚,固有层的子宫腺数量和螺旋动脉断面数量增加。①内膜上皮为单层柱状,固有层许多不规则子宫腺、腺腔扩大,有的腔内可见分泌物。固有层内的结缔组织细胞较分散,血管丰富,静脉和毛细血管扩张。②肌层:很厚,平滑肌纤维束排列方向不一,肌层间结缔组织中有较多的动、静脉和神经束。③浆膜:单层扁平上皮及其下方的薄层结缔组织。

3)高倍:基质细胞呈星形或梭形,细胞质弱嗜酸性,染色浅,细胞核较大、圆形,染色质较少,染色浅。子宫腺弯曲、腺腔扩大,有的腔内可见分泌物,子宫腺由单层柱状上皮围成,有的可见腺细胞核下或核上有空泡。

三、思考题

1. 简述卵巢的组织结构和卵泡发育成熟过程。

2. 黄体是如何形成的?有何生理功能?

3. 什么是月经周期?从子宫 HE 染色的切片标本上如何区别三个不同时期的子宫内膜?

四、实验报告

绘图:卵巢皮质。

实验十七　人胚及早期发育

人体胚胎是从受精卵开始发育形成的。人胚的发育是一个复杂的过程,由于人胚早期发育的标本不易获得,因此只能通过观察模型、图解和录像片增加理解人胚早期发育发生的熟悉演变过程,从而掌握器官常见畸形的成因。

一、目的要求

1. 了解卵裂及胚泡的形成的过程。
2. 掌握内细胞群的演变及胚层、胚盘的形成。
3. 掌握原条的形成及其分化。
4. 熟悉植入的概念、过程、蜕膜的分部。
5. 了解三胚层的主要分化物。
6. 熟悉胎膜的组成、结构和功能。掌握胎盘的形成及其结构。

二、内容与方法

1. 播放教学录像片　人胚发生及早期发育(胚胎发生总论)。
2. 观看视频
(1)卵裂、胚泡的形成和胚盘的产生模型。
(2)植入模型。
(3)三胚层的形成模型。
(4)胎膜与胎盘模型。

三、思考题

1. 受精卵怎样演变成胚泡?
2. 胚泡由哪几部分构成? 各部分的相互关系及演变成什么结构?
3. 内细胞群怎样演变成胚盘? 羊膜腔和卵黄囊是如何形成的? 与胚盘的关系如何?
4. 胚盘与胚外中胚层、滋养层的关系如何? 早期胚胎如何吸取营养?
5. 何谓植入? 简述植入的时间、部位和过程。
6. 植入后子宫内膜发生哪些变化? 此时子宫内膜分哪几部分?
7. 中胚层是如何发生的? 脊索、神经管、体节是如何形成的?
8. 胎盘包括哪几部分? 它是怎样形成的? 简述其结构和功能。
9. 胎儿的血液与母体的血液是否相混,母子间如何进行物质交换?

实验十八　颜面的发生

人胚第4~5周时,头部两侧的间充质增生,形成左右对称、腹背走向的6对柱状隆起,称鳃弓。相连鳃弓之间的凹陷称鳃沟。在鳃弓发生的同时,原始咽侧壁内胚层向外膨出,形成5对咽囊,分别与鳃沟相对应,二者之间的薄膜称鳃膜。鳃弓、鳃沟、咽囊和鳃膜统称鳃器。口凹周围额鼻隆起和其下方的左右两侧的上、下颌突(为第1对鳃弓腹侧部分的分叉)合并形成面部的结构。

一、目的要求

1. 加深对鳃器的认识。熟悉颜面的形成过程。

2. 掌握常见的先天性畸形。

二、内容与方法（观看视频和模型）

1. 观看鳃弓、鳃沟和咽囊模型和视频。
2. 观看颜面的发生模型和视频。

三、思考题

1. 第 4 周末人胚，口凹周围有哪几个突起？
2. 第 6 周人胚，鼻窝出现后，其两侧的突起分别称什么？
3. 第 8 周人胚，各突起由两侧向正中生长、合并，分别形成颜面的哪个部分？
4. 在颜面形成过程中可能出现哪些畸形？

实验十九 消化系统和呼吸系统的发生

消化系统的原基是原始消化管。人胚第 3~4 周，随着圆柱状胚体的形成，卵黄囊顶部的内胚层被包卷入胚体内，形成头尾方向的纵行管道，即原始消化管。原始消化管腔面的内胚层上皮发育为消化管上皮；周围的脏壁中胚层及间充质分化为消化管的结缔组织、肌组织等。原始消化管中段腹侧与卵黄囊相连，称为中肠，原始消化管的头侧份和尾侧份分别为前肠和后肠。前肠头端膨大形成原始咽，与口凹相对处被口咽膜封闭；后肠的尾端膨大形成泄殖腔，与肛凹相对处被泄殖腔膜封闭。约在第 4 周和第 8 周，口咽膜和泄殖腔膜先后破裂消失，使原始消化管的头、尾两端与外界相通。在消化管发生过程中，各段消化管生长速度不均等或发生旋转、移位等变化，最终演变为成体消化管的形态，并确定其位置。

呼吸系统起源于原始咽尾端正中的喉气管憩室演变为喉至肺泡上皮。

一、目的要求

1. 掌握咽的演变及其重要的衍生物。
2. 熟悉消化系统发生的原基、发生过程及其先天性畸形。
3. 了解呼吸系统发生的原基及其发生过程。

二、内容与方法（观看视频和模型）

1. 咽囊与鳃弓及鳃沟模型。
2. 咽的发生及咽囊的衍生器官模型。
3. 消化管的早期演变模型。
4. 中肠的发生模型。
5. 肝、胰的发生模型。
6. 气管和肺芽模型。

三、思考题

1. 简述咽囊、鳃弓、鳃沟的关系。
2. 原始消化管的分段、各段分别演变成消化管的哪一段？
3. 消化管壁的各种组织分别由哪些胚层分化而来？
4. 胃肠的主要演变过程是什么？可能出现哪些畸形？
5. 肝和胰的原基是什么？
6. 呼吸系统发生的原基是什么？气管和肺是如何发生的？气管食管瘘是怎样形成的？

实验二十　泌尿生殖系统的发生

泌尿生殖系统的主要器官均发生于间介中胚层。胚胎第 4 周时,间介中胚层的头段呈节段性生长,即生肾节,尾段则呈索状增生,称生肾索。第 4 周末,生肾索继续增生并向胚内体腔突出,在中轴两侧形成一对头尾方向的纵行索状隆起,称尿生殖嵴。不久后,尿生殖嵴被一条纵沟分为内外两份,外侧份称中肾嵴,内侧份称生殖腺嵴。生肾节和中肾嵴将演变为前肾和中肾。中肾嵴尾端的中胚层组织和输尿管芽共同演变成后肾。生殖腺嵴是生殖腺的原基。早期的泌尿管道在后期可演变成主要的生殖管道,生殖系统的发生过程中,无论是生殖腺、生殖管道,还是外生殖器的发生都经历了性未分化阶段和性分化阶段两个过程。

一、目的要求

1. 了解泌尿系统和生殖系统主要器官发生的位置。
2. 熟悉前肾、中肾发生的位置及发生过程。
3. 掌握后肾发生的位置及发生过程
4. 掌握生殖管道的分化机制及其先天性畸形。
5. 了解生殖腺的发生及其性腺分化机制。

二、内容与方法(观看视频和模型)

1. 肾的位置和毗邻。
2. 肾小管和集合管的发生。
3. 泄殖腔的分隔和膀胱的发育。
4. 生殖管道的演变。

三、思考题

1. 简述后肾发生的位置和原基,输尿管芽从哪里产生? 如何演变? 它将形成后肾的哪些部分?
2. 多囊肾、马蹄肾和双输尿管等畸形是如何形成的?
3. 泄殖腔如何分隔为腹背两部分? 各部分将演变为哪些结构? 尿生殖窦可分为几部分? 男性和女性各演变为哪些结构?
4. 睾丸和卵巢的发生过程如何? 睾丸下降的过程及可能发生的畸形是什么?

实验二十一　心血管系统的发生

心血管系统是胚胎发生中功能活动最早的系统,使胚胎能有效地获得营养和排出废物。约在第 3 周末开始出现血液循环。心血管系统研究的内容有:原始心血管系统的建立、心脏的发生、胎儿血液循环和出生后的变化及心血管系统的先天性畸形。初始的心脏是一对心管,后来发生合并、弯曲生长和向两侧发育,使外形有了成人心脏的形态,但更重要的是心脏内部发生了一系列的分隔,将原来单一的管道分隔为四个房室的心脏。许多先天性畸形都是由于内部结构发育障碍和异常引起的。

一、目的要求

1. 了解心血管系统的建立,心管的发生及心脏外形的变化。熟悉心脏内部的变化。
2. 掌握常见的先天性心脏病的成因。
3. 熟悉胎儿血液循环途径及出生后的变化

二、内容与方法（观看视频）

1. 心脏外形的变化。
2. 心脏内部的分隔。
3. 各种常见先天性畸形。

附一　组织胚胎学实验基础技术

一、目的要求

1. 掌握 HE 染色的基本原理及方法。
2. 了解石蜡切片的制作过程。

二、内容与方法

（一）观看视频
1. HE 染色的基本原理及方法。
2. 石蜡切片的制作过程。

（二）实验方法及步骤
1. 取材与固定　从新鲜尸体上取下组织块投入预先配好的固定液中使组织、细胞的蛋白质变性凝固,以防止细胞死后的自溶或细菌的分解,从而保持细胞本来的形态结构。
2. 脱水透明　一般用由低浓度到高浓度乙醇作脱水剂,逐渐脱去组织块中的水分。再将组织块置于既溶于乙醇又溶于石蜡的透明剂二甲苯中透明,以二甲苯替换出组织块中的乙醇,才能浸蜡包埋。
3. 浸蜡　组织依次浸泡于三个石蜡缸中,每缸一小时。
4. 包埋　将液态的石蜡导入模具盒中,再将浸好蜡的组织块平放底部,注意切面方向朝下放置,待石蜡凝固后去掉包埋框,完全冷却变硬后再修正蜡块。
5. 切片　用切片机切成 7μm 的薄片,捞到载玻片上。
6. 染色　石蜡切片入苏木精染 0.5~1min,自来水漂洗,1% 盐酸酒精分化数秒,自来水漂洗,然后1% 氨水水溶液返蓝 1min,流水冲洗数秒,放入伊红溶液中染色数秒,流水漂洗。
7. 封片　中性树胶封片。

三、思考题

HE 染色的注意事项有哪些?

四、实验报告

绘图:画出 HE 染色结果图。

附二　免疫组织化学技术的原理及应用

一、实验目的

学习免疫组织化学（immunohistochemistry,IHC）链霉素抗生物素蛋白 - 过氧化物酶连接（streptavidin-peroxidase,SP）法,熟悉组织细胞内特异性蛋白、波形蛋白（vimentin）和细胞角蛋白（CK）的表达情况,初步鉴定恶性肿瘤的来源组织类型。

二、实验原理

IHC 是指带显色剂标记的特异性抗体在组织细胞原位,通过抗原抗体反应和组织化学的呈色反应,对相应抗原进行定性、定位、定量测定的一项新技术。它把免疫反应的特异性、组织化学的可见性巧妙地结合起来,借助显微镜的显像和放大作用,在细胞、亚细胞水平检测各种抗原物质(如蛋白质、多肽、酶、激素、病原体以及受体等)。

三、实验仪器和设备

冰箱(4℃、-20℃)、微波炉(抗原修复用)、定时器、移液器(加一抗用)和显微镜。

四、实验材料和试剂

鼠抗人波形蛋白(vimentin)单克隆抗体;鼠抗人细胞角蛋白(CK)单克隆抗体;链霉菌抗生物素蛋白 - 过氧化物酶 S-P 试剂盒;DAB 显色试剂盒;抗原修复盒,湿盒(孵育盒),冲洗瓶,1.5mL EP 管,玻璃滴管,吸水纸,染色框,塑料盆,1.5mLEP 管架,移液器配套枪头,覆防脱片剂载玻片,盖玻片,中性树胶,免疫组化笔,磷酸盐(PBS)缓冲液(pH 7.2~7.4,1 000mL)(NaCl 137mmol/L,KCl 2.7mmol/L,Na_2HPO_4 4.3mmol/L,KH_2PO_4 1.4mmol/L);0.01mol/L 柠檬酸盐缓冲液(pH 6.0,1 000mL,柠檬酸三钠 3g,柠檬酸 0.4g);3% H_2O_2 溶液。

五、实验设计

每组染片 8 张:①乳腺癌 -CK;②乳腺癌 -vimentin;③乳腺癌 - 阴性对照;④肉瘤 -CK;⑤肉瘤 -vimentin;⑥ CK 阳性对照;⑦ vimentin 阳性对照;⑧正常乳腺对照。

六、实验操作步骤

1. 脱蜡和水化
(1)组织切片置于二甲苯Ⅰ中浸泡 10min,二甲苯Ⅱ再浸泡 10min。
(2)无水乙醇Ⅰ中浸泡 5min;无水乙醇Ⅱ中浸泡 5min。
(3)95% 乙醇中浸泡 3min。
(4)80% 乙醇中浸泡 3min。
(5)蒸馏水浸泡 1min。
2. 封闭内源性过氧化氢酶 3%H_2O_2 溶液内源性过氧化物酶阻断剂(无色液体),室温封闭 10min,PBS 洗 3min,3 次。
3. 抗原热修复 微波热修复,在微波炉里加热 0.01mol/L 枸橼酸钠缓冲溶液(pH 6.0)至沸腾后将组织切片放入,加热 20min,从微波炉取出,自然冷却至室温;PBS 洗 3min,3 次。
4. 滴加正常山羊血清封闭液(蓝色试剂),室温 10min。甩去多余液体,勿洗。
5. 滴加稀释好的一抗覆盖组织(阴性对照不加一抗,加 PBS),4℃过夜或者 37℃ 2h。
6. PBS 洗 3 次,每次 3min。
7. 滴加生物素标记的羊抗鼠 / 兔 IgG(黄色试剂),覆盖组织,37℃ 10min。
8. PBS 洗 3 次,每次 3min。
9. 滴加辣根过氧化物酶标记的链霉菌抗生物素蛋白工作液(红色试剂),37℃ 10min。
10. PBS 洗 3 次,每次 3min。
11. 显色剂(DAB)显色 用滴管滴加 DAB 显色试剂,覆盖组织,镜下观察显色满意后自来水中止染色,充分水洗。
12. 复染 苏木精复染 5min,盐酸酒精分化几下,自来水冲洗。

13. 氨水返蓝几下,自来水冲洗。

14. 梯度酒精脱水(80%乙醇、95%乙醇、无水乙醇Ⅰ、无水乙醇Ⅱ各1min),透明(二甲苯Ⅰ、Ⅱ各2min)、中性树胶封片、镜检。

七、实验结果

认真观察切片,把结果记录在表4-1。

表4-1 实验结果记录

组织切片	细胞角蛋白(CK)	波形蛋白(vimentin)
1. 乳腺癌 1		
2. 乳腺癌 2		
3. 乳腺癌(阴性对照)		
4. 肉瘤 1		
5. 肉瘤 2		
6. CK 阳性对照		
7. vimentin 阳性对照		
8. 正常乳腺组织		

八、讨论

1. 讨论实验结果和预期是否一致。
2. 实验步骤中哪一点比较难?
3. 反思检测指标阳性与否与组织来源间有无关联,并提供证据。

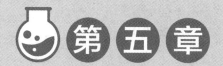 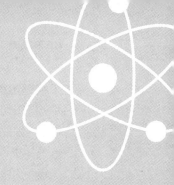

病理学实验

绪 论

一、实验课的目的与要求

病理学是研究疾病发生、发展规律的基础医学学科,是联系临床医学和基础医学的桥梁学科。医院的病理科通过对许多疾病的诊断为其临床治疗方案提供最可靠的参考依据,是病理学在临床医学实践中的重要应用场所,故病理学同时也是临床医学中的重要学科之一。病理学相关专业术语内涵和临床病理学诊断依据均主要源于对病变组织/器官的形态学变化特征的认知。故借助肉眼和光学显微镜对大体标本和组织切片的病理变化进行观察是病理学实验课的主要内容,也是理解和掌握病理学知识及思维方法的重要过程。通过临床病理分组讨论可进一步加深对所学理论知识的理解,培养医学生共同分析问题、解决问题的能力和合作及创新意识。病理学的新技术手段已广泛应用于疾病的研究和临床诊断,并大大提高了疾病诊断的准确性和及时性,因此了解和认识病理学的新技术已成为病理学实验课的新内容。

网络数字实验资源平台是现代科技辅助病理学自主学习的重要手段。引导和鼓励学生在病理学实验学习过程中,科学利用现有数字资源进行学习,培养自主学习个人习惯,通过测验题及时检查自主学习的效果,以帮助自身掌握和理解相关病理学的基本概念、基本病变和常见病、多发病的病理变化知识并与临床表现进行联系。通过临床典型病理资料讨论和临床病理科的见习参观,对病理学知识和技术的临床应用价值可进一步理解。

二、实验课的内容、方法和步骤

(一)主要内容

1. 肉眼观察病变器官、组织的大体改变。

2. 光镜观察病变器官、组织的组织学改变(低倍镜和高倍镜)。

3. 临床病理讨论和参观病理科实践。

(二)大体标本的观察

1. 首先确认标本是哪一种脏器(或哪种组织),然后先表面后切面(从外向内)、从上到下按顺序观察,找出病变部位,并与正常解剖学结构比较。

2. 肉眼观察要注意器官的体积、形状、颜色、质地、表面和切面,判断病灶具体部位、数目、大小、形态、颜色、质地、有无包膜、重量和切面等改变,其中切面要注意病变的囊实性、囊内容物性状、颜色、囊壁厚度、是否光滑、有无出血、坏死及钙化等情况。

3. 观察标本时注意轻拿轻放。双手托住标本缸(瓶),不要倾斜或倒放,也不要振荡。

（三）病理组织切片的观察

对病变组织切片的观察一定要有正常组织学知识基础,这样才能分清哪些是病变组织、哪些是正常的组织结构。因此,在实验前应该对所涉及的理论知识及正常组织学知识加以复习。

1. 首先用肉眼观察切片中组织的形状、颜色,初步辨别病变部位。

2. 光镜下观察　注意显微镜正确用法,勿把切片放反,以免压碎玻片。

（1）首先在低倍镜下全面观察切片,确认是何种组织,再按从左到右,从上到下的顺序进一步找出病变部位,观察其病理变化。

（2）高倍镜进一步观察细微结构的改变。

（3）观察病变周围组织、细胞有无改变及特点。

（4）根据病变特点,做出病理诊断。

（四）临床病理讨论和临床病理科的参观

通过对典型的临床病理资料进行分析,结合所学病理学相关理论知识,在教师的引导下进行讨论。达到理论联系实际,进一步加强对所学理论知识的理解,培养分析问题、解决问题的能力。通过对临床病理科的参观,对病理学知识和技术的临床应用价值和地位进一步理解。

三、绘图及书写报告的要求

绘图及书写实验报告,是培养学生养成严谨科学态度、实事求是的科学作风的重要步骤,必须严格认真执行,不得敷衍塞责。

通过绘图培养学生观察、认识病变能力和文字表达能力,有助于牢固掌握疾病的病理变化,同时也便于教师了解学生的学习情况,及时发现教学中存在的问题。

1. 简洁和清晰　绘图版面设计合理。并加以文字注释,注明器官名称、病变名称、染色方法、放大倍数,书写字迹应工整(图 5-1)。

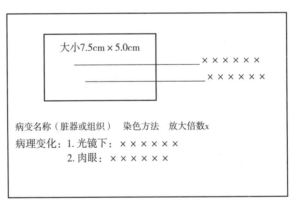

图 5-1　实验报告绘图格式示例

2. 病变描述全面　参考可靠学习资源,按照先镜下后肉眼的顺序;文字要求全面准确、条理清楚、重点突出、逻辑性强,同时不失简练,文句通顺,并能正确理解和运用好病理学术语。

3. 准确　根据病变描述,选取典型病变视野(全面、重点突出),注意细胞比例恰当,颜色不失真,细微病变结构清楚,能反映出主要病变并右侧规范标注(有病理诊断价值)。

4. 真实　要求实事求是地描绘镜下所见。

实验一 细胞和组织的损伤与修复

一、目的与要求

1. 掌握细胞和组织的适应（萎缩、肥大、增生和化生）与损伤（变性和坏死）的病理变化。
2. 掌握细胞和组织损伤后修复中肉芽组织的病理变化。

二、实验前准备

1. 复习心、肝、脾、肾等器官的正常解剖和组织结构，复习成纤维细胞的形态、毛细血管的正常组织结构。
2. 复习本次实验的病理学理论知识。

三、实验内容

（一）大体标本及观察要点

1. 心脏萎缩（atrophy of heart） 心脏体积缩小（正常心脏大小与本人的拳头相仿，长径 12~16cm，横径 9~11cm，前后径 7~9cm），重量减轻（正常心脏重 250~300g）；表面见冠状动脉迂回屈曲（由于心脏心肌萎缩，体积缩小，冠状动脉相对延长所致），心外膜脂肪增多；切面心尖较锐，心壁变薄，心肌呈浅褐色（正常心肌新鲜时呈暗红色，固定后呈浅灰色）。

2. 脑萎缩（atrophy of brain） 脑体积缩小，重量减轻（正常 1 260~1 450g），脑回变窄，脑沟增宽。

3. 子宫萎缩（atrophy of uterus） 子宫体积缩小（正常约 7cm×4cm×2.5cm），重量减轻，颜色呈浅褐色，质地较正常稍硬。

4. 肾萎缩（atrophy of kidney） 肾脏体积增大，切面可见肾盂与肾盏扩张成大小不等囊腔，肾实质因受压迫萎缩变薄。

5. 足萎缩（atrophy of the right foot） 标本为缠足导致的足部萎缩，足变小、变形。

6. 子宫肥大（hypertrophy of uterus） 标本为妊娠子宫，属于内分泌性肥大。子宫体积明显增大，子宫壁变厚。

7. 心脏肥大（hypertrophy of heart） 心脏体积增大，重量增加，左心室壁增厚（正常 9mm），心腔无明显扩张。

8. 肾细胞水肿（cellular swelling of kidney） 肾体积增大（正常 13cm×5cm×11cm），被膜紧张，颜色苍白而无光泽，切面隆起，边缘外翻，皮髓质界限不清。

9. 肝脂肪变性（fatty degeneration of liver） 肝脏体积略增大，淡黄色，质地较软，边缘钝圆，切面稍隆起，触之有油腻感。

10. 脾干酪样坏死（caseous necrosis of spleen） 切面可见多个坏死灶，坏死灶淡黄色，均匀细腻，质实，状如奶酪。

11. 肝液化性坏死（liquefactive necrosis of liver） 为阿米巴肝脓肿标本，肝脏体积增大，切面可见约鸡蛋大小的囊腔，囊内液化性坏死物已丢失，囊壁呈破絮状外观（壁上附有尚未彻底液化坏死的局部组织残留所致）。

12. 足的干性坏疽（dry gangrene of the foot） 足趾端坏死组织呈黑褐色，无光泽，干燥皱缩，与周围组织分界清楚。

13. 手指的干性坏疽（dry gangrene of the finger） 手指端干燥，呈黑褐色，无光泽，与周围组织界限清楚。

14. 肠系膜淋巴结钙化（lymphoid nodule calcification of mesentery） 淋巴结均肿大，相互粘连。切面

可见灰黄色的干酪样坏死灶,坏死灶内有白色、石灰样的质地较硬的钙化灶(为淋巴结的干酪样坏死继发的钙盐沉积,即钙化)。

15. 肉芽组织(granulation tissue)　标本系小腿部受损部位的肉芽组织,鲜红色,表面颗粒分布均匀,柔软湿润,富有弹性,形似鲜嫩的肉芽。

16. 瘢痕组织(scar)　标本为手部烧伤形成的瘢痕,表面皮肤色素脱失,颜色发白,质地较硬,手指关节挛缩。

(二) 病理组织切片及观察要点

1. 肾近曲小管上皮细胞水肿(renal tubular epithelium swelling)　近曲小管上皮细胞肿胀,体积增大,细胞质染色变淡,内有红染细小颗粒,细胞核轻度肿胀,肾小管管腔狭窄,且不规则。

2. 肝细胞水肿(急性病毒性肝炎)(swelling of hepatocyte)　肝细胞体积增大,细胞质疏松淡染,胞质内可见红染细小颗粒。严重者肝细胞体积明显增大,由多角形变为圆形,细胞质完全透明(气球样变)。肝血窦因肝细胞水肿而变窄,肝细胞排列紊乱(图5-2)。

3. 肝细胞脂肪变性(celluar fatty degeneration of liver)　镜下见肝小叶结构存在,小叶中部分肝细胞细胞质中出现大小不等的类圆形脂滴空泡,空泡大者可将肝细胞核挤到细胞质一侧(图5-3)。

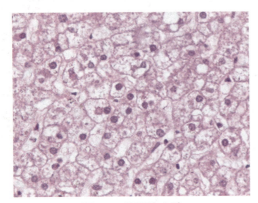

图5-2　肝细胞水肿

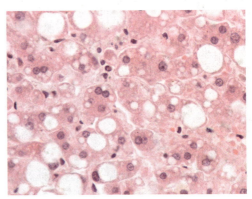

图5-3　肝细胞脂肪变性

4. 肾近曲小管上皮细胞玻璃样变性(hyaline degeneration of renal tubular epithelium)　肾近曲小管上皮细胞明显肿大,细胞质内有粉红色的细颗粒,并有均质红染、半透明的圆形粗大的颗粒(玻变小体),肾小管管腔内有粉红染的蛋白物质。

5. 脾细动脉硬化(hyaline arteriolosclerosis of spleen)　脾中央动脉的管壁内有多量均质、红染的玻璃样物质沉积,管壁增厚,管腔狭窄(图5-4)。

6. 淋巴结干酪样坏死(caseous necrosis of lymphoid nodule)　坏死灶为淡红色、无结构的细颗粒样物质(坏死组织分解较彻底所致),看不到组织结构的轮廓,坏死灶周边可见上皮样细胞、朗汉斯巨细胞和淋巴细胞等。

7. 肾凝固性坏死(renal coagulation necrosis)　梗死灶内可见肾小球和肾小管的组织结构轮廓,细胞核溶解,细胞结构消失,细胞质嗜酸性增强红染。坏死区边缘血管扩张充血、出血,形成充血-出血带,伴炎细胞浸润(图5-5)。

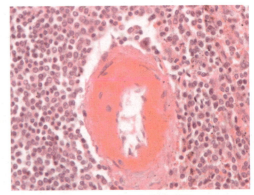

图5-4　脾中央动脉硬化

8. 肉芽组织(granulation tissue)　镜下见大量由内皮细胞增生形成的实性细胞索及扩张的毛细血管(腔内可见或不见血细胞),新生的毛细血管内皮细胞体积较大,呈椭圆形,向腔内突出。在新生毛细血管周围有许多增生的成纤维细胞(细胞境界不甚清楚,呈椭圆形、梭形或扁平星状,胞质丰富,弱嗜碱性,核较大呈卵圆形,染色浅,有1~2个核仁)。此外常可见大量的渗出液和各种炎细胞(淋巴细胞、中性粒细胞、巨噬细胞等）（图 5-6）。

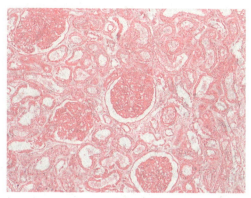

图 5-5 肾凝固性坏死

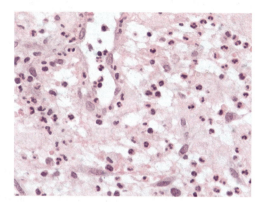

图 5-6 肉芽组织

9. 瘢痕组织（scar） 组织为胃溃疡底部的结构。

瘢痕组织与肉芽组织无明显界限，两者有以下区别：①肉芽组织层：大量毛细血管（多与溃疡底部垂直），血管间成纤维细胞、炎细胞较多，胶原纤维稀少，组织疏松。②瘢痕组织层：主要由大量红染胶原纤维（多与溃疡底部平行）组成，少数纤维细胞（细胞呈长梭形，核细长染色深，细胞质少，弱嗜酸性），毛细血管减少，出现小动脉、小静脉，炎细胞消失，组织较致密。

四、思考题

1. 适应在形态学上常表现为哪些改变？
2. 常见的变性有哪些？简述常见变性的病理改变。
3. 病理学上判断细胞坏死的形态学标志是什么？临床上判断坏死组织的依据是什么？
4. 试列表比较三种不同类型的坏疽。
5. 简述肉芽组织的组成、形态特征及作用。
6. 肉芽组织与瘢痕组织有哪些不同？瘢痕组织对机体的影响有哪些？

实验二 局部血液循环障碍

一、目的与要求

1. 掌握肺、肝淤血的形态特点；了解出血的形态特征。
2. 掌握血栓的形态、类型、结局及对机体的影响。
3. 掌握栓塞的概念、分类及对机体的影响。
4. 掌握梗死的类型、形态特征。

二、实验前准备

1. 复习肝、脾、肺、脑等器官正常解剖学结构，注意正常器官大小、外形、色泽、质地及血液循环等特点。
2. 复习正常肝、肺、肾的正常组织学结构。
3. 复习本次实验的病理学理论知识。

三、实验内容

（一）大体标本及观察要点

1. 急性肺淤血（acute congestion of the lung）　病变肺脏体积增大，重量增加，呈暗红色，边缘钝圆，切面流出泡沫状红色血性液体。

2. 慢性肝淤血（chronic congestion of the liver）　淤血肝脏体积增大，重量增加（正常成人男性肝重1 300g，女性为1 200g），表面光滑，被膜紧张，福尔马林（甲醛水溶液）固定后切面呈棕褐色与灰黄色相间的花纹（新鲜慢性淤血肝脏可呈红黄相间条纹状，形似中药槟榔片的花纹，故称为槟榔肝）。

3. 肠系膜动脉血栓（thrombus of mesenteric artery）　在肠系膜动脉分支内可见一长约13cm的分支状血栓，血栓头部颜色较浅，中间部分（体部）红白相间，尾部颜色暗红色，血栓质地稍硬，与血管壁粘连。

4. 心房附壁血栓（mural thrombus of the atrium）　在心脏剖面，于心耳内可见一不规则的团块状物充塞，大部分呈浅黄色，并杂以褐色区，此质块表面粗糙，干燥易脆，但与心耳内壁紧密粘连，为心房附壁血栓。考虑该血栓脱落后易引起何种后果？

5. 冠状动脉血栓（thrombus of the coronary artery）　心脏右冠状动脉主干内有一圆柱状血栓，暗红色，干燥质脆，长约5cm。

6. 脾贫血性梗死（anemic infarction of the spleen）　在切面上可见一呈楔形、灰白色梗死灶，尖端指向脾门，外周有暗褐色充血出血带。

7. 肾贫血性梗死（anemic infarction of the renal）　梗死灶呈灰白色，切面扇形，尖端指向肾门，外周有暗红色充血出血带。

8. 心肌梗死（myocardial infarction）　左室壁多见，心肌梗死灶形状不规则地图状，新鲜梗死灶呈土黄色，周边出现充血出血带，陈旧性梗死灶呈灰白色。

9. 肺出血性梗死（hemorrhagic infarction of the lung）　在标本切面下方有暗红色楔形梗死灶，质实，界限不甚清楚，胸膜增厚。

10. 小肠出血性梗死（intestinal hemorrhagic infarction）部分小肠颜色呈暗黑红色，肠壁明显增厚，肠腔内可见血性液体，其余小肠颜色呈灰粉色（图5-7）。

11. 脑出血（brain hemorrhage）　在大脑左半球内囊处可见2.5cm×2.5cm不规则黑褐色局限性出血，出血周围脑组织受压，脑室变形。

12. 子宫腔内出血（hematoma in uterine cavity）　标本为子宫颈闭锁，子宫体增大，宫腔内有黑褐色的血凝块。

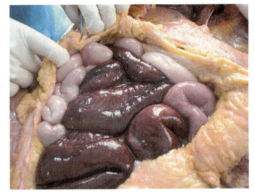

图5-7　小肠出血性梗死

（二）病理组织切片及观察要点

1. 急性肺淤血（acute congestion of the lung）　镜下见小静脉及肺泡壁毛细血管扩张充血，肺泡壁变厚，部分肺泡腔内充满粉红染均匀一致的水肿液和红细胞（图5-8）。

2. 慢性肺淤血（chronic congestion of the lung）　镜下见肺小静脉和肺泡壁毛细血管高度扩张淤血，肺泡壁变厚，肺泡腔内可见红细胞漏出和心衰细胞（图5-9）。

3. 肝淤血（congestion of the liver）　镜下可见，肝小叶中央静脉和肝窦高度扩张淤血，肝细胞萎缩，肝小叶周边肝细胞脂肪变性明显。

4. 混合血栓（mixed thrombus）　镜下见血栓由结构同白色血栓（淡红色无结构呈分支状的血小板小梁）和充满小梁间的红色血栓（由纤维蛋白网和大量的红细胞及少量白细胞组成）成分构成。血小板小梁边缘可见中性粒细胞附着（图5-10）。

5. 肝透明血栓（hyaline thrombus of liver）　镜下见肝血窦和中央静脉中均匀红染的片状、条索状纤维素性血栓。

6. 血栓机化（organization of the thrombus） 观察直肠静脉丛内的血栓。镜下见,在黏膜下层的静脉管腔内可见不同机化阶段的血栓。有的管腔内充满大量红细胞和纤维蛋白,靠近血管壁处可见成纤维细胞和新生毛细血管,为机化早期;有的管腔内大部分血栓被肉芽组织所取代,为机化中期;还有的血管内血栓成分已完全被机化,形成瘢痕组织,其中可见被覆内皮细胞的裂隙形成新的毛细血管互相吻合沟通,腔内可见红细胞,为再通现象(图5-11)。

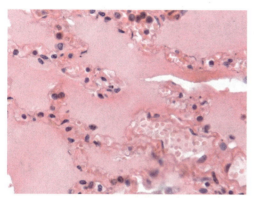
图 5-8 急性肺淤血

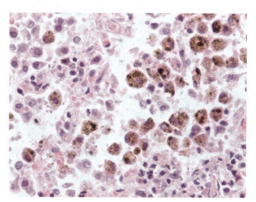
图 5-9 慢性肺淤血

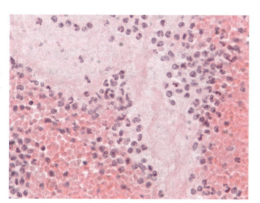
图 5-10 混合血栓

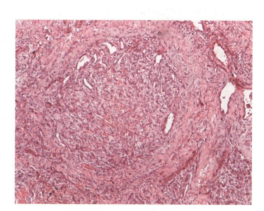
图 5-11 血栓机化与再通

7. 羊水栓塞（amniotic fluid embolism） 肺泡壁部分毛细血管腔内可见羊水成分,包括胎儿脱落的角化鳞状上皮、胎毛、胎脂、胎粪和黏液等(图5-12)。

8. 肾梗死（infarction of the renal） 见本章实验一中的"肾凝固性坏死"。

9. 肺梗死（infarction of the lung） 镜下见肺梗死呈凝固性坏死,可见肺泡的轮廓。肺泡腔、小支气管腔及肺间质内充满红细胞,部分红细胞已经开始崩解,轮廓不清。梗死灶周边的肺泡壁毛细血管扩张淤血,肺泡腔内可见水肿液和红细胞漏出。

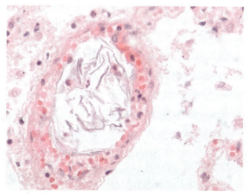
图 5-12 羊水栓塞

四、思考题

1. 淤血、血栓形成、栓塞、梗死之间有何关系?

2. 血栓类型分哪几种? 它们的形态有何特征?

3. 梗死如何分类? 为何肾、脾、心脏发生贫血性梗死,而肺和肠发生出血性梗死? 简述肾、脾、心、肺和肠梗死的形态特征。

实验三 炎症

一、目的与要求

1. 掌握炎症渗出性病变的特征;熟悉增生和变质的特征。
2. 掌握急性炎症形态分类的主要类型(浆液性炎、纤维蛋白性炎、化脓性炎)的病变特点和发生部位。
3. 掌握慢性炎症的类型和形态特点。

二、实验前准备

1. 复习阑尾、心包膜、气管支气管、脑膜等器官的正常解剖与组织结构。
2. 复习各种白细胞的形态、功能与来源。
3. 复习本次实验的病理学理论知识。

三、实验内容

（一）大体标本及观察要点

1. 急性化脓性阑尾炎（acute purulent appendicitis） 病变阑尾增粗,浆膜面血管高度扩张充血,血管走行清晰可见,表面可见淡黄色或黄绿色混浊之脓性渗出物,切面阑尾壁增厚,阑尾腔内充满脓液。

2. 脑脓肿（brain abscess） 脓肿呈扁圆形,灰白色,切开时囊内有脓液（现已流失）,囊壁厚约0.2cm,内壁光滑。

3. 化脓性脑膜炎（purulent meningitis） 蛛网膜下腔充满灰黄色混浊之脓性渗出物,尤以脑沟和血管周围明显,脑沟、脑回结构模糊不清。

4. 肝变质性炎（alterative inflammation of liver） 见本章实验一中的"阿米巴肝脓肿"。

5. 白喉（假膜性炎）（diphtheria） 气管、支气管黏膜表面可见灰白色或黑褐色（出血）膜状物卷曲欲脱落,这种膜状物为假膜。

6. 纤维素性心包炎（fibrinous pericarditis） 心包脏层表面可见片状或颗粒状灰白色纤维素渗出,心包表面粗糙,纤维素因受心包的牵扯呈结节状或绒毛状突起,故称为绒毛心。

7. 鼻息肉（polyp of nose） 炎性息肉呈分支乳头状,灰白色（新鲜时为灰粉色）,半透明。

8. 慢性胆囊炎（chronic cholecystitis） 胆囊体积增大,囊壁增厚、质硬。

（二）病理组织切片及观察要点

1. 急性蜂窝组织炎性阑尾炎（acute purulent appendicitis） 镜下见:①阑尾管腔内有脓液形成,由大量脓细胞、坏死脱落的黏膜上皮及红细胞组成;②部分黏膜组织坏死脱落,黏膜上皮不完整;③阑尾壁明显增厚,阑尾各层（黏膜、黏膜下层、肌层及浆膜层）均高度充血、水肿,并可见大量中性粒细胞弥漫浸润,部分毛细血管内可见白细胞边集附壁、黏着于内皮细胞表面,部分区域可见出血（图5-13）。

2. 息肉（polyp） 镜下见息肉表面被覆一层黏膜上皮,上皮下为增生腺体（有些腺体明显扩张成囊,囊内可见分泌物）和肉芽组织（间质水肿,可见大量淋巴细胞、浆细胞和嗜酸性粒细胞浸润）。

3. 纤维素性炎（fibrinous inflammation） 本切片为急性细菌性痢疾。镜下见结肠黏膜组织部分坏死脱落,在坏死黏膜表面有假膜形成（由红染的交织成网的纤维素、坏死组织和中性粒细胞等构成）,黏膜下层血管扩张充血伴有明显水肿（图5-14）。

4. 化脓性脑膜炎（purulentmeningitis） 在蛛网膜下腔可见大量中性粒细胞浸润;脑膜增厚,其内血管扩张、充血。

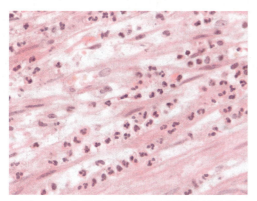

图 5-13　急性蜂窝组织炎性阑尾炎(肌层)

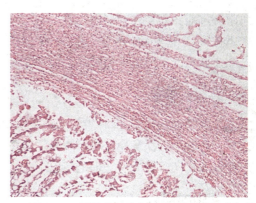

图 5-14　纤维素性炎(急性细菌性痢疾)

5. 异物肉芽肿(foreign body granuloma)　镜下见在异物周围有多少不等的巨噬细胞、异物多核巨细胞和成纤维细胞(图 5-15)。

6. 结核肉芽肿(granuloma of TB)　切片为淋巴结结核,部分区域可见界限较清楚的肉芽肿,肉芽肿中央部可见干酪样坏死,周围可见上皮样细胞(梭形和多边形,胞质丰富呈淡伊红色,境界不清,核圆形或椭圆形,染色浅或呈空泡状,1~2 个核仁)和朗汉斯多核巨细胞(胞质丰富,核多个,圆形或椭圆形,排在胞质周围呈花环状、马蹄形或密集于细胞的一端),再外围可见淋巴细胞和少量成纤维细胞(图 5-16)。

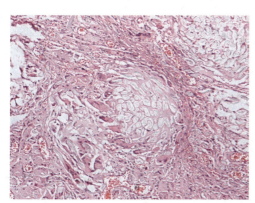

图 5-15　异物肉芽肿

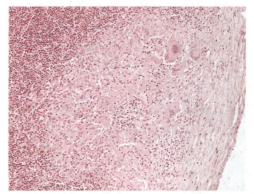

图 5-16　结核肉芽肿(淋巴结结核)

7. 肝脓肿(abscess of liver)　镜下见肝组织内有多处界限清楚的化脓性病灶,病灶内肝组织溶解坏死,中性粒细胞、脓细胞浸润,外周为成纤维细胞、纤维细胞、胶原纤维和慢性炎细胞组成的脓肿膜包绕。

四、思考题

1. 简述急性炎症类型及其病变特点和发生部位。
2. 简述慢性炎症的类型及其形态特点。
3. 比较脓肿与蜂窝织炎的异同。

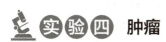

实验四　肿瘤

一、目的与要求

1. 结合肿瘤的生长方式掌握肿瘤的一般形态结构。

2. 掌握肿瘤异型性和肿瘤的扩散。

3. 掌握良、恶性肿瘤的区别,癌和肉瘤的区别。

4. 熟悉常见的上皮组织和间叶组织来源良、恶性肿瘤的病变特征。

二、实验前准备

1. 复习各种上皮组织、间叶组织的正常组织结构。

2. 复习正常淋巴循环途径与血液循环途径。

3. 复习本次实验的病理学理论知识。

三、实验内容

(一) 大体标本及观察要点

1. 皮肤乳头状瘤(papilloma of the skin)　肿物向皮肤表面呈外生性的生长,形成许多乳头状隆起,表面灰白色,肿瘤下方有蒂与正常皮肤相连。

2. 卵巢黏液性囊腺瘤(mucinous cystadenoma of ovarian)　肿瘤切面呈多房性,囊内充满黏液,囊壁光滑。

3. 结肠家族性腺瘤性息肉病(familial adenomatous polyposis of colon)　结肠黏膜面可见多发绒毛状和息肉状腺瘤,大小为数毫米至数厘米。

4. 纤维瘤(fibroma)　肿物为圆形,质地硬韧,切面灰白色、编织样结构。

5. 脂肪瘤(lipoma)　肿瘤呈分叶状,包膜薄而完整,黄色、质软,切面结构颜色似正常脂肪组织。

6. 子宫平滑肌瘤(leiomyoma of uterus)　肿瘤可位于子宫肌层内、浆膜下或内膜下,呈圆形结节状物,大小不等,质地较硬韧,境界清楚,无明显包膜。子宫变形,呈凹凸不平的结节状,宫腔狭窄甚或消失。切面肿瘤呈灰白色,编织状或旋涡状结构。

7. 子宫颈鳞状细胞癌(squamous cell carcinoma of the cervix)　在子宫颈口处可见一菜花状肿物。切面肿瘤组织呈灰白色、质地较硬、粗糙,与正常组织界限不清,呈浸润性生长。

8. 皮肤鳞状细胞癌(squamous cell carcinoma of skin)　足后跟皮肤表面有一外生性肿物,肿物表面可见出血和坏死。

9. 胃癌(carcinoma of stomach)　胃壁上有一较大溃疡,边缘隆起,底部凹凸不平,周围黏膜皱襞中断,呈结节状肥厚。

10. 纤维肉瘤(fibrosarcoma)　头皮皮下一肿物,表面皮肤变薄、破溃,切面呈灰白色、鱼肉状,伴有坏死、出血区,编织样结构不明显。

11. 子宫平滑肌肉瘤(leiomyosarcoma of uterus)　球形肿物,细腻,灰红色,界限不清,切面可见纵横交错的肌纤维条索,可见出血、坏死区。

12. 骨肉瘤(osteosarcoma)　标本为切除的长骨,长骨干骺端呈梭形肿大,切面灰白色鱼肉状,骨组织被破坏,骨髓腔被肿瘤组织充塞,并穿破骨膜侵及骨周围软组织,骨膜增厚。

(二) 病理组织切片及观察要点

1. 皮肤乳头状瘤(papilloma of the skin)　瘤组织向皮肤表面增生形成乳头状结构。乳头表面被覆瘤细胞,瘤细胞层数较正常鳞状上皮明显增多,但瘤细胞分化良好,无明显异型性,细胞的形态及排列与正常鳞状上皮非常相似,乳头的轴心为含有毛细血管及淋巴管的纤维结缔组织(图 5-17)。

2. 管状腺瘤(tubular adenoma)　肿瘤细胞形成分化好的管状腺体,腺体大小形状轻度不一致,排列密集,间质成分少,瘤细胞分化好,异型性不明显。

3. 子宫平滑肌瘤(leiomyoma of uterus)　肿瘤细胞排列呈纵横交错的不规则束状或编织状,瘤细胞异型性小,细胞质红染,纵切面核呈长杆状,两端钝圆,横切面瘤细胞和核呈圆形。肿瘤组织境界清楚,周围可见薄层萎缩的平滑肌(图 5-18)。

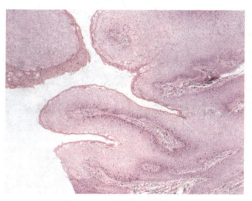

图 5-17 皮肤乳头状瘤

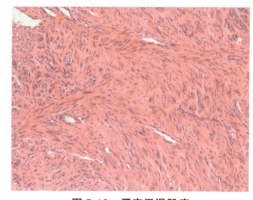

图 5-18 子宫平滑肌瘤

4. 高分化鳞状细胞癌（well-differentiated squamous cell carcinoma） 癌细胞形成大小形态不一的巢状结构,癌巢之间是肿瘤间质,为含有血管和免疫细胞的结缔组织,实质(癌巢)与间质界限清楚。癌巢内的癌细胞,外层为立方形或矮柱状(似鳞状上皮的基底细胞);内层为排列紊乱的复层癌细胞(似鳞状上皮的棘细胞层),部分癌细胞之间可见细胞间桥;癌巢的中心可见红染层状的角化现象,称为角化珠或癌珠。癌细胞异型性显著,核分裂象多见,并有病理性核分裂象(图 5-19)。

5. 高分化胃腺癌（well-differentiated gastric adenocarcinoma） 癌组织已浸润到黏膜下层和肌层,在黏膜下层和肌层均可见癌细胞排列成大小形态极不一致的腺管样结构,癌细胞可单层,也可多层,在部分腺管样结构内可见乳头形成,癌细胞有明显异型性,核大深染,核分裂象多见,并可见病理性核分裂象。癌组织周围可见正常胃黏膜腺体和肠上皮化生(图 5-20)。

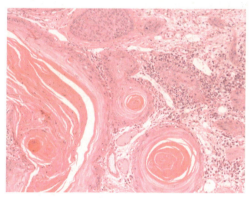

图 5-19 高分化鳞状细胞癌

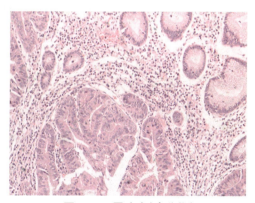

图 5-20 胃腺癌(高分化)

6. 淋巴结转移癌（carcinoma with lymph node metastasis）正常淋巴结的结构部分被癌组织侵犯,在淋巴结靠近被膜的区域可见大小形态不一的腺管状结构,细胞异型性明显(腺癌的转移),淋巴结的输入淋巴管内可见癌细胞栓子(图 5-21)。

7. 肉瘤（sarcoma） 瘤细胞弥漫分布,无巢样结构形成,实质与间质界限不清,间质内可见较多扩张的毛细血管,瘤细胞大小不一,形态各异,核分裂象多见,并可见病理性核分裂象(图 5-22)。

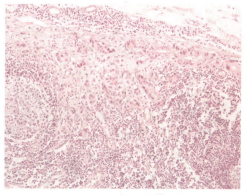

图 5-21 淋巴结转移癌

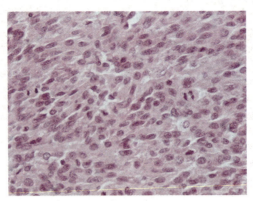

图 5-22　肉瘤

四、思考题

1. 简述良、恶性肿瘤区别,癌与肉瘤区别。

2. 何谓肿瘤的异型性?良、恶性肿瘤异型性表现有何不同?举例说明肿瘤分化程度、异型性及肿瘤良恶性的关系。

🔬 实验五　心血管系统疾病

一、目的与要求

1. 掌握风湿病的基本病变、风湿性心脏病及心瓣膜病的病变特点。

2. 掌握高血压病各期的病变特点及心、脑、肾重要器官的病理变化及后果。

3. 掌握动脉粥样硬化的基本病变,冠心病的临床类型及病理变化。

二、实验前准备

1. 复习心脏、脑和肾脏的正常解剖结构。

2. 复习动脉壁、脑、肾脏和心脏的正常组织结构。

3. 复习本次实验的病理学理论知识。

三、实验内容

(一)大体标本及观察要点

1. 风湿性全心炎(rheumatic pancarditis)　心外膜上可见灰白色纤维素渗出,心外膜粗糙。二尖瓣瓣膜明显增厚,变硬、弹性减弱,腱索融合变粗、变短、变硬。

2. 风湿性心外膜炎(绒毛心)(rheumatic pericarditis)　心外膜粗糙,可见灰白色纤维素渗出似绒毛状。

3. 亚急性感染性心内膜炎(subacute infective endocarditis)　二尖瓣瓣膜上可见灰黄色、污秽、息肉状、松脆的赘生物,整个瓣膜都受侵犯,部分有坏死,此赘生物易脱落引起栓塞。

4. 高血压心脏病(hypertensive heart disease)(向心性肥大)　心脏体积增大,外形无明显变化。切面可见左心室壁明显增厚,乳头肌和肉柱明显增粗、变圆,但心室腔无明显扩张。

5. 细动脉性肾硬化(高血压病肾脏,原发性颗粒性固缩肾)(arteriolar nephrosclerosis)　肾脏体积明显缩小,表面呈均匀弥漫的细颗粒状,质地硬。切面皮质变薄,皮髓质分界不清,肾盂脂肪组织增生。

6. 高血压脑出血(cerebral hemorrhage)　在大脑左侧内囊部可见一 3cm×3cm 大的不规则黑褐色出血灶。

7. 动脉粥样硬化(artery atherosclerosis)　主动脉内膜有多数大小不等的隆起,使内膜不平整,可见到各期病变(脂纹、纤维斑块、粥样斑块和继发改变)。有的病变呈浅黄色的斑点和条纹,稍隆起于动脉内膜(脂纹)。有的病变为灰白色,半透明,呈蜡烛油状(纤维斑块),在动脉分支开口处最明显。有的病变呈灰黄色,明显隆起于内膜,断面有多量黄色粥糜样物(粥样斑块)。有的病变呈红褐色,为斑块内出血,有的伴有溃疡形成。

8. 冠状动脉粥样硬化继发血栓形成(coronary atherosclerosis)　心脏右冠状动脉主干内有一圆柱状血栓,暗红色,干燥质脆,长约 5cm。

9. 心肌梗死(myocardial infarction)　主动脉内膜有黄色斑点及条纹,左心室前壁有一透壁性心肌梗死灶,灰白色,质较硬,局部凹陷,为陈旧性梗死。

（二）病理组织切片及观察要点

1. 风湿性心肌炎(rheumatic myocarditis)　心肌间质内靠近小血管旁可见梭形和椭圆形阿绍夫小体(风湿小体、风湿肉芽肿)。高倍镜下可见小体中央有少量红染的纤维素样坏死,外围为风湿细胞。风湿细胞体积大,圆形、多边形,边界清楚而不整,细胞质丰富,偏嗜碱性,核大,圆形或椭圆形,核膜清晰,染色质集中于中央,横切面似枭眼状,纵切面似毛虫状,外围可见少量的淋巴细胞和成纤维细胞(图 5-23)。

2. 细动脉硬化(hyaline arteriolosclerosis)　切片为缓进性高血压病的脾脏,镜下可见脾中央动脉管壁增厚,正常动脉壁结构消失,被均质红染的玻璃样物质取代,管腔狭窄(见图 5-4)。

3. 肾小动脉硬化(arteriolosclerosis of renal artery)　切片为缓进性高血压病的肾脏,肾小动脉内膜胶原纤维及弹性纤维增多,内膜增厚,内弹力膜分裂,中膜平滑肌增生肥大,血管壁增厚,管腔狭窄(图 5-24)。

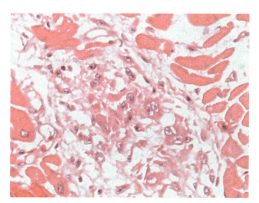

图 5-23　风湿性心肌炎

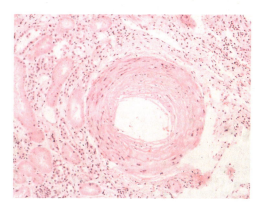

图 5-24　肾小动脉硬化

4. 原发性颗粒性固缩肾(primary granular atrophy of the kidney)　可见肾小球入球小动脉管壁增厚,被均质红染的玻璃样物质取代,管腔严重狭窄,肾小球纤维化、玻璃样变性,肾小管萎缩消失,间质纤维组织增生及淋巴细胞、巨噬细胞浸润(图 5-25)。

5. 动脉粥样硬化(atherosclerosis)　肉眼观动脉内膜面可见一隆起的斑块。镜下见斑块表面为玻璃样变的纤维帽(由平滑肌细胞和玻璃样变的均质、红染、粗大的胶原纤维组成),深层为大量红染的无定形坏死物质,其内有胆固醇结晶的针形空隙,并可见紫蓝色的钙盐沉着。底部及周边可见肉芽组织、少量泡沫细胞和淋巴细胞,动脉中膜变薄(图 5-26)。

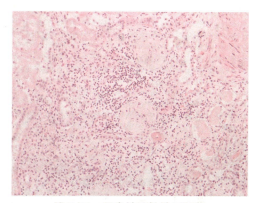

图 5-25　原发性颗粒性固缩肾

6. 冠状动脉粥样硬化(coronary atherosclerosis)　低倍镜下可见冠状动脉横切面,内膜可见半月形的粥样斑块,使管腔狭窄。高倍镜下粥样斑块表面为纤维帽,深层为红染无定形的坏死物质,其内可见胆固醇结晶呈针形或梭形空隙,周边可见泡沫细胞(图 5-27)。

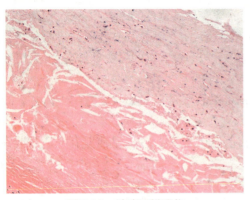

图 5-26 动脉粥样硬化

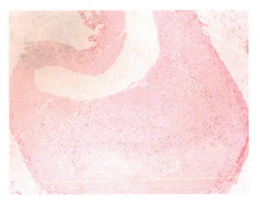

图 5-27 冠状动脉粥样硬化

7. 心肌梗死（myocardial infarction） 镜下见坏死的心肌纤维轮廓，核和横纹均消失，肌浆均质红染，间质可见血管充血、水肿、出血及不同程度的中性粒细胞浸润。

8. 病毒性心肌炎（viral myocarditis） 心肌间质水肿，其间可见淋巴细胞和单核细胞浸润（图5-28）。

四、思考题

1. 试比较慢性风湿性心脏病、高血压心脏病、冠心病的病变基础及形成机制、病变特点及各自产生的血流动力学改变。

2. 简述风湿病和动脉粥样硬化的基本病理变化。

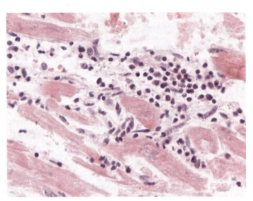

图 5-28 病毒性心肌炎

实验六 呼吸系统疾病

一、目的与要求

1. 掌握大叶性肺炎、小叶性肺炎及间质性肺炎的病理变化，并比较前二者病变的异同。

2. 掌握慢性支气管炎、支气管扩张症、肺气肿及肺源性心脏病的病理变化，进一步理解它们之间的关系。

3. 熟悉肺癌和肺硅沉着病的病理变化。

二、实验前准备

1. 复习肺及支气管的正常解剖结构和正常的组织学结构。

2. 复习本次实验的病理学理论知识。

三、实验内容

（一）大体标本及观察要点

1. 大叶性肺炎（lobar pneumonia） 灰色肝样变期：肺叶肿胀，切面灰白色干燥颗粒状，质实如肝。

2. 小叶性肺炎（lobular pneumonia） 两肺切面和表面可见散在灰黄色病灶，以下叶和背侧多见。病灶大小不等，直径多在 0.5~1cm（相当于肺小叶范围），形状不规则，病灶中央可见支气管横断面。病灶间肺组织较正常。胸膜表面光滑。

3. 肺泡性肺气肿（alveolar emphysema） 肺显著膨大，边缘钝圆，灰白色，柔软缺乏弹性，触之有捻发感。切面肺组织呈蜂窝状结构，支气管腔内可见黏液栓。

4. 支气管扩张症(bronchiectasis) 在肺切面上可见支气管显著扩张,直达胸膜下,扩张的支气管呈囊状和柱状,管壁增厚,黏膜表面粗糙,管腔内有少量的分泌物,支气管周围肺组织有不同程度纤维化。

5. 慢性肺源性心脏病(chronic cor pulmonale) 心脏体积增大,心尖钝圆,重量增加,肺动脉圆锥显著膨隆,右心室内乳头肌和肉柱显著增粗,心腔扩张,室壁增厚(肺动脉瓣下2cm处右心室前壁肌层厚度超过5mm)。

6. 肺癌(carcinoma of the lung) ①肺门型肺癌:肿瘤发生于肺门主支气管,并侵入邻近肺组织,形成肿块,癌组织呈灰黄色,向肺组织呈树根样浸润。②周围型肺癌:靠近胸膜可见一球形结节状肿块,无包膜,灰白干燥。③弥漫性肺癌:侵犯大叶的一部分,呈肺炎样外观,或呈小结节状密布于两肺。

(二)病理组织切片及观察要点

1. 大叶性肺炎(lobar pneumonia)(灰色肝样变期) 低倍镜下肺泡腔内被渗出物充填,肺组织变实。高倍镜下可见肺泡腔内有大量的纤维素渗出,纤维素网内有大量中性粒细胞及少量的巨噬细胞。肺泡间隔受压变薄,毛细血管受压管腔变小(图5-29)。

2. 肺肉质变(pulmonary carnification) 部分肺泡腔内可见由毛细血管、成纤维细胞和炎细胞组成的肉芽组织,肺泡壁完整,血管充血(图5-30)。

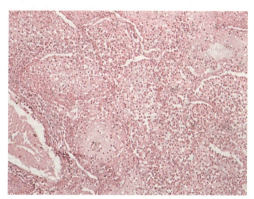

图5-29 大叶性肺炎

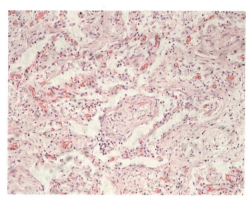

图5-30 肺肉质变

3. 小叶性肺炎(lobular pneumonia) 低倍镜下可见散在分布的实变区(化脓性病灶)。病灶中细支气管管壁有中性粒细胞浸润,黏膜上皮部分坏死脱落,管腔内可见由中性粒细胞、脓细胞和脱落坏死的黏膜组织组成的脓性渗出物。病灶肺组织呈化脓性炎,肺泡壁毛细血管扩张充血,肺泡腔内可见大量中性粒细胞和脓细胞。病灶周围肺组织部分肺泡腔扩张(代偿性肺气肿),部分肺组织肺泡壁毛细血管扩张,肺泡腔内浆液渗出(浆液性炎阶段)(图5-31)。

4. 间质性肺炎(interstitial pneumonia) 小叶间隔和肺泡壁充血、水肿,有大量淋巴细胞和巨噬细胞浸润,肺泡壁明显增厚变宽,肺泡腔内无炎性渗出物(图5-32)。

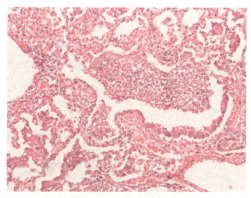

图5-31 小叶性肺炎

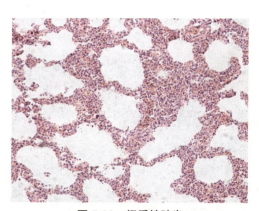

图5-32 间质性肺炎

5. 肺泡性肺气肿（pulmonary emphysema）　末梢肺组织（呼吸性细支气管、肺泡管、肺泡囊和肺泡）扩张，肺泡间隔变窄，甚至断裂，肺泡互相融合成大泡。

6. 肺硅沉着病（silicosis）　肺组织大部分失去正常结构，肺内散在结节状病灶。结节主要由同心层状或漩涡状排列的胶原纤维组成，中心可见坏死，结节周边可见灶状淋巴细胞浸润，大量炭末沉着，肺间质弥漫性纤维结缔组织增生，残存的肺泡腔有扩张，间隔有断裂（图 5-33）。

7. 细支气管肺泡癌（bronchioalveolar carcinoma）　肺泡管和肺泡明显扩张，内壁衬以单层或多层柱状癌细胞，形成腺样结构。肺泡间隔完整。癌细胞大小相似，细胞质丰富，大部分核位于基底，细胞异型性小（图 5-34）。

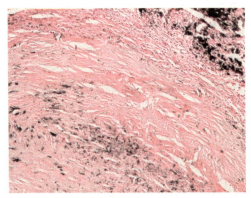

图 5-33　肺硅沉着病

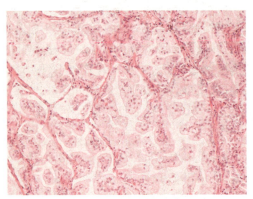

图 5-34　细支气管肺泡癌

四、思考题

1. 试比较大叶性肺炎与小叶性肺炎的区别。
2. 哪些呼吸系统疾病可以引起肺源性心脏病？其机制是什么？描述其病变特征。

实验七　消化系统疾病

一、目的与要求

1. 掌握消化性溃疡病的病变特点、好发部位及病变的发展演变。
2. 掌握病毒性肝炎的基本病变及类型。
3. 掌握结节性肝硬化与坏死后性肝硬化的病变特点；了解胆汁性肝硬化的病变特点。
4. 熟悉消化系统常见恶性肿瘤（食管癌、胃癌、大肠癌、原发性肝癌）的大体类型、组织学类型及病变特点。

二、实验前准备

1. 复习食管、胃、肝脏和肠的正常解剖结构和组织学结构。
2. 复习本次实验的病理学理论知识。

三、实验内容

（一）大体标本及观察要点

1. 胃溃疡（peptic ulcer of stomach）　胃小弯近幽门处可见一深达肌层直径 1cm 大的缺损（溃疡），底部平坦干净，边缘整齐如刀割状，溃疡周围黏膜皱襞围绕溃疡呈放射状。

2. 急性黄疸性肝炎（acute hepatitis of jaundiced type）　肝脏肿胀，体积增大，质地柔软，表面光滑，呈黄色。

3. 亚急性重型肝炎（subacute severe hepatitis）　肝脏体积缩小，被膜皱缩，质地稍硬，表面呈结节状，切面呈土黄色和黄绿色。

4. 门脉性肝硬化（portal cirrhosis）（小结节性肝硬化）　肝脏体积缩小，被膜增厚，硬度增加，表面呈颗粒状或细小结节状，直径多为 0.1~0.5cm，大小较一致，切面见大小较均匀的灰黄色结节，结节周围被灰白色组织分割或包裹。

5. 坏死后肝硬化（postnecrotic cirrhosis）　肝表面呈大小不等的粗大结节，切面可见大小不等圆形结节，灰黄色，结节周围被灰白色结缔组织分割包绕。结节间距离较大，肝组织质地较硬。

6. 胆汁性肝硬化（biliary cirrhosis）　肝表面呈细颗粒状，质地较硬，颜色呈黄绿色。

7. 食管静脉曲张（esophageal varices）　在食管下段黏膜面可见屈曲增粗的静脉，隆起于黏膜表面。

8. 髓质型食管癌（carcinoma of the esophagus：medullary type）　肿瘤呈扁平隆起状，中心可见溃疡，边缘与周围黏膜移行呈斜坡状，肿瘤侵犯食管的全周，质地软，灰白色。因肿物向食管腔隆起，食管腔狭窄。

9. 蕈伞型食管癌（carcinoma of the esophagus：fungating type）　肿瘤侵犯食管壁并呈蘑菇状向腔内突起，边缘外翻，中心部癌组织脱落形成不规则的溃疡。

10. 溃疡型食管癌（carcinoma of the esophagus：ulcerative type）　食管黏膜有椭圆形不规则的溃疡，直径 2.5cm，边缘不规则、隆起，与周围组织分界不清，溃疡底部为灰白色瘤组织，肿瘤累及食管管周大部分。

11. 缩窄型食管癌（carcinoma of the esophagus：sclerotic type）　肿瘤处食管腔呈皱缩、狭窄。切面见癌组织虽少，但侵犯食管全周、全层，并有较多的纤维组织增生、收缩。狭窄上端食管腔明显扩张。

12. 息肉型或蕈伞型胃癌（carcinoma of the stomach：polypoid or fungating type）　胃黏膜面有一巨块型肿物，突出于胃腔，表面污秽、粗糙，灰红色。

13. 溃疡型胃癌（carcinoma of the stomach：ulcerative type）　胃黏膜面可见一较大溃疡，直径约 4cm，周围隆起，边界不清，质地硬，黏膜皱襞中断，溃疡较浅，底部附有坏死物。

14. 局部浸润型胃癌（gastric carcinoma：localized infiltrating type）　癌变处胃壁增厚，黏膜皱襞消失，黏膜及黏膜下层均见灰白色癌组织，呈条索状侵入肌层甚至浆膜。

15. 弥漫浸润型胃癌（gastric carcinoma：diffuse infiltrating type）　胃腔变小，肿瘤组织弥漫浸润至胃壁，胃壁增厚，各层结构模糊不清，质地硬似皮革，黏膜皱襞变平。

16. 巨块型肝癌（primary carcinoma of the liver：expanding type）　肝右叶可见一直径 8cm 巨大实性肿物，中心有出血、坏死，周围可见大小不等的卫星状瘤结节。

17. 结节型肝癌（primary carcinoma of the liver：multifocal type）　肝脏体积增大，外形变形，表面有大小不等之瘤结节，切面肝的正常结构消失，可见大小不等之瘤结节，瘤组织灰白色，粗糙，瘤体内有出血、坏死等继发改变。

18. 结肠癌（浸润型）（carcinoma of colon：infiltrating）　从结肠横断面上可见灰白色瘤组织已浸润至肠壁全层和肠管全周的大部分，肠壁显著增厚，肠腔狭窄。

（二）病理组织切片及观察要点

1. 慢性萎缩性胃炎（chronic atrophic gastritis）　胃黏膜变薄，腺体萎缩、变小，数目减少，部分腺体囊性扩张，肠黏膜上皮及腺体可见肠上皮化生，固有膜内淋巴细胞和浆细胞浸润（图 5-35）。

2. 慢性胃溃疡（chronic stomach ulcer）　肉眼观察切片，可见组织有一凹口，即溃疡处。低倍镜观察，可见溃疡底部由四层结构组成，从内到外依次为炎性渗出层、坏死层、肉芽组织层和瘢痕层。各层之间相互移行，瘢痕层内小动脉增殖性动脉内膜炎，其管壁增厚，管腔内有血栓形成。

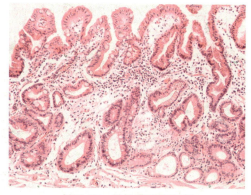

图 5-35　慢性萎缩性胃炎

（图 5-36）

3. 急性普通型肝炎（acute general hepatitis）　肝小叶结构尚存,肝细胞广泛变性,以细胞水肿为主,大部分肝细胞体积增大,细胞质淡染（细胞质疏松化）,肝窦变窄;少数肝细胞变为圆形,细胞质完全透明（气球样变）。肝细胞坏死轻微,可见点状坏死。肝小叶及汇管区内可见轻度淋巴细胞、巨噬细胞浸润。（图 5-37）

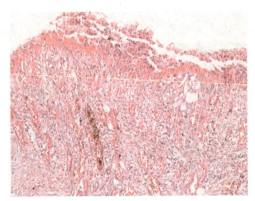

图 5-36　慢性胃溃疡

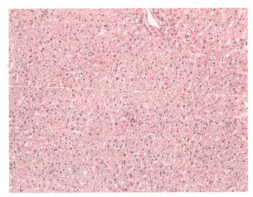

图 5-37　急性普通型肝炎

4. 慢性普通型肝炎 G_4S_3（chronic general hepatitis G_4S_3）　肝小叶肝细胞肿大,细胞质疏松半透明,在小叶周边部可见肝细胞灶状坏死（碎片状坏死）,在中央静脉之间可见桥接坏死,坏死区内可见炎细胞浸润,汇管区纤维组织增生,并呈星芒状向小叶内伸展,其中可见淋巴细胞为主的炎细胞浸润。

5. 小结节性肝硬化（micronodular cirrhosis）　正常肝小叶结构破坏,增生的纤维结缔组织分割肝小叶并包绕肝细胞团形成假小叶。假小叶间纤维间隔厚薄不均,有淋巴细胞、单核细胞浸润及胆小管增生,假小叶内肝细胞排列紊乱,中央静脉缺失或偏位,有的有两个或更多中央静脉,有的假小叶内可见汇管区,假小叶大小不一,肝细胞水肿明显,并可见再生的肝细胞。（图 5-38）

6. 胃管状腺癌（tubular adenocarcinoma of stomach）　低倍镜下先找到癌组织（大小形态不一非常紊乱的腺样结构）,癌组织向黏膜下层、肌层浸润,癌组织周围可见到正常的胃黏膜腺体和肠上皮化生的腺体。高倍镜下癌组织细胞形态的异型性明显（如癌细胞大小,形态不一致、病理性核分裂象等）。注意观察正常胃黏膜腺体、肠上皮化生的腺体和癌组织有何区别。

7. 印戒细胞癌（signet-ring cell carcinoma）　镜下见癌细胞呈弥漫浸润,未见到腺样结构和黏液池。癌细胞因黏液聚集在细胞质内,将细胞核压向一侧,形态酷似印戒,故称印戒细胞。

8. 胃黏液腺癌（mucinous adenocarcinoma of stomach）　镜下可见腺腔扩张,含大量黏液,并可见到呈淡蓝色的黏液池,癌细胞漂浮在黏液中,癌细胞呈印戒状（图 5-39）。

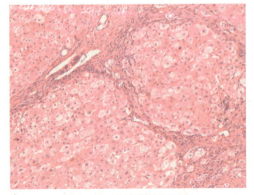

图 5-38　小结节性肝硬化

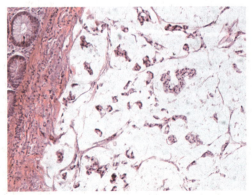

图 5-39　胃黏液腺癌

9. 肝细胞肝癌（hepatocellular carcinoma）　镜下可见肝癌细胞排列呈巢状,血管多,癌巢间有类似肝

窦样结构。癌细胞具有明显的异型性,细胞体积大,核大深染,大小不一,可见病理性核分裂象。(图5-40)

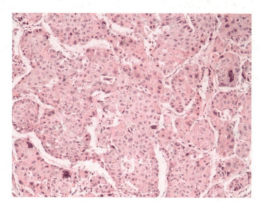

图 5-40 肝细胞肝癌

四、思考题

1. 如何鉴别良、恶性溃疡?
2. 简述肝硬化的镜下病变特点。门脉性肝硬化和坏死后性肝硬化有何异同点?
3. 如何区分早期胃癌和进展期胃癌?
4. 简述病毒性肝炎的基本病变。

实验八 临床病理讨论

一、病例一

(一)病历摘要

闵某,男,54岁。因近1周来心慌、气短加重,腹胀、尿少及下肢水肿而入院。患者自幼年开始经常发生游走性大关节疼痛,伴低热。每次发作时服用阿司匹林后,关节疼痛症状可消退。近14年来,经常于劳累后出现心慌、气短。近几年来,该症状明显加重,伴咳嗽、粉红色泡沫状痰,下肢有水肿。用强心药后,症状可有好转。两年前因心慌气短加重去医院看病时发现患者有心房纤颤。1年前某日去厕所途中突感头痛,摔倒在地,遂发现右侧上下肢活动失灵,3d后CT显示左侧内囊部位有低密度区(脑梗死灶)。既往无高血压病、肾炎及肾脏疾病病史。

体检:体温(T)37.1℃,血压(BP)130/80mmHg[正常(120~139)/(80~90)mmHg],脉搏(P)120次/min(正常60~100次/min),呼吸(R)30次/min(正常16~20次/min)。神清合作,呈半卧位,呼吸困难,口唇、甲床青紫,颈静脉怒张;心界向左扩大,心尖搏动在左锁骨中线外1cm;心律不齐,心尖部可闻及Ⅱ级收缩期吹风样杂音及Ⅲ级舒张期隆隆样杂音,肺动脉区第二心音亢进。肺部叩诊清音,听诊两肺有散在中、小水泡音。腹略胀,肝肋缘下5cm,有压痛,脾未触及,腹部移动性浊音阳性。两下肢呈指压性水肿。右侧上下肢活动受限,肌张力稍高,右侧肢体痛觉减低。

X线胸片显示心脏阴影呈"球形心",两肺可见肺纹理增粗,有模糊状阴影。

患者住院后,给予抗生素、利尿剂及洋地黄等治疗,心力衰竭有好转。但于住院后第8天晨起活动时,突然呼吸急促,面色青紫,继而意识丧失,血压下降,经积极抢救无效后死亡。

(二)参考讨论题

1. 死者的疾病诊断是什么? 病理诊断依据是什么?
2. 如进行尸检,死者的心、脑、肺、肝可能有哪些病理变化? 简述病理变化的形成机制。
3. 患者突然死亡的原因是什么,为什么?

4. 请结合病理变化特征解释下列临床症状或体征。

（1）粉红色泡沫状痰、下肢水肿、腹腔积液、颈静脉怒张、尿少。

（2）心尖部听到的杂音、两肺散在中小水泡音。

（3）患者一年前突然摔倒后，右半身瘫痪。

二、病例二

（一）病历摘要

荀某，男，62岁。患"原发性高血压"已二十多年，常觉头晕、头痛、乏力，血压波动在（200~250）/（99~108）mmHg之间，患者平时不注意控制血压，只是症状明显时服用降压药。近两年来劳累后出现心慌气短，不能平卧，咳粉红色泡沫状痰，夜间睡眠中常因"气闷"而突然惊醒。半年前曾感觉右下肢发凉麻木，走路时出现间歇性跛行，以上症状逐渐加重。几天前右脚突然剧痛，足背动脉搏动消失，脚趾皮肤变黑，不能活动。一天前在家中午餐后突然发生心前区疼痛，气短，大汗，烦躁不安，血压下降，面色苍白，皮肤湿冷，脉细数，经附近社区诊所医师抢救无效后死亡。

（二）参考讨论题

1. 判断死者很可能患有哪些疾病？简述相应的诊断依据和参考资料来源。

2. 如进行尸检，可发现心、肾、脑、脾、主动脉、右足等器官处会有何病变？简述病变相应的可能病因和机制。

3. 判断死者的死因，并简述病理诊断依据。

三、病例三

（一）病历摘要

金某，女，58岁。因胸闷、气短7年，加重伴腹胀、双下肢水肿半月入院。10年来病人反复出现咳嗽、咳痰伴喘息，尤以冬春季为重。近7年来，出现胸闷、气短，活动后加重，近2年来休息时亦感呼吸困难，有时双下肢水肿。半月前因感冒病情加重，出现腹胀，双下肢水肿，不能平卧。自述有38年吸烟史。

体格检查：T 38.5℃，R 30次/min，P 120次/min，BP 14/10kPa（正常12.0~18.6kPa/8~12kPa）。慢性病容，端坐呼吸，神智清楚，偶有，神志不清嗜睡，口唇及甲床青紫，颈静脉怒张，桶状胸；触诊语颤减弱，叩诊过清音；听诊心音遥远，肝右肋缘下4cm，剑突下6cm，脾肋缘下可触及；腹部叩诊移动性浊音阳性；双下肢指压性水肿。

实验室检查：WBC 12.0×10^9/L[正常（4~10）$\times 10^9$/L]，N 80%（正常50%~70%），PaO_2 8.36kPa（正常12.798~13.332kPa），$PaCO_2$ 28.92kPa（正常4.666~5.999kPa）；腹腔积液穿刺常规检查结果提示为漏出液。

（二）参考讨论题

1. 根据所学的病理学知识，谈谈你的诊断结果和相关疾病的诊断依据。

2. 患者的肺、心、肝及脾应该有何病理变化特征？

3. 试分析病因和疾病的发展演变过程，尝试用病理变化特征解释相关的临床表现和症状。

四、病例四

（一）病历摘要

秦某，男，58岁。主诉：呼吸困难、心慌、腹胀、肝区疼痛3个月，近10d加重。患者于15年前曾患"乙型病毒性肝炎"，虽经治疗，但多次反复发病。近两年全身疲乏，伴下肢水肿。近三月腰围逐渐增大，伴心慌、气短、腹胀、食欲缺乏、大便溏泻和肝区疼痛。近10d肝痛及腹胀明显加重。既往史：患者常年嗜酒，除患肝炎外无其他疾病。

体格检查：呼吸急促，R 30次/min，心率、体温和血压均在正常范围。巩膜及皮肤轻度黄染，颈部两处有蜘蛛痣，胸廓外观未见异常，腹部膨隆，腹围103cm，叩诊有移动性浊音，腹壁浅静脉曲张，肝脏于肋缘下 3cm,脾于左肋缘下 1.5cm。下肢有轻度水肿。

实验室检查:血液红细胞计数 3.27×10¹²/L[正常(4.0~5.5)×10¹²/L];血红蛋白 70g/L(正常 Hb 120~160g/L);血清总蛋白 52.3g/L(正常 60~80g/L),白蛋白 28.1g/L(正常 35.55g/L);黄疸指数 18 单位(正常 4~6 单位);麝香草酚浊度实验 18 单位(正常 0~6 单位);谷丙转氨酶 102 单位(正常 2~25 单位),甲胎蛋白(AFP)>400μg/L(正常 0~20μg/L)。乙肝两对半检测结果:HBsAg(+),抗-HBs(−),HBeAg(+),抗 Hbe(−),抗 HBc(+)[检测指标含义提示:HBsAg(乙型肝炎表面抗原),抗-HBs(乙型肝炎表面抗体),HBeAg(乙型肝炎 e 抗原),抗 Hbe(乙型肝炎 e 抗体),抗 HBc(乙型肝炎核心抗体)]。

X 线胸片显示两肺可见多个边界较清楚的结节状阴影。X 线食管静脉造影提示食管下段静脉明显曲张。B 超示肝脏密布结节,其中最大者大小有 4cm×4cm×2cm。

（二）参考讨论题

1. 根据所学的病理学知识,谈谈你的各种诊断和诊断依据。
2. 简述肝脏的主要病理变化及其动态发展变化过程。
3. 如何考虑肺部病变性质? 简述依据和参考资料来源。

实验九 泌尿系统疾病

一、目的与要求

1. 掌握各型肾小球肾炎的病变特点。
2. 掌握急性肾盂肾炎和慢性肾盂肾炎的病理变化。
3. 了解肾脏和膀胱常见肿瘤的形态特征。

二、实验前准备

1. 复习肾脏的正常解剖结构、组织结构、超微结构和生理功能。
2. 复习本次实验的病理学理论知识。

三、实验内容

（一）大体标本及观察要点

1. 急性弥漫性增生性肾小球肾炎(acute diffuse proliferative glomerulonephritis) 肾脏体积增大,被膜紧张,暗红色(大红肾)。肾脏表面可见散在粟粒大小的出血点(蚤咬肾)。切面肾皮质增厚。

2. 弥漫性新月体性肾小球肾炎(diffuse crescentic glomerulonephritis) 肾脏体积增大,颜色苍白,表面可见点状出血。切面肾皮质增厚。

3. 弥漫性硬化性肾小球肾炎(diffuse sclerosing glomerulonephritis) 肾脏体积缩小,质地变硬,表面呈弥漫性细颗粒状。切面皮质变薄,皮髓质界限不清,肾盂脂肪增多。

4. 急性肾盂肾炎(acute pyelonephritis) 肾脏体积增大,表面充血,有散在、稍隆起的黄白色脓肿,脓肿周围见暗红色的充血带包绕。切面肾髓质内见黄色条纹向皮质延伸,条纹的融合处有脓肿形成。肾盂黏膜充血水肿,表面可有灰黄色的脓性渗出物。

5. 慢性肾盂肾炎(chronic pyelonephritis) 肾脏体积缩小,表面不光滑,可见大小不等的不规则凹陷性瘢痕。切面皮髓质界限不清,肾盂、肾盏变形,肾乳头萎缩,肾盂黏膜增厚、粗糙。

6. 肾细胞癌(renal cell carcinoma) 肿瘤位于肾的上极,实性圆形肿物,直径约 6cm。切面肿瘤组织为灰白色,可见灶状出血,肿瘤边缘有假包膜形成。

7. 膀胱移行细胞癌(transitional cell carcinoma of the bladder) 在膀胱三角区可见呈乳头状的肿瘤数个,大小不等,膀胱壁轻度增厚。

8. 肾母细胞瘤（nephroblastoma）　在肾脏一极可见类圆形如儿头大小的实性肿物，边界清楚。切面隆起，实性，部分区域质硬，灰白色，部分区域质软，黏液样，部分区域可见透明软骨样组织，并有钙化、出血和坏死灶。

（二）病理组织切片及观察要点

1. 急性弥漫性增生性肾小球肾炎（acute diffuse proliferative glomerulonephritis）　多数肾小球体积增大，细胞数目增多，内皮细胞和系膜细胞增生，可见中性粒细胞和单核细胞浸润。毛细血管腔狭窄或闭塞。肾小管上皮细胞水肿，管腔内可见各种管型。间质充血、水肿并有少量中性粒细胞、单核细胞浸润（图5-41）。

2. 弥漫性新月体性肾小球肾炎（diffuse crescentic glomerulonephritis）　多数肾小球体积增大，肾小球囊内可见纤维性或纤维细胞性的新月体或环形体。肾小管上皮细胞水肿，或出现均质红染的玻璃样小滴。有些肾小管萎缩或消失（图5-42）。

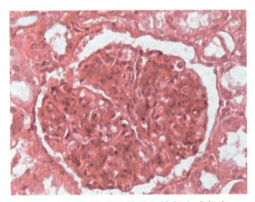 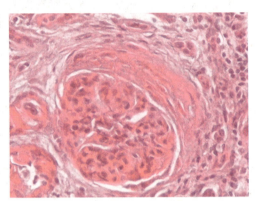

图5-41　急性弥漫性增生性肾小球肾炎　　　图5-42　弥漫性新月体性肾小球肾炎

3. 弥漫性硬化性肾小球肾炎（diffuse sclerosing glomerulonephritis）　多数肾小球纤维化、玻璃样变性，可见肾小球集中现象，肾小管萎缩、消失；少数肾小球体积增大，肾小管扩张，扩张的肾小管腔内可见各种管型。间质内纤维组织增生，伴大量的淋巴细胞、浆细胞浸润，小动脉管壁增厚（图5-43）。

4. 急性肾盂肾炎（acute pyelonephritis）　肾间质内血管扩张充血，有大量的中性粒细胞浸润，肾小管管腔内出现以中性粒细胞为主的管型，严重者肾小管坏死形成脓肿。肾盂黏膜血管充血，有大量的中性粒细胞浸润（图5-44）。

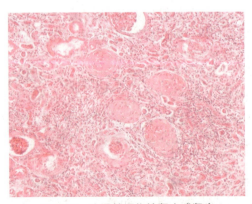 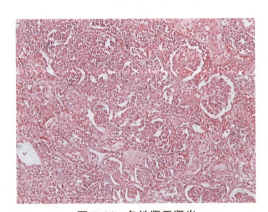

图5-43　弥漫性硬化性肾小球肾炎　　　图5-44　急性肾盂肾炎

5. 慢性肾盂肾炎（chronic pyelonephritis）　病变呈灶性分布，以肾小管和肾间质受累最重。肾间质纤维组织增生，伴较多的慢性淋巴细胞浸润，肾小管萎缩消失。部分肾小管代偿性扩张，腔内有均质红染的胶样管型。小动脉管壁增厚，管腔狭窄。有些肾小球的球囊周围纤维组织增生（球囊周围纤维化），肾小球逐渐发生纤维化和玻璃样变性（图 5-45）。

6. 肾细胞癌（renal cell carcinoma）　为透明细胞癌，是最常见的组织学类型。肿瘤细胞圆形或多角形，细胞质透明或颗粒状，呈片状或梁状排列，无乳头结构，间质内毛细血管丰富。大部分癌细胞分化好（图 5-46）。

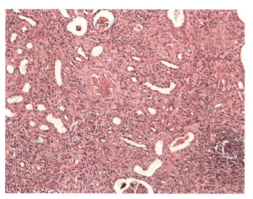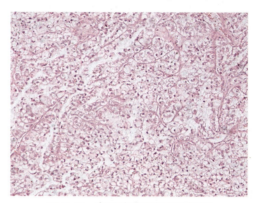

图 5-45　慢性肾盂肾炎　　　　　　　　　　　图 5-46　肾细胞癌（透明细胞癌）

7. 膀胱移行细胞癌（transitional cell carcinoma of the bladder）　低级别的具有典型的乳头状结构，肿瘤细胞具有一定的异型性，但分化较好，移行上皮的特征明显，核分裂象较少见；组织结构较规则，细胞排列紧密，维持正常极性。高级别的肿瘤组织结构和细胞形态的异型性明显，核分裂象多见，可有病理性核分裂象，细胞排列紊乱，极性消失。

四、思考题

1. 高血压病、动脉粥样硬化症、慢性肾小球肾炎、慢性肾盂肾炎都可导致肾脏萎缩，它们的病变有何异同？

2. 简述常见肾小球肾炎和急、慢性肾盂肾炎的病变特征。

3. 临床案例病理分析

患者男，7 岁。因乏力，面部水肿 1d 于 7 月 3 日入院。三周前患儿因左膝部皮肤严重擦伤，后局部出现红、肿、热、痛，并有化脓，经局部消炎处理，症状明显好转，但患儿于 7 月 2 日起渐感乏力，7 月 3 日晨起时面部水肿，随即入院诊治。

体格检查：体温 38.1℃，脉搏 90 次 /min，呼吸 28 次 /min，血压 150/100mmHg（正常 <140/90mmHg），患儿神清，面部水肿以眼睑为主，全身水肿不明显，左膝部伤口已结痂，无明显不适，双肾区轻叩痛，心、肝、脾、肺检查均无异常。

实验室检查：尿常规：24h 尿量 350mL（正常 1 000~2 000mL），尿蛋白（++）（正常为阴性），红细胞 15 个 / 高倍视野（正常 0~5 个 / 高倍视野），透明管型（++）。血常规：血红蛋白 120g/L，红细胞 5.0×10^{12}/L，白细胞 10.5×10^{9}/L，中性粒细胞 70%。血液检查：非蛋白氮 26.1mmoL（正常 14.3~25mmol/L），内生肌酐 150μmol/L（正常 44.0~133.0μmol/L）。

入院后给予卧床休息，低盐、低蛋白饮食，静脉滴注青霉素等治疗，一个月后病情明显好转，各项检查均正常后出院。

请回答：

（1）根据所学的病理学知识，谈谈你的诊断和诊断依据。如何用其病理变化解释临床表现？

（2）皮肤感染与该病的发生有何联系？

![实验十] **实验十 内分泌系统和神经系统疾病**

一、目的与要求

1. 掌握非毒性甲状腺肿和毒性甲状腺肿的病理变化。熟悉常见甲状腺肿瘤的形态特征。
2. 掌握流行性脑脊髓膜炎和流行性乙型脑炎的病理变化。了解神经系统常见肿瘤的形态特征。

二、实验前准备

1. 复习甲状腺、脑和脑膜的正常解剖和组织结构。
2. 复习本次实验的病理学理论知识。

三、实验内容

(一)大体标本及观察要点

1. 结节性甲状腺肿(nodular goiter) 甲状腺体积明显增大,表面和切面均呈结节状,最大结节直径为6cm,结节内呈棕色。其余标本,有的囊性变,有的陈旧性出血,有的已钙化。

2. 弥漫性毒性甲状腺肿(diffuse toxic goiter) 标本为切除的大部分甲状腺组织,体积较正常增大,切面灰红色、分叶状,胶质少,质软似肉样。

3. 甲状腺腺瘤(thyroid adenoma) 单发,圆形,直径5cm。切面实性,有完整胞膜,棕黄色,可并发出血、囊性变、钙化和纤维化,压迫周围组织。

4. 乳头状甲状腺癌(papillary adenocarcinoma of thyroid) 为最常见的类型,肿瘤呈圆形,直径3cm,无明显包膜,质硬,切面灰白,有囊形成,囊内可见乳头。

5. 流行性脑脊髓膜炎(epidemic cerebrospinal meningitis) 见本章实验三中的"化脓性脑膜炎"。

6. 流行性乙型脑炎(epidemic encephalitis B) 脑膜血管扩张充血,脑组织明显水肿,脑回变宽,脑沟变窄。切面皮质深层、基底核及视丘处可见粟粒大小或针尖大小的半透明软化灶,境界清楚,弥散或聚集分布。

(二)病理组织切片及观察要点

1. 结节性甲状腺肿(nodular goiter) 甲状腺滤泡增生,形态多样,大小不一,可见储有大量胶质的巨滤泡和不含胶质的小滤泡,上皮扁平或立方,间质纤维组织增生,将甲状腺组织包绕形成大小不一的结节状病灶(图5-47)。

2. 弥漫性胶样甲状腺肿(diffuse colloid goiter) 大部分滤泡腔高度扩张,滤泡上皮复旧变扁平,腔内大量胶质贮积。

3. 弥漫性毒性甲状腺肿(diffuse toxic goiter) 滤泡上皮增生呈单层柱状或形成乳头突入腔内,并有小滤泡形成,滤泡腔内胶质稀薄,滤泡周边胶质出现许多吸收空泡。间质血管丰富、充血,淋巴细胞增生浸润,局部可见淋巴滤泡形成(图5-48)。

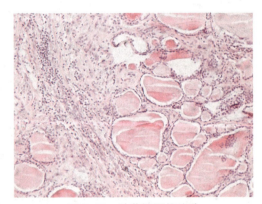

图5-47 结节性甲状腺肿

4. 甲状腺乳头状腺癌(papillary adenocarcinoma of thyroid) 癌细胞围绕纤维血管轴呈乳头状排列,分支较多。乳头轴心为血管、纤维结缔组织,外围为癌细胞。癌细胞呈立方或矮柱状,单层或多层,细胞分化程度不一,核染色质少,透明或毛玻璃状,无核仁。

5. 流行性脑脊髓膜炎(epidemic cerebrospinal meningitis) 脑膜血管高度扩张充血,蛛网膜下腔增宽,充满大量的中性粒细胞、纤维素和少量的单核细胞、淋巴细胞。邻近大脑皮质轻度水肿(图5-49)。

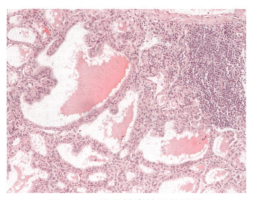

图 5-48 弥漫性毒性甲状腺肿

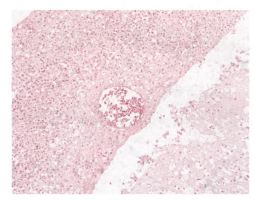

图 5-49 流行性脑脊髓膜炎

6. 流行性乙型脑炎（epidemic encephalitis B） 低倍镜下脑组织内可见大小不一、圆形或椭圆形、边界清楚、浅染的筛网状软化灶。高倍镜观察，可见血管明显扩张，周围间隙增宽，有的血管周围可见淋巴细胞围管浸润；小胶质细胞增生形成胶质结节；神经细胞变性、坏死。（图 5-50，图 5-51）

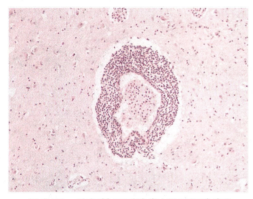

图 5-50 流行性乙型脑炎（淋巴细胞套）

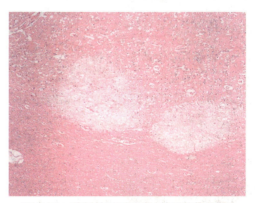

图 5-51 流行性乙型脑炎（筛网状软化灶）

7. 星形细胞瘤（Ⅲ级）（astrocytic tumor grade Ⅲ） 瘤细胞增生活跃，排列紧密，细胞大小不等，异型性明显（图 5-52）。

8. 少突胶质细胞瘤（oligodendroglioma） 瘤细胞弥漫分布，瘤细胞圆形，大小较一致，形态较单一，核圆形居中，核周细胞质透亮，形成核周空晕。血管呈枝芽状穿插在瘤细胞间。

9. 髓母细胞瘤（medulloblastoma） 瘤细胞密集，弥漫排列或形成菊形团。瘤细胞体积小，圆形或卵圆形，胞质少，胞核深染，可见病理性核分裂象。

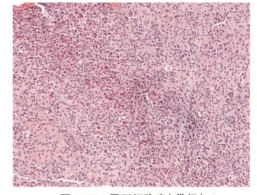

图 5-52 星形细胞瘤（Ⅲ级）

10. 脑膜瘤（meningioma） 部分区域瘤细胞呈大小不等的同心圆状或漩涡状排列，其中央可见砂粒体，部分区域瘤细胞排列成束状，纵横交错。瘤细胞异型性小。

四、思考题

1. 简述非毒性甲状腺肿和毒性甲状腺肿的镜下病变特点。
2. 试比较流行性脑脊髓膜炎和流行性乙型脑炎的区别。

实验十一　传染病与寄生虫病

一、目的与要求

1. 掌握结核病的三种基本病变及原发性、继发性肺结核各种类型的病变特点。
2. 掌握伤寒、细菌性痢疾的病理变化。
3. 掌握阿米巴病、血吸虫病的病理变化。
4. 了解肺外器官结核病、肾综合征出血热的病变特点。

二、实验前准备

1. 复习炎症的基本病变。
2. 复习肺、肠道、肝、脑膜、脑组织等的正常解剖和组织结构。
3. 复习本次实验的病理学理论知识。

三、实验内容

（一）大体标本及观察要点

1. 原发性肺结核（primary pulmonary tuberculosis） 左肺上叶的下部靠近胸膜部位有一直径为1cm的病灶，灰黄色，境界清楚。同侧肺门淋巴结肿大，切面呈灰黄色。

2. 急性粟粒性肺结核（acute military pulmonary tuberculosis） 在肺叶的切面上可见均匀分布粟粒样大小的灰白色病灶，大小一致，稍隆起于器官表面。

3. 急性空洞型肺结核（acute cavernous pulmonary tuberculosis） 肺切面肺尖部可见大小不一、形状不规则的薄壁空洞，洞壁不光滑，空洞内有干酪样坏死物。其余肺组织内可见大小不等的灰黄色病灶。

4. 慢性纤维空洞型肺结核（chronic fibrocavernous tuberculosis of lung） 肺切面可见多个大小不一的厚壁空洞，洞壁由增生的灰白色致密纤维组织构成，腔内有干酪样坏死。其余肺组织由上到下可见新旧不一的结核病灶。

5. 结核性肺硬化（tuberculosis pulmonary cirrhosis） 肺体积明显缩小，严重变形，质地变硬，切面可见肺组织大部分被灰白色纤维组织取代，只残留少量肺组织，其中可见灰黄色的结核病灶。

6. 局灶型肺结核（local pulmonary tuberculosis） 在肺纵切面上的肺尖部有多个小于1cm的结节状病灶。病灶中心为灰黄色的干酪样坏死物，周围有灰白色组织包绕。

7. 肺结核球（pulmonary tuberculoma） 在肺纵切面的上方可见一个球形结核病灶，直径4cm，境界清楚，病灶中心为淡黄色的干酪样坏死物，周围灰白色组织包绕。

8. 干酪性肺炎（caseous pneumonia） 病变肺叶肿大，实变，切面肺组织大片实变，为灰黄色、干酪样或豆腐渣样的坏死物质，其中可见数个边缘破碎的不规则小空洞。

9. 溃疡型肠结核（ulcerative intestinal tuberculosis） 回肠末端有多个环形溃疡，溃疡的长轴与肠管纵轴垂直，边缘参差不齐，较浅，底部有干酪样坏死物。浆膜面可见灰黄色、串珠状的结核性淋巴管炎。

10. 肾结核（renal tuberculosis） 肾切面可见皮髓质交界处有多个圆形或椭圆性空洞，洞壁内可见干酪样坏死物附着。输尿管增粗，管壁厚薄不一，管腔内可见干酪样坏死物。

11. 脊椎结核（tuberculosis of vertebrace） 脊椎的一段，受累的椎体、椎间盘破坏，可见灰黄色干酪样坏死，椎体塌陷呈楔形，使脊柱发生后凸畸形。

12. 肠伤寒（ileum of typhoid fever） 纵剖开的回肠一段，黏膜面有多个圆形和椭圆形的溃疡，椭圆形溃疡的长轴与肠管纵轴平行，边缘隆起，底部不平，溃疡较深。

13. 细菌性痢疾的结肠（the colon of bacillary dysentery） 纵剖开的结肠一段，黏膜表面部分区域有灰白色,糠皮状假膜覆盖,部分区域由于假膜溶解脱落形成大小不一的地图状浅表性溃疡。

14. 肾综合征出血热肾脏(epidemic hemorrhagic fever renal)　肾脏体积增大,髓质呈暗红色,髓放线条纹消失,皮质因贫血呈苍白色,故皮髓质对照分明。肾盂黏膜有不同程度出血。

15. 肾综合征出血热心脏(heart of epidemic hemorrhagic fever)　心脏体积增大,重量增加,心壁各层均可见点状出血,右心房和右心耳处心内膜下可见大片状出血。

16. 阿米巴肝脓肿(amoebic liver abscess)　肝脏体积增大,切面可见约鸡蛋大小的囊腔,囊内液化性坏死物已丢失,囊壁为破絮状物。

17. 阿米巴病结肠(colonic amoebiasis)　纵剖开的结肠一段,黏膜表面可见数个散在、大小不等的圆形溃疡,溃疡间的黏膜基本正常。切面溃疡呈口小底大的烧瓶状,边缘呈潜行性。

18. 干线型肝硬化(pipestem cirrhosis)　肝脏体积变小、变硬,表面不平,浅的沟纹分割肝脏,形成若干大小不等稍隆起的区域。切面增生的灰白色结缔组织沿门静脉分支呈树枝状分布。

19. 血吸虫病结肠(colonic schistosomiasis)　纵剖开的结肠一段,肠壁增厚、变硬,肠腔狭窄,黏膜粗糙不平,有息肉和溃疡形成。

(二)病理组织切片及观察要点

1. 肺结核(tuberculosis)　低倍镜下肺组织内可见数个边界清楚的结节状病灶。高倍镜下病灶中央为粉染无结构的颗粒状干酪样坏死物,周围有上皮样细胞和数个朗汉斯巨细胞,外围可见淋巴细胞和成纤维细胞。周围肺组织肺泡壁毛细血管扩张充血,肺泡腔内有浆液和少量单核细胞渗出。(图5-53,图5-54)

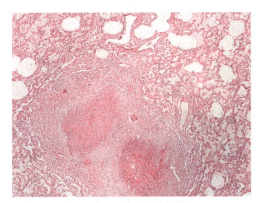

图 5-53　肺结核(低倍)

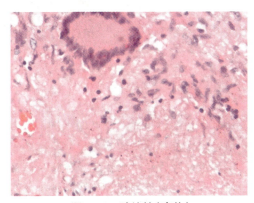

图 5-54　肺结核(高倍)

2. 细菌性痢疾的结肠(the colon of bacillary dysentery)见本章实验三中的"纤维素性炎"。

3. 肠伤寒(ileum of typhoid fever)　肠黏膜大部分坏死脱落,黏膜下层明显增厚,肠壁各层都有大量淋巴细胞、单核细胞浸润,巨噬细胞体积增大,细胞质丰富,呈弱嗜酸性,核圆形或椭圆形偏于一侧,细胞质内可见被吞噬的淋巴细胞、红细胞及细胞碎片,形成伤寒细胞,伤寒细胞聚集成伤寒小结(伤寒肉芽肿),肠壁各层可见血管扩张充盈,黏膜下层偶见局灶性组织坏死(图5-55)。

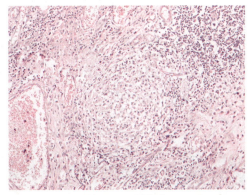

图 5-55　肠伤寒

4. 肠阿米巴病(intestinal amoebiasis)　肠黏膜组织部分坏死脱落,在坏死组织与正常组织交界处可见少许炎细胞浸润和阿米巴滋养体(图5-56,图5-57)。

5. 慢性血吸虫虫卵结节(chronic egg nodules of schistosomiasis)　低倍镜下肝组织内可见多个界限清楚的结节状病灶。高倍镜下,结节中央可见数个死亡的虫卵,周围可见上皮样细胞和少量异物多核巨细胞,外围可见淋巴细胞和增生的纤维组织(图5-58)。

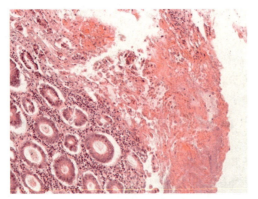

图 5-56　肠阿米巴病（低倍）

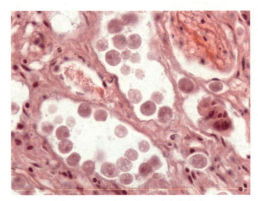

图 5-57　肠阿米巴病（高倍）

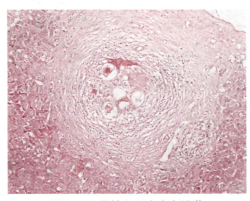

图 5-58　慢性血吸虫虫卵结节

四、思考题

1. 简述结核病的基本病理变化。
2. 简述原发性肺结核的病变特征及结局。
3. 比较原发性肺结核与继发性肺结核的区别。
4. 简述各型继发性肺结核的病变特征及其之间的关系。
5. 简述伤寒与急性细菌性痢疾累及的器官及病理变化。
6. 简述血吸虫病和阿米巴病累及的主要器官及病理变化。

实验十二　临床病理科参观

一、目的与要求

1. 通过临床病理科参观理解现代病理学技术和临床病理诊断的具体内容和内涵。
2. 通过临床病理科参观反思临床病理诊断的临床价值和地位。
3. 通过临床病理科参观反思科学工作流程管理和团队合作在保障临床病理诊断正确性的重要性。

二、实验前准备

1. 课前预习学习通病理学实验中的相关视频内容。
2. 复习病理学教材中的相关章节内容。
3. 复习本次实验的病理学理论知识。

三、实验内容

（一）病理学技术和档案资源管理（详见资源平台中相关视频内容）

病理科日常工作内容涉及以下三个技术和管理层面的内容。

1. 病理传统技术原理和应用。

2. 病理学现代技术应用举例［免疫组织化学染色（IHC）和免疫荧光原位杂交（FISH）］。

3. 现代病理学信息化管理体系应用价值。

（二）临床病理科参观内容

可通过扫描病理科内仪器设备周围的相关二维码获取具体技术操作流程等内容。

1. 窗口参观申请单和标本接收与病理报告领取过程。

2. 取材室参观标本取材、组织固定和冷冻取材及切片过程。

3. 病理技术室参观常规组织石蜡包埋、切片和染色过程。

4. 诊断室参观病理诊断报告生成过程及理解二、三级诊断制度的严谨性与科学性。

5. IHC 全自动染色室参观现代病理技术的临床规模化应用。

6. 档案室参观病理相关资料的科学管理和保存方法及流程。

四、参考讨论话题

1. 结合自己本学期病理学实验课学习经历,举例简述你对病理学技术的理解和认识及思考。

2. 举例阐明常规 HE 染色石蜡切片的制作过程中质控质量会不会影响病理诊断的可靠性。

3. 在窗口参观时反思临床病理诊断标本的部分主要来源（举例）。

4. 病理诊断"金标准"地位的绝对性和相对性（局限性）（举例阐明）。

5. 光学仪器技术和种类的与时俱进与组织形态学特征获取途径的多源性现状,反思终身学习理念和习惯对自身健康成长的价值及重要性（举例阐明）。

6. 思考了解 HE 染色原理对理解和明确识别病理实验切片中组织细胞结构及画图细节有无帮助（举例阐明）。

7. IHC 原理、流程和临床病理诊断价值（举例阐明）。

8. 分子检测技术 FISH 和基因测序临床病理诊断价值（举例阐明）。

9. 人工智能（AI）技术在病理诊断中的应用前景（举例阐明）。

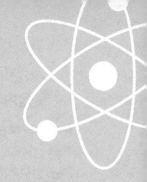

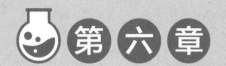

微生物学实验

实验一 细菌形态结构的观察

一、目的和要求

1. 掌握显微镜油镜的使用方法和保护要点。
2. 认识细菌的基本形态和特殊结构（荚膜、芽孢、鞭毛）。

二、实验内容

细菌的基本形态和特殊结构观察：取细菌的基本形态和特殊结构示教片，在普通光学显微镜下观察，注意其形态、大小、排列方式，染色性和特殊结构。

1. 细菌基本形态
（1）球菌：葡萄球菌、链球菌、肺炎球双球菌、脑膜炎球菌等玻片标本。
（2）杆菌：大肠埃希菌、伤寒沙门菌、结核分枝杆菌等玻片标本。
（3）螺形菌：霍乱弧菌、弯曲菌等玻片标本。

2. 细菌特殊结构
鞭毛：变形杆菌、伤寒沙门菌等玻片标本。注意鞭毛和菌体的颜色及鞭毛的位置与数目（单鞭毛、双鞭毛、丛鞭毛、周鞭毛）。
荚膜：肺炎球菌等玻片标本。注意荚膜与菌体的颜色及荚膜的厚度。
芽孢：破伤风梭菌、枯草杆菌、炭疽芽孢杆菌等玻片标本。注意芽孢的形态、大小及位置。

实验二 细菌涂片标本的制作及革兰氏染色法

一、目的和要求

1. 了解不染色标本检查法（观察细菌的动力）。
2. 掌握制备细菌涂片的方法及革兰氏染色法的基本步骤。

二、实验内容

（一）制片

1. 涂片　取生理盐水1滴置于玻片上，然后用接种环从固体养基上取菌落或菌苔少许，在盐水中研匀，涂布成约1cm² 大小的薄膜。

2. 干燥　细菌涂片最好在室温下自然干燥，必要时可将膜面向上，在火焰上方不烤手的高处微微烘烤,以助水分蒸发。

3. 固定　常用火焰加热法固定,即将已干燥的细菌涂片膜面向上,以钟摆速度通过火焰温度最高处 3 次。注意切勿将菌体烤焦。固定的目的在于杀死细菌;使细菌与玻片的黏附较牢;提高细菌对染料的通透性。

(二) 染色

1. 初染　滴加结晶紫染液于涂片上,染色 1min 后用水徐徐冲洗。

2. 媒染　滴加碘液,约 1min 后,用水徐徐冲洗。

3. 脱色　滴加 95% 乙醇,边摆动玻片使乙醇流走边观察,直至留下的乙醇无色或稍呈淡紫色时为止,立即用水将酒精徐徐冲洗掉。

4. 复染　滴加稀释复红,约 1min 后水冲洗,待标本片自然干燥或用吸水纸吸干后,用显微镜油镜观察。

革兰氏阳性菌染成紫色,革兰氏阴性菌染成红色。并注意观察标本中细菌的形态、大小和排列方式。

🔬 实 验 三　培养基制备、细菌分离培养与接种技术

一、目的和要求

1. 初步掌握培养基制备的方法。

2. 初步掌握细菌分离培养及纯培养接种技术。

3. 熟悉细菌接种时的无菌操作技术。

4. 熟悉细菌在培养基上的生长情况;认识菌落,并了解其在分离培养中的意义。

二、实验内容

(一) 培养基的制备(操作)

1. 配料　配方换算→在容器中加入少量水(蒸馏水,自然水)→按照配方称取各种药品(依次加入)→加足所需水量(一药一勺,取药后立即盖上瓶盖)。

2. 溶解　加热溶解,特别是加有琼脂的培养基,一定要煮沸,琼脂的熔解温度 95~97℃,且需要边加热边搅拌以防止烧焦。

3. 调 pH　用 1mol/L 的盐酸或 1mol/L NaOH 把培养基调节到所要求的 pH。

4. 过滤　滤纸或棉花进行过滤(有时可以省去)。

5. 分装　一般培养基放在三角瓶,若作静置培养,则用 100mL 培养基 /250mL 的三角瓶,最多不能超过 150mL 培养基 /250mL 的三角瓶,否则灭菌时培养基沸腾容易污染棉塞,造成染菌。

6. 包扎　分装好后,塞上棉塞,在用牛皮纸将棉塞包裹好,防止灭菌时水分进入把棉塞弄湿。

7. 灭菌　按配方上要求的温度、压力进行高压蒸汽灭菌。如果灭菌的温度太高,营养成分会被破坏,培养基中的糖、氨基酸会使培养基的颜色变深。

8. 倒平板　灭菌后将没有凝固的培养基从三角瓶中倒入无菌平皿中,等冷却凝固后,在 30℃下放置一天,无污染的即可使用。一般用牛皮纸包裹好存放于 2~8℃冰箱中备用。

(二) 细菌接种法(操作或示教)

细菌种类多、分布广,被检材料常含有多种的细菌,为了对特定细菌进行研究或鉴定,或需证明待检标本中是否有某种细菌,必须先进行细菌分离获得纯种细菌培养物后,才能进一步鉴定细菌。

1. 平板分区划线分离培养法

(1) 右手以持笔式握接种环,在火焰上烧灼灭菌。待接种环冷却后,以无菌操作方法蘸取混合细菌培养物 1 环。

（2）左手持平板培养基平皿底部，右手将沾到菌液的接种环在平板表面的边缘部分涂抹。烧灼接种环，冷却，自涂抹部分开始，连续在平板表面左右划线，划线时使接种环面与平板表面成 30°~40° 角，第 1 区划线约占平板表面的 1/5~1/4。

（3）再次烧灼接种环，待冷，将培养基转动 80° 左右进行第 2 区划线，第 2 区划线与第 1 区划线开始相交 2~3 条，以后可不相交。烧灼接种环后用相同方法进行第 3、4、5 区划线。

（4）接种完毕后，接种环经火焰灭菌，平板底部做好标记（姓名、日期、标本名称等），放 37℃温箱培养 24h 后观察结果。

（5）注意事项：划线接种时，力量要适中，切勿划破平板表面；划线要密而不重复，充分利用平板表面；严格无菌操作。

2. 斜面培养基接种法　琼脂斜面培养基主要用于纯培养和保存菌种，某些特殊斜面培养基可用于观察生化反应等特殊用途。

（1）左手示指、中指、环指分别握持标本试管与待接种的斜面培养基，拇指压住试管底部上方，接种管位于左侧，培养基管位于右侧，斜面均向上。

（2）右手拇指和示指分别松动两管棉塞，用火焰灭菌法灭菌接种环。

（3）以右手小指与手掌，小指与环指分别拔取两管棉塞（先外后内），将两管口迅速通过火焰灭菌。

（4）将灭菌过的接种环插入标本试管内，从斜面上取菌苔少许，退出标本试管，迅速伸入待接种的培养管，在斜面上先由底部向上拉一条线，再从斜面底部向上轻轻曲折连续划线。

（5）取出接种环，在火焰上方灭菌管口，塞上棉塞（先塞标本试管，后塞接种试管），然后灭菌接种环；做好标记。37℃温箱培养 18~24h 观察结果。

3. 液体培养基接种法

（1）同斜面培养基接种法（1）、（2）、（3）。

（2）接种环灭菌冷却后，从标本试管挑取少量菌苔移到肉汤管，在接近液面上方的管壁上轻轻研磨，并蘸取少许肉汤调和，使细菌混合于肉汤中。

（3）把接种环和试管口，放在酒精灯火焰上方烧灼灭菌并做好标记，置 37℃温箱培养 24h 后观察结果。

4. 半固体培养基接种法　半固体培养基采用穿刺接种法，主要用于观察细菌的动力，在肠道杆菌鉴别中尤为重要。

（1）同斜面培养基接种法（1）、（2）、（3）。

（2）右手持接种针，灭菌冷却后，以接种针挑取菌苔接种于半固体培养基时，垂直刺入培养基中心，深入培养基高度约 3/4 处，然后接种针沿原路退出。接种后放入 37℃温箱培养 18~24h 观察结果。

（三）细菌的生长现象观察

1. 液体培养基　呈均匀混浊生长（如葡萄球菌），形成菌膜（如枯草杆菌）和沉淀生长（如链球菌）。

2. 固体培养基　形成菌落和菌苔。注意菌落的大小、形态、透明度、凸起度、黏稠度、颜色、表面和边缘是否整齐及周围有无溶血环等。

3. 半固体培养基　观察细菌的动力。无鞭毛的细菌（痢疾志贺菌）沿穿刺线生长，穿刺线清晰，周围培养基透明；有鞭毛的细菌（大肠埃希菌）沿穿刺线向周围扩散生长，穿刺线模糊，周围培养基变混浊。

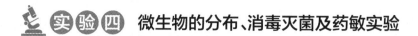

实验四　微生物的分布、消毒灭菌及药敏实验

一、目的和要求

1. 了解微生物的分布,进一步建立无菌观念。
2. 熟悉常用的物理、化学消毒灭菌方法。
3. 掌握药物敏感实验及其临床意义。
4. 了解细菌内毒素和外毒素的致病性。

二、实验内容

(一)细菌的分布

1. 空气、人体上呼吸道微生物的检查

(1)取普通琼脂平板 2 个,一个揭开盖放在实验室内,在空气中暴露 10min 后盖上平皿盖;另一个揭开盖放在无菌室或超净工作台上,暴露 10min 后盖上平皿盖,分别做好标记,置 37℃温箱培养 18~24h 后观察结果。

(2)取无菌棉拭子一个,在正常人体咽喉扁桃体部涂抹,用无菌操作法将棉拭子标本涂于血平板,置 37℃温箱培养 24h 后观察。

2. 手指皮肤消毒前后微生物的检查　先将一手指在标明"消毒前"的培养基表面轻轻地来回涂抹,然后将此手指用 2% 碘酒及 75% 乙醇依次做皮肤消毒,待干后再在标明"消毒后"的培养基上轻轻涂抹。标有"对照"的培养基表面不做涂抹,供作对照用。将 3 个营养琼脂平板置 37℃温箱中培养 24h 后观察结果。

(二)常用消毒灭菌器和滤菌器介绍

1. 高压蒸汽灭菌器　是应用最广的灭菌器,凡能耐高温的物品如普通培养基、敷料、手术器械、药品、玻璃器皿等均可用此灭菌器灭菌。

先向外筒内加水,把需灭菌的物品放入筒内,盖好盖并将螺旋拧紧,打开排气阀开始加热,水沸腾后,排气阀开始排出气体,待筒内空气完全排出,持续排水蒸汽时,关上排气阀。此时筒内压力逐渐升高。至压力表显示压力达到 103.4kPa(1.05kg/cm^2)时,此时温度为 121.3℃,调节热源维持 15~30min 可达灭菌目的。灭菌完毕,关闭热源,待压力下降到零时,方可开盖取物。

2. 干热灭菌器(干烤箱)　干烤箱是用两层金属板制成的箱子,中间充以石棉,箱底有热源(电炉),并附有温度计和自动调节器。灭菌时,加热箱内空气,靠热空气灭菌。主要用于玻璃器皿、试管、吸管、三角烧瓶、油剂、粉剂等的灭菌。将需灭菌的物品经清洗和晾干之后整齐地摆放在箱内,不宜过挤,关闭两层箱门通电,待温度升到 160~170℃,维持 2h 即可。温度不可过高,如超过 180℃,棉塞和包装纸会被烤焦甚至燃烧。灭菌完毕,关闭电源,待温度自然下降到 50℃以下再开门取物,以防玻璃器皿骤冷发生破裂。

(三)紫外线的杀菌实验

紫外线的波长为 200~300nm,其中 265~266nm 杀菌力最强,此波长与 DNA 吸收波峰一致,易被细菌 DNA 吸收,导致菌体死亡或变异。但紫外线穿透力弱,玻璃、纸张、尘埃等均能阻挡紫外线,故此法只适用于空气及物品表面的消毒。

取普通琼脂平板一个,密集画线接种大肠埃希菌。用无菌镊子把经灭菌的长方形黑纸片贴于平板表面中央部分。打开平皿盖,置紫外线灯下距离约 20~30cm 处照射 30min,用无菌镊子除去纸片烧掉,盖好平板盖,置 37℃温箱培养 24h 后观察结果。

纸片遮盖部分细菌生长,未遮盖部分无细菌生长或仅有少量细菌生长。

（四）药物敏感实验

抗生素是某些微生物在代谢过程中产生的一种能抑制或杀死某些其他微生物的化学物质。根据抗菌范围的大小，将抗生素分为广谱和窄谱两大类。临床上常通过药敏实验选择有效的抗菌药物来治疗某些传染病。

1. 材料　待测菌种、水解酪蛋白琼脂（M-H平板）、药敏纸片、无菌小镊子等。

2. 方法与步骤

（1）挑取孵育16~24h的数个菌落置于生理盐水管中，校正浓度至0.5麦氏标准。

（2）用灭菌棉拭子蘸取少量菌液，在试管内壁旋转挤去多余菌液后在M-H琼脂平板表面均匀涂布接种3次，每次旋转平板60°，最后沿平板内缘涂抹一周。

（3）平板在室温下干燥3~5min，用蜡笔在平板底部标出贴药敏片的位置。各纸片中心距离应大于24mm，纸片中心距平板边缘应大于15mm。用无菌镊子将药敏纸片，分别贴于涂有细菌的平板表面的相应位置。

（4）贴上药敏片后，于15min内置37℃温箱培养18~24h后观察结果。

（5）在药敏片周围可见抑菌环（无菌生长的环形区），其直径大小与该菌对抗生素的敏感度有关（表6-1）。测量抑菌环，结合药物的性质，一般以敏感、耐药2个等级报告结果。

表6-1　常用药敏实验纸片判断标准　　　　　　　　　　　　　　　单位：mm

抗菌药物	抑菌环直径	
	耐药	敏感
青霉素	≤28	≥29
链霉素	≤11	≥15
氯霉素	≤12	≥18
庆大霉素	≤12	≥15
红霉素	≤13	≥18
四环素	≤14	≥19
磺胺类	≤10	≥16

实验五　脓汁标本病原性球菌的检验Ⅰ

一、实验目的

1. 掌握脓汁标本中化脓性球菌的检验方法。
2. 熟悉常见病原性球菌的菌落和形态特点，掌握常见病原性球菌的鉴定方法。

二、实验内容和方法

（一）脓汁标本的细菌学检查

在脓汁中除了常检查出化脓性球菌外，也可以检出其他多种细菌，例如大肠埃希菌、铜绿假单胞菌、变形杆菌、结核分枝杆菌、产气荚膜杆菌、炭疽杆菌、枯草杆菌等。此外，还可以有真菌、放线菌、螺旋体等其他微生物。本实验使用脓汁材料检验化脓性球菌，根据各种化脓性球菌不同的生物学特性，通过直接涂片镜检、分离培养和生化反应等方法，可鉴定出未知的化脓性球菌。

1. 材料

（1）标本：无菌棉拭子采取的脓汁或病灶分泌物。

（2）培养基：血琼脂平板培养基。

（3）其他：载玻片、革兰氏染色液等。

2. 方法

（1）先将沾有脓汁标本的棉拭子轻轻涂抹在血平板表面的一个小局部，再从这个局部开始，用接种环以分区划线的方法进行接种。接种后将血平板置 37℃ 温箱中培养 18~24h（下次实验课再观察培养结果并继续进行化脓性球菌的鉴定）。

（2）再将棉拭子脓汁标本直接涂片，革兰氏染色后用显微镜观察其形态、排列及染色性。

3. 化脓性球菌的检验程序 见图 6-1。

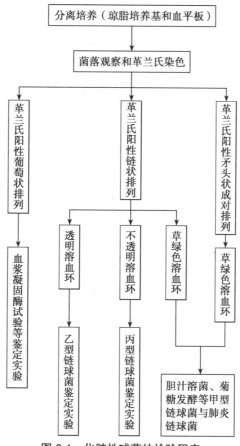

图 6-1 化脓性球菌的检验程序

（二）菌落观察

1. 材料 金黄色葡萄球菌、乙型溶血性链球菌、甲型溶血性链球菌、肺炎链球菌在血平板培养基上的生长物，脑膜炎球菌和淋病奈瑟菌在巧克力平板（或血平板）上的生长物。

2. 实验方法

（1）金黄色葡萄球菌：将金黄色葡萄球菌接种于血平板，37℃ 培养 24~48h，形成圆形、凸起、边缘整齐、表面光滑、湿润、不透明、直径 1~2mm 之菌落。因该菌产生脂溶性色素，其菌落呈黄色或白色。菌落周围形成透明溶血环（β 溶血）。

（2）乙型溶血性链球菌：接种于血平板 37℃ 培养 18~24h，形成圆形凸起、表面光滑、有乳光、灰白色半透明或不透明、直径约 0.5~0.75mm 的小菌落。菌落周围呈透明溶血环（β 溶血）。

（3）甲型溶血性链球菌：菌落形态特点与乙型溶血性链球菌相同，但菌落周围有草绿色或绿褐色溶血环(α溶血)。

（4）肺炎链球菌：在血平板上 37℃培养 18~24h，形成圆形、细小、灰白色、透明或半透明、表面有光泽、直径为 0.5~1.5mm 扁平菌落。周围有草绿色溶血环。培养 48h 后，菌落中央塌陷呈脐窝状。

（5）脑膜炎球菌：在血平板或巧克力平板上 37℃培养 18~24h，菌落为灰白色、光滑湿润、有光泽、圆形、边缘整齐、透明或半透明滴露状、直径为 1~2mm 左右。无溶血环。

（6）淋病奈瑟菌：在血平板或巧克力平板上 37℃培养 18~24h 长出圆形、凸起、不透明、灰白色、直径为 0.5~1.0mm 的小菌落。

（三）病原性球菌染色片形态结构观察

1. **材料**　金黄色葡萄球菌和乙型溶血性链球菌培养物革兰氏染色片，肺炎球菌 Hiss 荚膜染色片，脑膜炎球菌培养物（或脑脊液）革兰氏染色片、淋病奈瑟菌培养物（或患者泌尿生殖道脓性分泌物）革兰氏染色片。

2. **实验方法**

（1）金黄色葡萄球菌：为纯培养物革兰氏染色片。菌体为球形，革兰氏染色阳性，葡萄串状排列。也可见短链或散在排列。

（2）乙型溶血性链球菌：为纯培养物革兰氏染色片。菌体为球形（或椭圆形），革兰氏染色阳性，呈长短不一的链状排列。

（3）肺炎链球菌：为感染小鼠腹腔渗出液涂片或心血印片，黑斯（Hiss）荚膜染色。菌体呈矛状头，蓝紫色，成双（或短链状）排列，钝端相对。菌体周围荚膜无色或淡蓝色。如用革兰氏染色法进行染色，则菌体呈蓝紫色，荚膜无色透明。

（4）脑膜炎球菌：纯培养涂片，革兰氏染色。革兰氏染色阴性，菌体呈椭圆形或肾形，成双排列，凹面或平面相对（若为脑脊液涂片，则在吞噬细胞内可见该革兰氏阴性双球菌）。

（5）淋病奈瑟菌：纯培养物涂片，革兰氏染色。革兰氏染色阴性，菌体呈椭圆形，成双排列（若为泌尿生殖道脓性分泌物涂片标本，则在中性粒细胞内可见该革兰氏阴性双球菌）。

🔬 实验六　脓汁标本病原性球菌的检验 Ⅱ

一、实验目的

1. 掌握脓汁标本化脓性球菌的检验方法。
2. 掌握常见病原性球菌的鉴定方法。

二、实验内容和方法

（一）金黄色葡萄球菌鉴定实验

1. 金黄色葡萄球菌血浆凝固酶实验

（1）原理：金黄色葡萄球菌是最常见的化脓性球菌。常引起局部或全身化脓性感染，某些菌株还能产生肠毒素导致食物中毒。金黄色葡萄球菌与其他非致病性葡萄球菌的主要鉴别点是：①多产生金黄色脂溶性色素；②产生溶血素，在血平板培养基上形成 β 溶血环；③在厌氧条件下分解甘露醇；④血浆凝固酶阳性；⑤耐热核酸酶阳性。血浆凝固酶实验的原理是金黄色葡萄球菌能产生血浆凝固酶，可是血浆中纤维蛋白原转变为不溶性纤维蛋白，附着在细菌表面并使细菌相互聚集成凝块。该酶也可使试管中血浆发生凝固。

（2）材料：金黄色葡萄球菌培养物、载玻片、生理盐水、兔血浆、小试管、接种环等。

（3）实验方法：①玻片法：在洁净玻片两端各加生理盐水一滴，用接种环取金黄色葡萄球菌少许于一侧生理盐水中轻轻研磨，使成均匀浑浊菌液。用同样的方法将另一侧盐水涂成金黄色葡萄球菌菌液。

在一侧菌液中加兔血浆一滴,在另一侧盐水中加盐水一滴作为对照。立即摇动玻片并观察两侧菌液的变化。滴加兔血浆的一侧出现颗粒状凝聚现象而盐水侧无凝集现象为阳性,两侧均无凝集现象则为阴性。②试管法:吸取 1:4 稀释的兔血浆 0.5mL 加于小试管中,用接种环取金黄色葡萄球菌研磨于兔血浆中,再重复该操作两侧。将小试管置于 37℃ 水浴中 1~4h,每 30min 取出观察实验结果一次。血浆成胶冻状为血浆凝固酶阳性,仍成液状为阴性。

2. 甘露醇发酵实验

(1)原理:致病性葡萄球菌多能发酵甘露醇产酸,使培养基由紫色变为黄色。

(2)材料:金黄色葡萄球菌菌种、甘露醇发酵管、细菌接种工具等。

(3)方法:将金黄色葡萄球菌接种于甘露醇发酵管中,37℃ 培养 18~24h 后取出观察结果。

(4)结果和意义:培养基呈混浊、黄色(分解甘露醇产酸所致)为甘露醇发酵实验阳性,仍为紫色则为阴性。

3. 触酶实验

(1)原理:葡萄球菌产生的触酶(过氧化氢酶)能将对细菌产生的 H_2O_2 分解成水和氧气。

(2)材料:金黄色葡萄球菌、载玻片、3%H_2O_2 溶液、接种工具等。

(3)用接种环挑取葡萄球菌,置于洁净载玻片上,滴加 3% H_2O_2 溶液 1~2 滴,1min 内观察结果。

(4)结果和意义:产生大量气泡,为触酶实验阳性;而不产生气泡则为阴性(每次实验应有阳性菌株和阴性菌株做对照)。本实验用于鉴别葡萄球菌和链球菌,前者为阳性,后者为阴性。

(二)链球菌属细菌的常用实验鉴定

1. 链激酶实验

(1)原理:A 群溶血性链球菌产生链激酶,能激活纤维蛋白原(血浆素原),使之变为有活性的纤维蛋白溶解素(血浆素)而溶解纤维蛋白。

(2)材料:人血浆、无菌生理盐水、待检菌培养物、2.5 g/L $CaCl_2$ 溶液、小试管等。

(3)方法:取健康人血浆 0.2mL,加入含无菌生理盐水 0.8mL 的试管中,再加入经 18~24h 肉汤孵育的待检菌 0.5mL,混合后加入 0.25mL 2.5g/L $CaCl_2$ 溶液,置于 35℃ 水浴 10min。

(4)结果与意义:血浆先凝固,随后又溶解。在凝固后 10min 溶解的血浆为阳性,在 15min 内完全凝固的血浆为强阳性,24h 仍不溶解为阴性。此实验是鉴定 A 群溶血性链球菌的一个重要实验。

2. 盐酸乙基氢化羟基奎宁(optochin)敏感实验

(1)原理:肺炎链球菌对 optochin 敏感,它能干扰肺炎链球菌叶酸合成,故 optochin 能抑制肺炎链球菌生长。

(2)材料:肺炎链球菌培养物、血平板培养基、optochin 纸片(5μg/ 片)等。

(3)方法:从可疑链球菌菌落挑取待检菌密集划线接种在血平板上,取 optochin 纸片平贴在平板上,35℃ 温育 18~24h 观察结果。

(4)结果和意义:抑菌圈直径 >18mm 为阳性,<15mm 为阴性,15~18mm 之间应重复实验。此实验用于鉴别肺炎链球菌和甲型链球菌,前者为阳性,后者为阴性。

3. 胆汁溶菌实验

(1)原理:胆汁或胆盐能活化肺炎链球菌的自溶酶,促进细菌胞体自身裂解。使细菌在短时间内自溶。

(2)材料:10% 去氧胆酸钠溶液、甲型溶血性链球菌和肺炎球菌血平板培养物及血清肉汤培养物等。

(3)方法:①平板法:加 1 滴 10% 去氧胆酸钠溶液于血琼脂平板草绿色溶血的菌落上,35℃ 温育 30min 观察结果;②试管法:分别加 10% 去氧胆酸钠溶液 0.1mL 于 0.9mL 草绿色溶血性链球菌和 0.9mL 肺炎链球菌血清肉汤培养基的试管中,摇匀后置 35℃ 水浴 10~15min 后观察结果。

(4)结果分析:平板法实验若菌落消失为阳性,菌落不消失为阴性。试管法实验若液体由混浊变为透明为阳性,混浊不变为阴性。此实验用于鉴别肺炎链球菌和甲型链球菌,前者为阳性,后者为阴性。

注意:鉴定肺炎链球菌和甲型链球菌还可用菊糖发酵实验相鉴别,其原理是肺炎链球菌能发酵菊糖产酸,使培养基中指示剂变色(阳性)而甲型溶血性链球菌为阴性。

4. A群溶血性链球菌感染的血清学实验——抗链球菌溶素"O"实验(乳胶法)

(1)原理:抗"O"(ASO)高滴度的病人血清被适量的溶血素"O"中和后,失去了正常水平量的抗体,多余抗"O"抗体与ASO乳胶试剂反应,出现清晰均匀的凝集颗粒(ASO乳胶试剂系羧化聚苯乙烯乳胶与溶血素"O"共价交联的产物)。

(2)材料:待检血清、生理盐水、抗"O"试剂、ASO乳胶试剂、溶血素"O"溶液、抗"O"阳性及阴性对照血清等。

(3)方法:先将待检血清56℃ 30min灭活,然后用生理盐水做1∶15稀释。在反应板各孔内分别滴加1滴ASO乳胶试剂,轻摇3min(18~20℃)后观察结果。

(4)结果和意义:出现清晰凝集为阳性,不凝集为阴性(ASO≤250IU/mL)。ASO实验阳性可认为患者近期受溶血性链球菌感染过,可辅助诊断风湿病、急性肾小球肾炎等疾病。

5. 动物实验——透明质酸酶实验

(1)原理:A群溶血性链球菌能产生透明质酸酶(扩散因子),可以溶解机体结缔组织中的透明质酸,使组织疏松,通透性增高,有利于细菌在组织中的扩散。

(2)材料:家兔、剪刀及消毒用品、A群溶血性链球菌血清肉汤培养物、注射器等。

(3)方法:取家兔一只,剪去背部(10cm×10cm)的毛,常规消毒。将待检菌24h血清肉汤培养物3 000r/min离心3min,吸取上清液1mL于试管中,加入0.1mL亚甲蓝溶液混匀,用注射器吸取0.2mL注射入兔背部一侧消毒处皮内,另一侧皮内注射仅含亚甲蓝的血清肉汤0.2mL做对照。注射后20min~1h观察结果。

(4)结果分析:比较两侧亚甲蓝溶液在皮内的扩散范围,若试剂侧亚甲蓝扩散圈直径较对照侧大2倍以上者为阳性,反之为阴性。此实验用于A族溶血性链球菌的鉴定和测定其致病性。

(三)奈瑟菌属的鉴定实验

1. 材料

(1)菌种:脑膜炎奈瑟菌和淋病奈瑟菌血平板

(2)培养基:葡萄糖发酵管、麦芽糖发酵管、蔗糖发酵管、硝酸盐培养基。

(3)试剂:氧化酶试剂、3% H_2O_2、硝酸盐试剂。

2. 葡萄糖、麦芽糖和蔗糖发酵实验

(1)原理:脑膜炎奈瑟菌和淋病奈瑟菌如可分解单糖管中的单糖,发酵后使培养基酸性增高,从而使培养基有紫色变为黄色。

(2)方法:将两种奈瑟菌分别接种于葡萄糖、麦芽糖和蔗糖发酵管,35℃孵育18~24h。

(3)分析结果:培养基黄色为阳性,仍为紫色为阴性。这种单糖发酵实验是鉴别脑膜炎奈瑟菌和淋病奈瑟菌的重要生化反应。

3. 触酶实验　见葡萄球菌生化反应。

4. 氧化酶实验

(1)原理:奈瑟菌等产生氧化酶,能将盐酸二甲基对苯二胺或盐酸四甲基对苯二胺氧化成有色的醌类化合物。

(2)方法:用滤纸条蘸取被检菌落,用毛细吸管吸10g/L盐酸二甲基对苯二胺试剂,滴一滴在滤纸条的菌落上(或直接将试剂滴于培养平板的菌落上),立即观察结果。

(3)结果分析:滤纸条上的被检菌立即出现红色,继而逐渐加深为阳性(如加盐酸四甲基对苯二胺试剂,则呈现蓝紫色为阳性)。不变色为阴性。

5. 硝酸盐还原实验

（1）原理：某些细菌能还原培养基中的硝酸盐，生产亚硝酸盐、氨和氮等。当培养液中产生亚硝酸盐，与醋酸作用生成亚硝酸，亚硝酸与对氨基苯磺酸作用，成为重氮苯磺酸，它可与 α- 萘胺结合为红色的 N-α 萘胺偶氮苯磺酸。

（2）方法：将待检菌接种于硝酸盐培养基中，35℃孵育 1~4d，每天吸取培养液 0.5~1mL 后观察结果。

（3）结果分析：立即或 10min 内呈红色为阳性，不变色为阴性。如检查有无氮气产生，可在硝酸盐培养基的试管中加一支小玻璃管，有气泡在小玻璃管内，表示有氮气产生。如加入硝酸盐还原试剂不出现红色，需检查硝酸盐是否被还原，可在原试管内加入少许锌粉，如出现红色，表示硝酸盐仍存在。若不出现红色表示硝酸盐已被还原为氨和氮。此实验使用于鉴定奈瑟菌属的一项生化反应，奈瑟菌属为阴性。

三、注意事项

1. 在临床检验中，常遇到血浆凝固酶阴性的葡萄球菌，不能轻率做出非致病性葡萄球菌或污染菌的结论。因血浆凝固酶阴性的葡萄球菌也可引起菌血症、尿路感染和心内膜炎等疾病。

2. 做 ASO 胶乳凝聚实验时，当加入 ASO 胶乳后，轻摇至本说明规定的时间应立即记录结果，超过规定时间才出现的凝聚不作为阳性。如标本发生溶血，含高脂、高胆红素、高胆固醇的血液标本，含类风湿因子及被细菌污染都会影响实验结果。胶乳试剂不可冻存，宜放 4℃ 环境中。有效期为 1 年，用前摇匀。室温低于 10℃，在乳胶试剂加入后，应延长反应时间 1min。室温升高 10℃，应缩短反应时间 1min。

实验七　肠杆菌科细菌的检验

一、实验目的

1. 观察肠道杆菌形态特点，了解肠道杆菌的生化反应及其在鉴定上的意义。
2. 熟悉粪便标本中肠道致病菌的检验过程。

二、实验内容和方法

（一）粪便标本中肠道致病菌的检查方法

1. 实验材料

（1）标本：急性患者粪便取黏液脓血，慢性患者粪便多不正常（如稀便、有黏液或血便），则取不正常部分。带菌者粪便往往正常，故应多取几个部位。

（2）培养基：中国蓝和沙门菌 - 志贺菌琼脂培养基（简称 SS 琼脂平板）（或其他肠道选择培养基）、双糖铁半固体斜面、单糖发酵管、蛋白胨水等。

2. 实验方法　按图 6-2 程序进行。

3. 结果分析　根据粪便标本肠道致病菌选择培养基分离培养的结果，按以上检验程序进行分离和鉴定，即可检出患者粪便标本中肠道致病菌。

（二）几种常见肠杆菌科细菌的分离培养与鉴定

1. 原理及概述　肠杆菌科是生物学形状相似的革兰氏阴性杆菌，其各菌属间主要依靠生化特性、抗原性（及血清学特征）和有无动力等特性进行鉴定。大肠埃希菌、沙门菌属和志贺菌属为肠杆菌科常见致病菌（或条件致病菌）。大肠埃希菌为人和动物肠道内大量存在的正常菌群之一，只有当机体抵抗力降低或发生寄居部位转移时才可造成感染，以泌尿系统感染、腹膜炎、阑尾炎和术后感染等肠外感染为主。但对人类肠道致病的大肠埃希菌可引起肠道感染（腹泻）。沙门菌属对人和动物致病。伤寒沙门菌和甲型副伤寒沙门菌只引起人类肠热症；鼠伤寒沙门菌、猪霍乱沙门菌、乙型和丙型副伤寒沙门菌即

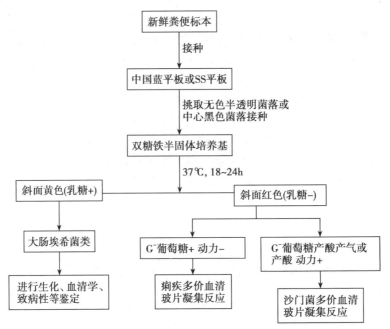

图 6-2　粪便标本中肠道致病菌的检查方法

可引起肠热症,又可引起食物中毒、菌血症和败血症。志贺菌属的四个种可引起细菌性痢疾和慢性腹泻。

2. 实验材料

(1) 菌种:大肠埃希菌、伤寒沙门菌、甲型副伤寒沙门菌、乙型副伤寒沙门菌、福氏志贺菌(或其他志贺菌)。

(2) 培养基:克氏双糖铁(KIA)、葡糖糖蛋白胨水等、葡萄糖、乳糖、麦芽糖、甘露醇、蔗糖等单糖发酵管。

(3) 试剂:大肠埃希菌有关多价、单价诊断血清,沙门菌有关多价、单价诊断血清和志贺菌有关多价、单价诊断血清。氧化酶试剂、靛基质试剂等。

3. 实验方法

(1) 菌落观察:以上各菌种在 SS 琼脂平板上和中国蓝琼脂平板或伊红亚甲蓝琼脂平板上,经 35℃孵育 18~24h 生长情况如下:①大肠埃希菌:在 SS 琼脂平板形成红色、圆形、凸起、边缘整齐的菌落,一般为光滑型菌落。在中国蓝琼脂平板上由于本菌发酵乳糖而形成蓝色、凸起的、较大的菌落。在伊红亚甲蓝琼脂平板上形成紫黑色具有金属光泽、大而凸起、不透明的菌落。②沙门菌属:在 SS 琼脂平板上形成无色透明(或淡黄色半透明)、光滑湿润、凸起的较小菌落。产生 H_2S 的菌落在 SS 琼脂平板上形成中心带黑色的较小菌落。在中国蓝琼脂平板上形成淡红色半透明较小菌落。在伊红亚甲蓝琼脂平板和麦康凯琼脂平板上形成无色半透明较小菌落。③志贺菌属:在 SS 琼脂平板和麦康凯琼脂平板上形成无色透明中等大小的菌落。在中国蓝平板和伊红亚甲蓝平板上菌落形态特征与沙门菌相同。

(2) 革兰氏染色形态观察:①大肠埃希菌:为革兰氏阴性中小杆菌,多呈单个分散排列;②沙门菌属:为革兰氏阴性较细长的杆菌,分散排列;③志贺菌属:革兰氏阴性杆菌,分散排列。

(3) 生化反应:挑取肠杆菌选择培养基上可疑致病菌菌落接种到各种单糖发酵管、克氏双糖铁、蛋白胨水、葡糖糖蛋白胨水(Voges-Proskauer,VP)实验和甲基红(methyl red)实验、枸橼酸盐培养基、尿素培养基等生化培养基中 37℃孵育 18~24h,根据生化反应结果进行初步鉴定。以上三个菌属中常见细菌的生化反应特点见表 6-2。

表 6-2 常见肠道杆菌的生化反应特点

菌种	葡萄糖	乳糖	麦芽糖	甘露醇	蔗糖	H₂S实验	靛基质实验(I)	甲基红实验(M)	VP实验(V)	枸橼酸盐利用(C)	尿素酶实验
大肠埃希菌	*	*	*	*	–/*	–	+	+	–	–	–
伤寒杆菌	+	–	+	+	–	+	–	+	–	–/+	–
甲型副伤寒杆菌	*	–	*	*	–	–/+	–	+	–	–	–
乙型副伤寒杆菌	*	–	*	*	–	+	–	+	–	–/+	–
志贺菌	+	–	–/+	+	–	–	–	+	–	–	–

注:+ 为产酸或阳性;– 为阴性;* 为产酸产气。

（4）血清学鉴定:取洁净载玻片一张,自左而右可做多个标本的凝聚反应。先在玻片上滴加一小滴相应多价诊断血清(根据判断用沙门菌或志贺菌多价血清);用接种环挑少许待检菌于血清中研匀,边搅动边观察结果,出现明显凝聚者为阳性。再做盐水对照,应为阴性,若细菌在盐水中自凝者,鉴定无效。

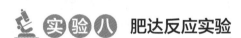

实验八 肥达反应实验

一、实验目的与原理

1. 学习肥达反应操作方法与结果分析。

2. 肥达反应实验原理　人类感染伤寒或副伤寒沙门菌后,约经 1~2 周即可在血清中出现抗体(凝聚素)。此种抗体与伤寒、副伤寒沙门菌相混合,在适当电解质参与下可出现易见的凝聚现象。根据抗体的有无、含量多少及增长情况,结合临床症状,可做伤寒或副伤寒诊断的参考。

二、实验内容和方法

（一）材料和试剂

1. 血清　患者血清或感染伤寒沙门菌或副伤寒沙门菌的模拟血清标本。

2. 试剂　伤寒沙门菌菌体抗原及鞭毛抗原;甲型副伤寒沙门菌鞭毛抗原及乙型副伤寒沙门菌鞭毛抗原。

3. 其他　小试管、40 孔试管架、1mL 吸管、5mL 吸管、生理盐水、37℃或 45℃水浴箱等。

（二）实验方法

准备 4 排小试管,每排 7 只,标明记号。另取中号试管 1 只,加入生理盐水 3.8mL 及被检血清 0.2mL,混匀,即为 1∶20 稀释血清。然后吸出 2mL 按每管 0.5mL 分别加入各排小试管的第一支试管中。再于上述中号试管内加入生理盐水 2mL,混匀,此血清即为 1∶40 稀释,再吸取此稀释度血清 2mL,按每管 0.5mL 分别加入各排小试管的第二支试管中。以此类推连续稀释到各排小试管第六支试管为止,第七支小试管只加入 0.5mL 生理盐水做阴性对照。然后在第一排试管中每只各加入伤寒沙门菌 O 抗原 0.5mL,第二排试管每只加入伤寒沙门菌 H 抗原 0.5mL,第三排试管中每只加入甲型副伤寒沙门菌 H 抗原 0.5mL,第四排试管中每只加入乙型副伤寒沙门菌 H 抗原 0.5mL。以上操作结束后,将试管架震荡片刻,置于 55℃水浴箱中 2~4h 或 37℃恒温培养箱 8h,取出置室温或放入冰箱中过夜,次日观察并记录(注意:观察结果前不得摇动试管!)。

（三）结果分析

1. 先观察对照管　正确结果应无凝聚反应,再观察各试管凝聚情况。根据反应强度以 ++++、+++、++、+、– 符号记录。

++++：上清液完全澄清,细菌抗原凝聚块全部沉于管底。

+++：上清液澄清度达75%,大部分细菌抗原凝聚成块沉于管底。

++：上清液澄清度达50%,约50%细菌抗原凝聚成块沉于管底。

+：液体较浑浊,管底仅有少部分抗原凝聚成块,上清液澄清度仅有25%。

–：液体均匀混浊,无凝集块。

以呈现++凝聚现象的血清最高稀释倍数为该血清的凝聚效价。一般认为,伤寒沙门菌O抗体凝聚价在1∶80以上,H抗体在1∶160以上,甲、乙、丙型副伤寒沙门菌凝聚效价在1∶80以上才有诊断意义。

2. “H”抗原和“O”抗原凝聚的区别　①带鞭毛的伤寒杆菌(H抗原)在H抗体作用下呈絮状凝聚,凝集块蓬松如棉絮“浮搁”于管底,轻轻振动即可浮起,而且极易散开;②不带鞭毛的伤寒杆菌(O抗原)在O抗体作用下呈颗粒凝聚,凝集块呈细小颗粒仅贴于管底,不易振起,振起后凝集块呈细小薄片或颗粒状,轻摇试管不易散开。

3. 临床意义　肥达实验用于辅助诊断伤寒及副伤寒病。临床上应以两次标本(疾病早期及恢复期或中期血清)的凝聚价有4倍增高作为新近是否感染该病的指征。单份血清的凝聚价应达1∶160以上才有诊断的参考价值。伤寒患者O凝聚素常较H凝聚素出现早,且存在于血清内的时间较短,H凝聚素则产生较慢,但效价较高,存在的时间也较长。曾患过伤寒病或曾接种过伤寒疫苗,新近又感染流行性感冒等急性传染病者可产生高滴度的H凝聚素及较低的O凝聚素,此现象称为非特异性回忆反应。此时,应5~6d后再做一次实验,如果抗体效价明显增高(呈4倍或4倍以上增长),便可确诊。沙门菌各菌种之间有某些共同抗原,在凝聚实验中可能出现一定的交叉凝聚现象。

实验九　抗酸染色检查法

一、目的要求

1. 熟悉抗酸染色检查法。
2. 观察抗酸性细菌的形态特征。

二、实验内容

1. 材料

(1)肺结核患者已灭菌的痰标本。

(2)抗酸染色染液。

(3)显微镜、香柏油、擦镜纸、三脚架、载玻片、酒精灯、试管夹、接种环、火柴、洗瓶。

2. 方法

(1)涂片:用接种环挑取痰液约0.1mL,制成20mm×15mm大小的厚膜涂片、自然干燥、经火焰固定。

(2)染色:用毛细滴管将苯酚复红滴于玻片上,覆盖菌膜即可,用试管夹夹住标本片,在火焰上慢慢加热至冒气(不可煮沸),持续染色5min。在加热过程中,应使染液始终保持不干(中间可加染液)。

(3)待玻片冷却后用水冲洗。

(4)用3%盐酸酒精脱色,至无红色染液流下为止(约30s)、水洗。

(5)加亚甲蓝染液复染约1min,水洗、干燥、镜检。

(6)结果:结核分枝杆菌呈红色,标本其余部分及非抗酸细菌染成蓝色。

实验十　鸡胚接种技术

一、目的要求

掌握四种常用的鸡胚接种技术。

二、器材和试剂

1. 病毒　用红色墨水代替。

2. 鸡受精卵。

3. 其他　1mL注射器及6号、12号针头,无菌生理盐水、卵架、检卵灯、碘酒、酒精棉球、无菌手术刀、镊子、剪刀、钢锥、平皿、砂轮、透明胶带等。

三、方法和步骤

（一）鸡胚孵育

取健康种鸡新鲜受精卵置38~39℃孵箱中孵育,自孵育第4天起每日翻卵2~3次,接种前检卵并画出气室及鸡胚部位。

（二）接种方法

1. 尿囊腔接种

（1）取10~12日龄鸡胚,在检卵灯下,画出气室界限,并用铅笔作一标记。

（2）碘酒、酒精消毒标记处,用灭菌钢锥钻一小孔。

（3）用无菌注射器吸取红色墨水,由小孔处刺至尿囊腔,注入0.1~0.2mL红色墨水。

（4）用石蜡或透明胶带封闭小孔,标记号码及日期等;置33~35℃孵箱中孵育;每日检卵,于接种后24h内死亡者为非特异性死亡,弃之。

（5）孵育48~72h取出,放4℃冰箱过夜。

（6）次日取出鸡胚,用无菌毛细吸管收获尿囊液。

2. 卵黄囊接种

（1）取6~8日龄鸡胚,在检卵灯下,画出气室及胚胎位置,胚胎向下放置,用碘酒、酒精消毒气室部卵壳。

（2）用无菌钢锥在气室部钻一小孔,用装有12号针头的1mL注射器吸取红色墨水,由小孔水平刺入,注入0.2~0.5mL红色墨水。

（3）用石蜡或透明胶带封闭小孔,置37℃孵育;每日检卵并翻动两次。

（4）取孵育24h以上濒死的鸡胚,收取卵黄囊液。

3. 绒毛尿囊膜接种

（1）取10~12日龄鸡胚,在检卵灯下避开胚胎位置及大血管标一记号。

（2）碘酒、酒精消毒后,开一三角形窗(勿伤及卵膜)。

（3）用灭菌钢锥在气室顶部钻一小孔,于开窗处造成人工气室。

（4）用注射器在绒毛尿囊膜上滴红色墨水2~3滴。

（5）透明胶带封住开口,置37℃孵育4~5d后收获。

4. 羊水囊接种

（1）取10~12日龄鸡胚,在检卵灯下,画出气室及胚胎位置。

（2）碘酒、酒精消毒气室部卵壳,用无菌钢锥在气室顶部钻一小孔。

（3）将吸有红色墨水的1mL注射器直向鸡胚刺入,当有鸡胚触动感时,注入病毒液0.1~0.2mL。

（4）石蜡封闭小孔。

（5）置 37℃ 孵育 3~5d 后收获。

实验十一 酶联免疫吸附法检测麻疹病毒

一、目的要求

掌握酶联免疫吸附法（ELISA）间接法的原理及其操作。

二、实验方法

（一）实验原理

将已知可溶性抗原包被于固相载体表面；洗涤后加入待测标本；如标本中含有相应的抗体，则与包被于固相表面的抗原结合，形成抗原抗体复合物；洗涤后加酶标记的抗抗体（二抗），使之与待检抗体结合；洗涤后加底物显色。

（二）实验材料

1. 材料 待测标本，麻疹病毒 IgG 抗体诊断试剂盒。

2. 仪器 微量取液器，恒温培养箱。

（三）实验方法

1. 样本要求 本实验用血清、血浆或全血进行检测。血清或血浆勿使用染菌、脂血或溶血样品。按照标准方法收集血清，室温保存样品不要超过 8h，若实验在 8h 以后进行，需将样品保存在 2~10℃，如保存超过 1 周则保存在 –20℃。

2. 操作程序

（1）将试剂盒打开，在室温平衡 30min。浓缩洗涤液用蒸馏水或去离子水 10 倍稀释。

（2）样品稀释：①血清或血浆样品作 1∶100 稀释：将样品稀释液 1mL 加入一洁净小管中，加入 10μL 待检血清，充分混匀；②全血样品作 1∶50 稀释：将样品稀释液 1mL 加入一洁净小管中，加入 20μL 手指或耳垂血，立即充分摇匀，1 000r/min 离心 3min（或 4℃ 静置过夜，次日取出不要震荡，直接吸取上清）。

（3）将板条固定于板架上，剩余的板条用不干胶密封并放入密封袋中保存。每孔加入稀释后样品 100μL。阳性对照、阴性对照各加 1 孔，临界对照加 3 孔，100μL/ 孔。另留一孔不加任何液体为空白对照。置 37℃ 30min。

（4）甩净孔中液体，洗板 3 次，每次停留 1min 后甩净拍干，除空白对照外每孔加酶标记物 50μL（1 滴），置 37℃ 30min。

（5）甩净孔中液体，同上洗板 3 次，拍干后各孔滴加显色液 A、B 各 50μL（1 滴），置 37℃ 避光 10min，每孔立即加入终止液 50μL（1 滴），混匀后用酶标仪 450nm 读数判定结果。

3. 质量控制 以空白孔调零，450nm 波长测定 A 值。阴性对照 A 值 <0.15，临界对照 A 值平均值 >0.15，阳性对照 A 值 >0.50，证明实验成立。

4. 结果判定

（1）酶标仪设定波长 450nm，先用空白调零，然后测定各孔 A 值。

（2）样品 A 值 < 临界对照 A 值平均值，判为阴性。样品 A 值 ≥ 临界对照 A 值平均值，判为阳性。

5. 注意事项

（1）操作前必须先将试剂盒平衡至室温。

（2）检测剩余的板条应密封保存，试剂盒开启后尽量在一个月内用完。

（3）不同批号的试剂不得混用。

（4）凡是染菌、溶血或高血脂的待检血清可能引起错误结果,应重新采样复制。

（5）任何临床样本都应作为具有传染性样品对待。

实验十二　真菌形态结构观察与分离培养

一、目的要求与原理

通过实验熟悉真菌的孢子、菌丝及真菌菌落的特点;真菌的培养方法。

真菌形态多样,大小不一。按形态、结构分为单细胞和多细胞真菌。单细胞真菌呈圆形或椭圆形如酵母菌。多细胞真菌由菌丝和孢子组成。霉菌具有繁杂的分枝丝状菌丝体,其菌丝粗大,为多细胞的个体,菌丝中有隔膜或无隔膜,具有完整的多个细胞核。霉菌有无性繁殖和有性繁殖。无性繁殖产生的孢子叫无性孢子,如分生孢子、孢囊孢子、游动孢子等。有性繁殖产生有性孢子,如接合孢子、卵孢子、子囊孢子、担孢子等。

由于菌丝发达,霉菌菌落呈棉絮状,常长满培养皿,或细密呈绒毛状,常具有各种颜色。霉菌的菌丝及某些结构在制片过程中易破坏,不利于观察,因此多数实验室使用载片培养法进行霉菌培养,以便于在显微镜下直接观察霉菌的结构,特别是根霉的假根,曲霉的足细胞及分生孢子链等结构。该方法的另外一个优点是可在同一标本上观察到微生物发育不同阶段的形态。

二、实验方法

1. 取圆形滤纸一张,铺于培养皿底部,滤纸上放玻璃棒做支架,其上平放洁净的载玻片和盖玻片各一个,盖好培养皿后高压蒸汽灭菌。

2. 取固体沙氏葡萄糖培养基若干克,加热熔化,于酒精灯火焰旁注入另一无菌培养皿中,使其凝固。用无菌刀片把琼脂切成 1cm 左右的小方块,并将此琼脂块放置于载玻片中央。

3. 按无菌操作,将待观察的菌种接种环于琼脂块四周,将培养皿中灭过菌的盖玻片覆盖于琼脂块上。在培养皿中滤纸上滴加无菌水若干,以保持培养皿中的湿度,利于真菌生长。

4. 将培养皿放入 37℃温箱培养,其间注意观察真菌生长情况,大约 2~3d 后,菌丝体生长到琼脂块周围的载玻片及盖玻片上,并产生孢子。此时可将载玻片培养物取出用于镜检。

5. 将载玻片取出置于低倍镜和高倍镜下直接观察,也可取下盖玻片,翻转并滴加95%乙醇一滴,待乙醇全部挥发前翻转,盖在滴有的载玻片上进行镜检,或者将载玻片上的琼脂块移去,加一滴95%乙醇于菌丝体上,加一滴无菌水并盖好盖玻片进行镜检并绘图,格式参考图5-1。

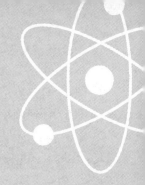

第七章

寄生虫学实验

寄生虫实验总则

一、实验目的

寄生虫学和寄生虫学检验是医学检验的专业课程之一,它既是一门形态科学,又是一门实验性科学。本学科实验的主要目的是:①加深理解,巩固和掌握本学科的基本理论知识;②掌握寄生虫学检验的基本技能,即通过做好实验,牢固掌握常见寄生虫与诊断有关的形态特点及其实验诊断技术。为此,要求学生必须通过理论学习、实验操作、标本观察和技术训练,使其理论与实践紧密结合,以达到上述目的;要求教师通过实验培养学生实事求是和严肃认真的科学态度,以及独立工作和分析问题的能力,为今后从事寄生虫病的诊断、防治和研究打下扎实的基础。

二、生物学绘图原则

寄生虫标本绘图,需按照生物学绘图的原则,这是寄生虫学基本技能训练的内容之一。进行绘图前应仔细观察标本,在标本特征认识的基础上,再下笔描绘,力求做到真实准确。同时要特别注意以下几点:①形象正确:标本的外形和内部结构的形象要符合实际。②比例正确:标本的长度,内部结构的位置和比例,以及整体安排要恰当。③色彩正确:绘蠕虫虫卵和虫体图一般用黑色铅笔,而且要求以线和点构成轮廓图,不得用涂阴影的方法作图。线条要光滑,无重叠现象。对某些原虫则按染色标本的实际颜色作图。④标字规格:标字是说明标本结构的方法,应按生物学绘图要求,一律用平行线引出后标字。格式参考图 5-1。

三、寄生虫的类别和实验方法

(一)标本类别

寄生虫标本一般分为大体标本(福尔马林固定标本或浸制标本)、针插标本和玻片标本(包括封片标本和染色标本)。观察时应分别采用不同的方法:

1. 大体标本　主要为较大的寄生虫虫体及其所引起的病理标本,可用肉眼或放大镜观察,观察时首先应辨认是何种寄生虫、何阶段,然后仔细观察其形态、大小、颜色和结构,结合致病寄生虫的诊断,达到系统掌握。如为病理标本则应联系寄生虫的致病机制,掌握其病理改变的特征。

2. 针插标本　一般为昆虫标本,装在透明管中,用肉眼或放大镜观察,了解外观基本结构特征。

3. 玻片标本　为某些体积较小的寄生虫成虫、幼虫及蠕虫虫卵和原虫,分别采用不同方法制作而成。它们是要求观察和掌握的主要标本。

(二)观察方法

1. 对自学标本首先应了解标本的大小,如为较大的虫体,则应用扩大镜或解剖镜观察,否则应用显微镜观察(先在低倍镜下寻找标本,并将其移至视野中,然后换高倍镜观察其细微结构;要求用油镜观察的原虫标本,应在滴加镜油的条件下观察)。

2. 镜检粪便、血液和体液涂片标本时,必须按图 7-1 所示顺序进行,仔细观察,不得遗漏,以免影响被检结果的准确性。

3. 由于寄生虫标本的厚薄和颜色深浅不同,大小不一致,在观察标本时,要求的放大倍数和对光线的强度也不相同,故应随时做适当调整,才能看清物象。

4. 对要求在镜下观察的示教标本,一般有指针指在视野中央,观察时,请勿移动玻片,以免影响其他学生观察。

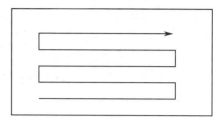

图 7-1 标本顺序观察法示意图

(三)技术操作

各项技术操作,特别是对粪便和血液或体液中各种寄生虫不同发育阶段的检查方法,是本学科要求学生掌握的主要技术。必须按照实验要求,认真操作,并积极思考每种方法的设计依据,了解各个操作环节的意义。在操作过程中,既要做到不怕脏、不怕臭,又要避免粪、血和其他体液对环境的污染,防止产生实验室感染。

此外,有电化教学条件的学校,可将视听相结合的电视录像安排在实验教学中,这些生动的图像和内容可帮助学生从中看到一些在书本上看不到的东西,学生应充分利用这一条件。

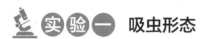 实验一 吸虫形态

一、华支睾吸虫(肝吸虫)

(一)目的要求

1. 掌握 成虫和虫卵的形态特征;改良加藤厚涂片法的操作技术。

2. 熟悉 囊蚴的形态;成虫的致病及其病变;其他病原学检查方法。

3. 了解 雷蚴、尾蚴与中间宿主的一般形态。免疫学方法对肝吸虫病的诊断意义。

(二)内容与方法

形态观察:虫卵和成虫为自学标本,其他为示教标本。

1. 虫卵(封片标本) 肝吸虫卵是人体常见寄生虫卵中最小者。平均约为 $29\mu m \times 17\mu m$,在低倍镜下,形如芝麻,呈淡黄褐色,卵壳较厚,稍窄的一端可见明显小盖,盖的周缘可见有卵壳外凸形成肩峰,卵盖的另一端为卵壳增厚而形成的逗点状突起,称小疣,卵内有一发育成熟的毛蚴。

2. 成虫 包括两种不同方法处理的标本。①玻片染色标本:在解剖镜下观察。虫体较小,背腹扁平,窄长行。腹吸盘位于体前 1/5 之腹面。肠支在虫体两侧,无明显弯曲。其盲端直达虫体后部,体后两睾丸呈分支状前后排列,卵巢分叶,位于睾丸的前方。受精囊和劳氏管明显可见。卵黄腺分布于虫体两侧。②浸制标本:虫体保存于 5%~10% 福尔马林中。用放大镜或肉眼观察外部形态。虫体前尖后钝,大小为(10~25)mm × (3~5)mm,体壁薄,半透明。

3. 囊蚴(玻片染色标本) 囊蚴为椭圆形,大小为 $138\mu m \times 115\mu m$,两层囊壁,幼虫排泄囊明显。可用两张载玻片取鱼肉压片观察新鲜标本。用人工消化法可以提高检出率。

4. 尾蚴(玻片染色标本) 尾蚴分体、尾二部。体椭圆尾长。

5. 病理标本 成虫寄生于肝胆管内所致病变。

6. 第一中间宿主 纹沼螺、长角涵螺及赤豆螺均为中型淡水螺类。

7. 第二中间宿主 淡水鱼(鲤科鱼、麦穗鱼)和虾(米虾、沼虾)。

二、布氏姜片吸虫(姜片虫)

(一)目的要求

1. 掌握 姜片虫卵形态特点。

2. 熟悉 成虫形态特征。

3. 了解 各期幼虫和中间宿主的基本形态。

(二)内容与方法

形态观察:虫卵和成虫为自学标本,其他为示教标本。染色标本:主要了解内部结构。浸制标本或活虫体:注意观察虫体外形特点和口、腹吸盘位置。

1. 虫卵(封片标本) 姜片虫卵为人体蠕虫卵中最大者,约为(130~140)μm×(80~85)μm,卵圆形,淡黄色,一端具有一不明显的小盖,卵内可见20~40个卵黄细胞和一个卵细胞,但在固定标本中不易见到卵细胞。

2. 成虫 有压片染色标本和整体浸制标本及活虫体三种,用肉眼或放大镜观察。虫体较大,背腹扁平;腹吸盘大,与口吸盘相距甚近;二肠管呈波浪形弯曲;二睾丸高度分支,前后排列,卵巢呈佛手状分叶。活虫体为肉红色似瘦肉片,常作皱曲状活动。死虫或固定后浸制标本为灰白色。对此虫应特别注意与肝片形吸虫相鉴别。

3. 囊蚴(染色标本) 注意与其他囊蚴相区别。

4. 病理标本 ①成虫寄生的小肠(瓶装标本);②感染姜片吸虫的患者照片。

5. 水生植物媒介 红菱、荸荠及茭白等。

6. 中间宿主(扁卷螺) 扁平盘曲,体小呈棕黄色,常漂浮于水面。

三、卫氏并殖吸虫和斯氏狸殖吸虫(肺吸虫)

(一)目的要求

1. 掌握 虫体和虫卵的形态特征。

2. 熟悉 两种肺吸虫的鉴别要点;引起的病变特点;病原学和免疫学诊断方法。

3. 了解 第一和第二中间宿主的外观特征;囊蚴的形态结构和分离方法。

(二)内容与方法

形态观察:虫卵和成虫为自学标本,其他为示教标本。

1. 虫卵 取虫卵封片标本或虫卵悬滴液标本进行观察。肺吸虫卵大小为(80~115)μm×(48~60)μm,但形态变异明显,多呈椭圆形,较大的一端有一明显卵盖,较小的另一端卵壳增厚。虫卵呈金黄色或黄褐色。卵内有十多个卵黄细胞,如为新鲜虫卵,则可在其中见到一个卵细胞(两种肺吸虫卵基本相同)。

2. 成虫 两种肺吸虫的共同点:背隆腹平,约黄豆大小,活时呈红褐色,死后为灰白色,口、腹吸盘大小相似,肠管呈波浪形弯曲于虫体两侧,子宫与卵巢左右并列于虫体中部,两个睾丸左右并列于体后部1/3处。

(1)两种虫体(染色标本):重点比较观察卫氏肺吸虫和斯氏肺吸虫的外形、长宽比、腹吸盘位置和睾丸卵巢的分支。

(2)福尔马林固定的虫体或活虫体;观察其基本形态,如为活标本,可见虫体伸缩变形。

(3)虫体皮棘(染色标本):在示教镜下观察皮棘的特点。

3. 囊蚴(染色或新鲜标本) 低倍镜下观察其大小、外形和内部结构。

4. 尾蚴(染色标本) 在低倍镜下观察,肺吸虫尾蚴,为球形短尾型尾蚴。

5. 病理标本 观察时应注意联系其致病机制。

6. 福尔马林固定的含有虫囊的狗肺标本 肉眼可见肺表面结节隆起。

7. 病理组织切片标本 镜下观察虫体在组织内引起的病变特征。游走性皮下结节(照片)注意与其他原因引起的皮下结节相鉴别。

8. 第一中间宿主　两种肺吸虫的第一中间宿主不同。①川卷螺:属黑螺科,中等大小,贝壳呈长圆锥形,壳顶钝。孳生于山溪。②拟钉螺:螺体小,壳高4~5mm,壳薄而透明,暗色。孳生于溪中烂树叶下。③小豆螺:螺体很小,壳高约1.7mm。壳薄而透明,灰黑色,孳生于溪水的荫蔽处。

9. 第二中间宿主　溪蟹、喇蛄、蟛蜞等甲壳类动物。喇蛄多见于我国东北部。

四、日本裂体吸虫(日本血吸虫)

(一)目的要求

1. 掌握　成熟虫卵的形态特征;活毛蚴在水中的运动特点。
2. 熟悉　组织中未成熟虫卵基本形态;成熟虫卵和尾蚴的主要特征,虫卵肉芽肿的病变。
3. 了解　钉螺的外形特征;曼氏血吸虫的成虫和虫卵的形态特点。

(二)内容与方法

形态观察:日本血吸虫虫卵和成虫为自学标本,其他为示教标本。

1. 虫卵　在粪便中查见的虫卵,其内部毛蚴一般已发育成熟,卵呈成椭圆形,淡黄色,壳薄,无卵盖,一侧可见一小棘。在组织中查见的有初产卵、含胚胎卵、成熟卵极其死卵(包括近、远期变性卵)或钙化卵的卵谱(表7-1)。

表 7-1　活组织中未染色血吸虫卵的死、活鉴别要点

鉴别点	活卵	近期变性卵	远期变性卵
颜色	无色或棕色	灰白或棕黄色	灰褐色
胚膜	清楚	清楚	不清楚
内含物	卵黄细胞或胚团或毛蚴	浅灰色或黑色小点,或折光均匀的颗粒,或萎缩的毛蚴	两极可有密集的黑点含网状结构或块状物

(1)虫卵悬滴液标本:取一滴虫卵悬液于载玻片上,涂片后镜检(或者取已制作好的封片观察)。

(2)病兔肠黏膜中的虫卵:用小剪刀从病兔肠黏膜上剪取一小块置玻片上,加少许生理盐水,覆盖另一玻片,并加压使之能在低倍镜下观察。要求仔细观察并区分未成熟卵、成熟卵、死亡卵、钙化卵的结构特点。

2. 成虫　为雌雄异体。雌虫细长呈线形圆柱状,黑褐色。雄虫较雌虫粗短,背腹扁平,两侧向腹面卷曲,形成抱雌沟,故作肉眼观察时,似呈圆柱状,虫体为白色。

(1)染色标本:在低倍镜下,主要观察口、腹吸盘位置,雌虫卵巢的形状和位置,雄虫睾丸位置、数目及排列方式,抱雌沟的形状。

(2)活标本:用放大镜或解剖镜观察,区别雌、雄及其基本形态。血管内寄生情况。

(3)浸制标本:用扩大镜观察,了解外观特点,注意与线虫的区别。

3. 毛蚴　将已孵化出有血吸虫毛蚴的三角烧瓶放在有黑色背景的地方,在适当的光线下,用肉眼或扩大镜观察,注意寻找接近水面数厘米处快速运动的小白点,仔细观察这些小白点的运动特点(直线游动,碰壁迅速拐弯)。且应特别注意与水中其他原生动物(如草履虫)相鉴别。若肉眼观察鉴别困难,可用吸管吸出运动的小白点,置于载玻片上,用低倍镜进行鉴别,其基本形态特征是:梨形,体表有纤毛。

4. 胞蚴(染色标本)　有母胞蚴和子胞蚴。观察两者有何不同?

5. 尾蚴　主要观察活尾蚴。

(1)活体标本:肉眼或解剖镜观察新逸出的尾蚴在水中的活动情况:从钉螺体内释放的尾蚴有单尾型和叉尾形两类;前者是其他吸虫的尾蚴,后者才是血吸虫尾蚴,应注意区别(观察时应特别注意防止

实验室感染)。

（2）染色标本：在低倍镜或高倍镜下观察其外形和内部的基本结构。

6. 中间宿主（湖北钉螺）　分为肋壳钉螺（表面具纵肋）和光壳钉螺（表面光滑）两个亚种，都呈塔形，6~9 个螺层属小型螺类，壳口卵圆形，周缘完整，外缘背侧有一条粗的隆起称唇棘，有厣。

7. 病理标本　应联系生活史和致病机制观察标本。

（1）血吸虫病动物模型：对已感染 45~50d 的病兔，进行解剖，重点观察肝、肠病变，并注意观察成虫在肠系膜静脉的寄生情况。

（2）虫卵肉芽肿病理切片标本：初步观察虫卵肉芽肿的基本结构与形态——由嗜酸性粒细胞和中性粒细胞与巨噬细胞、淋巴细胞、大单核细胞等围绕虫卵而形成的虫卵结节，注意卵壳周围有呈放射状排列的免疫复合物（何博礼现象）。

（3）晚期病人（照片）：包括腹水型、巨脾型、侏儒型。其发病机制是什么？

（4）尾蚴性皮炎（照片）：注意皮炎的特征性表现。

实验二　绦虫形态、囊虫免疫学检查

一、链状带绦虫（猪带绦虫）与肥胖带绦虫（牛带绦虫）

（一）目的要求

1. 掌握　两种带绦虫孕节的鉴别要点；带绦虫卵的形态特征；病原检查方法。
2. 熟悉　猪囊尾蚴的形态及致病性。
3. 了解　两种带绦虫完整虫体的基本形态与结构；免疫诊断。

（二）内容与方法

形态观察　虫卵、头节、孕节为自学标本，其他为示教标本。

1. 虫卵（封片标本）　虫卵为小圆球形，壳薄，无色透明，极易破损脱落。镜下可见虫卵直径 31~43μm，具棕黄色、厚且有放射状条纹的胚膜，内含一圆形的六钩蚴，二种带绦虫卵在形态上不易区别。

2. 两种带绦虫成虫　有整体固定标本和头节、成节、孕节染色标本。进行比较观察此两种成虫。

（1）虫体整体标本：比较两种成虫外形、基本结构、颜色、长度和节片数的差异。

（2）头节：具 4 个吸盘。注意两种虫体头节的形状、大小以及有无顶突和小钩。

（3）成节：近方形，可见雌雄性生殖器官各一套，卵巢分叶，卵黄腺位于节片中央后部。管状的子宫，从节片中央向前延伸为盲囊。节片上方及两侧散在小圆形滤泡状的睾丸，每节约有数百个。生殖孔在节片的一侧。

（4）孕节：节片呈长方形，子宫发达，内充满虫卵，自主干向两侧分支，每侧一级分支：猪带绦虫为 7~13 支；牛带绦虫 15~30 支。

3. 囊尾蚴　浸制标本和肌肉内囊虫观察。

（1）猪囊尾蚴：成熟囊尾蚴为黄豆大小，白色半透明的囊状物。囊内充满透明液体，头节内凹于囊内，成白色点状，其构造与成虫头节相同。

（2）牛囊尾蚴：其外观与猪囊尾蚴相似，难以区别。囊内的头节与其成虫头节结构相同。

4. 病理标本

（1）米猪肉：肉眼观察猪肉肌纤维间有多个黄豆大小、乳白色的囊状物（猪囊尾蚴）。

（2）皮下包块和脑囊虫照片。

（3）组织内囊虫照片。

5. 病原检查　肠道绦虫感染以在粪便内查见孕节和虫卵或用肛门拭子法在肛周皮肤上查见虫卵

为诊断依据。囊虫病以获检到囊尾蚴为确诊依据。

6. 免疫诊断　对深度组织中的囊虫病的诊断具有重要的临床参考价值。常用 ELISA 法检测抗体或循环抗原。

二、技术操作方法介绍

（一）带绦虫孕节片鉴定

带绦虫孕节可用夹片法快速鉴定：夹取带绦虫孕节，水洗后置于两个载玻片间，轻压固定，对光观察子宫分支情况，自基部计数子宫一级分支数目，以鉴定虫种。若子宫分支不清楚，可采用墨汁注射法，即水洗后用滤纸吸干虫体表面的水分，用 1mL 注射器、4 号针头，抽取墨汁少许，从孕节中央子宫一端进针，缓慢推注墨汁于子宫腔内，可见墨汁进入各个子宫分支，水洗多余墨汁，将孕节夹于两个载玻片间。观察并计数子宫分支情况，确定虫种。鉴定新鲜孕节片时应戴橡皮手套以防止感染。

（二）皮下包块活检猪囊尾蚴的形态鉴定

以手术方法摘取皮下结节，或浅部肌肉包块，分离出虫体，直接观察鉴定，如为病理组织切片，应根据猪囊尾蚴的囊壁和头节的基本形态结构特征进行确诊。

三、作业与思考题

（一）作业

绘带绦虫卵图。

（二）思考题

1. 为什么检验带绦虫时，应尽可能做到定种？
2. 肛周拭子法为什么主要是用牛带绦虫感染的诊断？
3. 如何诊断囊虫病？
4. 猪囊尾蚴的基本形态特征是什么？
5. 如何确定带绦虫病治疗的效果？

实验三　土源性线虫

一、似蚓蛔线虫（蛔虫）

（一）目的要求

1. 掌握　蛔虫受精卵及未受精卵的形态特点；粪便直接涂片法。
2. 熟悉　蛔虫的基本形态特征。
3. 了解　幼虫和成虫的致病作用。

（二）内容与方法

形态观察　受精卵、未受精卵和无蛋白膜蛔虫卵为自学标本，其他为示教标本。

1. 受精卵（新鲜粪便标本）　调取少许粪便按下述生理盐水直接涂片法制作粪膜玻片标本，在镜下按要求观察受精蛔虫卵形态：椭圆形，大小为 $(45\sim75)\,\mu m \times (35\sim50)\,\mu m$（在蠕虫卵中属中等大小），卵壳厚，壳表面通常有一层凹凸不平的蛋白质膜，新鲜粪便中的卵因受宿主胆汁染色呈棕黄色，卵内有一大而圆的卵细胞。

2. 未受精卵（玻片标本）　长椭圆形，大小为 $(88\sim94)\,\mu m \times (39\sim44)\,\mu m$，有时其形状不甚规则，棕黄色，卵壳及蛋白脂膜均较受精卵薄，卵内含有许多折光性强的颗粒。

3. 无蛋白脂膜卵（玻片标本）　受精卵及未受精卵排出体外后，有时其外面的蛋白质膜已脱落，此时虫卵无色透明，观察时应注意勿与其他虫卵和植物细胞相混淆。

4. 含幼虫卵（玻片标本在高倍镜下示教）　受精卵排出体外,在外界经过一定时间可发育为感染期虫卵,卵内含幼虫一条。新鲜粪便中不能见到此虫卵。

5. 成虫外部形态　活蛔虫呈肉红色,经福尔马林固定后呈灰白色。虫体呈圆柱形,两端较细,体表光滑而有细纹。雌虫较大,尾端尖细而直;雄虫较小,尾端向腹侧卷曲,有一队镰状交合刺。虫体前端有"品"字行排列的唇瓣(见图 7-1),唇瓣内缘具细齿,侧缘各有小乳突一对,为感觉器官。腹面有肛门(尾端)及雌虫阴门(虫体前 1/3 与中 1/3 交界处)开口。虫体两端各有一条侧线。

二、十二指肠钩口线虫和美洲板口线虫（钩虫）

（一）目的要求
1. 掌握　两种钩虫的形态鉴别及钩虫卵的形态特点;饱和盐水漂浮法。
2. 熟悉　钩蚴培养法及两种钩蚴的鉴别要点。

（二）内容与方法
形态观察　虫卵、成虫为自学标本,其他为示教标本。

1. 虫卵　取保存于福尔马林液中的虫卵悬液或取新鲜粪便作直接涂片或虫卵封片标本,用低倍镜检查,观察时光线不要太强,钩虫卵为椭圆形,大小为(56~76)μm×(36~40)μm,壳薄,无色透明,刚排出体外的虫卵,内含 4~8 个细胞(如粪便搁置 1~2d 后,则卵内细胞分裂为多细胞期或发育为幼虫期)。卵壳与细胞间有明显空隙。

注意钩虫卵的大小、外形、颜色、卵壳及内容物与无蛋白膜的蛔虫卵的区别。十二指肠钩虫和美洲钩虫的虫卵在形态上没有区别。

2. 杆状蚴（玻片标本）　用低倍镜观察,前端钝圆,后端尖细,食管前半粗大,中间狭小,后端裂成球形,食管长度等于体长的 1/3。

3. 丝状蚴（玻片标本）　用低倍镜观察,注意食管后端的球状体不明显,尾端尖细。两种钩虫丝状蚴的鉴别要点。钩虫丝状蚴与粪类圆线虫及东方毛圆线虫的丝状蚴的形态相似,易混淆。其区别在于咽管长度与体长之比及尾端形状的不同。钩虫丝状蚴的咽长与体长之比约为 1：5,粪类圆线虫约为 1：2,东方毛圆线虫约为 1：4;三种尾端的形态分别为尖细、分叉及有小球状物。

4. 两种成虫（浸制标本）　钩虫病患者经驱虫后,由粪便中收集成虫,保存于 5% 福尔马林液中,可直接用肉眼观察其外部形态特征。十二指肠钩虫及美洲钩虫,体壁皆略透明,成乳白色,雌虫比雄虫大,雌虫尾端尖细而直,雄虫尾端膨大呈伞形。两种钩虫虫体弯曲情况不同,可作为虫种鉴别特征之一。十二指肠钩虫前端与身体弯曲一致,似"C"字形,美洲钩虫前端与身体弯曲相反,似"S"字形。

5. 两种成虫（染色标本）　比较观察两种钩虫成虫的口囊、交合伞形状及其背辐肋分支。

6. 病理标本　①犬钩虫成虫寄生于小肠(瓶装标本);②钩蚴性皮炎(照片);③钩蚴性肺炎(玻片染色标本)。

三、蠕形住肠线虫（蛲虫）

（一）目的要求
1. 掌握　蛲虫卵的形态特征。
2. 熟悉　成虫的外形特征及诊断蛲虫病的技术操作。

（二）内容与方法
形态观察　虫卵、成虫为自学标本,其他为示教标本。

1. 虫卵（玻片标本）　取保存于福尔马林液中的虫卵悬液一滴,涂于载玻片上,用低倍镜观察,注意光线不宜太强,虫卵为不对称的椭圆形,一侧扁平,一侧隆起,无色透明,大小为(50~60)μm×(20~30)μm,初产卵内含有蝌蚪期胚胎,经短时发育即为含幼虫卵。

2. 成虫（浸制标本）　患者经驱虫后由粪便中收集雌、雄成虫或当感染的儿童入睡时在肛门周围取得的活的雌性蛲虫,保存于5%的福尔马林中。可用肉眼直接观察,虫体为乳白色,雌虫较大,长约1cm,体中部因内含充盈虫卵的子宫而较宽,尾尖细。

成虫(染色标本)　头端两侧角皮膨胀呈翼状,称头翼(其实头端四周有一圈完整的泡状突起,故又称头泡)。食管末端呈球形,子宫内充满虫卵,尾尖细,约为体长的1/3。

3. 病原检查　在肛周查见虫卵或虫体为确诊依据。

四、毛首鞭形线虫(鞭虫)

(一)目的要求

1. 掌握　鞭虫卵的形态特征。
2. 熟悉　鞭虫成虫的形态。

(二)内容与方法

形态观察:虫卵为自学标本,其他为示教标本。

1. 虫卵(玻片标本)　吸取保存于福尔马林的虫卵悬液作一涂片,用低倍镜观察虫卵形态。卵的形状似腰鼓,大小为(50~54)μm×(22~23)μm,色棕黄,卵壳薄,在卵的两端各有塞状透明栓一个,在新鲜粪便中所见到的虫卵内含一个卵细胞。

2. 成虫(浸制标本)　可直接用肉眼观察成虫的外部形态特征,鞭虫形似马鞭状,虫体的前部细长,约占虫体的3/5,后部较粗,灰白色,雌虫较长,尾端不弯曲,雄虫较短,尾向腹面作360°卷曲,有交合刺一根。

3. 病理标本　鞭虫寄生于大肠肠壁(注意鞭虫的寄生方式)。

实验四 生物源性线虫

一、目的要求

掌握生物源性线虫丝虫、旋毛形线虫成虫、幼虫形态特点。熟悉生物源性线虫包括的种类,了解幼虫形态特点和中间宿主。

二、内容与方法

1. 生物源性线虫丝虫、旋毛形线虫成虫、幼虫形态特点。
2. 病理标本　旋毛形线虫幼虫寄生于肌肉标本。

三、思考题

1. 镜下应看到多少种形态,能看到多少,为什么?
2. 镜下看到的形态与理论有无区别,为什么?

实验五 原虫形态

一、溶组织内阿米巴(痢疾阿米巴)与结肠内阿米巴

(一)目的要求

1. 掌握　溶组织内阿米巴各期的形态特征并与结肠内阿米巴相鉴别;检查肠道原虫的粪便生理盐水涂片法及原虫胞囊的碘液染色法。
2. 熟悉　溶组织内阿米巴的致病情况。

（二）内容与方法

形态观察：滋养体、包囊为自学标本，其他为示教标本。

1. 溶组织内阿米巴滋养体　自学标本。

（1）滋养体活标本：①用自生生活阿米巴或蛇阿米巴滋养体作为代用品：直接涂片镜下观察；②病人脓血便标本：取少量脓血便涂在滴有生理盐水的载玻片上，立即镜检。当室温在15℃以下时，最好在保温箱中或有保温铜片装置的显微镜下检查，否则虫体很快就停止运动。溶组织内阿米巴大滋养体在刚排出人体后不久，20~27℃的条件下，做定向的变形运动（阿米巴运动）。虫体内外质分明，外质薄而透明，内质颗粒状，其中常有被吞噬的带浅黄绿色的红细胞。

（2）滋养体（铁苏木素染色玻片标本）：①经铁苏木素染色的粪涂片标本：虫体经固定后变为椭圆形，较生活时偏小。虫体包括较透明的外质和颗粒状的内质。大滋养体的内质中往往可见到被吞噬的红细胞（染成深蓝黑色），胞核一个，圆形，泡状；核周染粒大小均匀，排列整齐；核仁细小，位于中央；核仁与核膜之间有网状核丝相连。②HE染色肠组织切片标本：先低倍镜下查到肠黏膜一缺损处，再换高倍镜于黏膜下层或溃疡边缘查大滋养体。

2. 溶组织内阿米巴包囊　自学标本。

（1）铁苏木素染色标本：圆球形，直径10~20μm，囊壁不着色，但可见包囊与周围粪渣间有空隙。核1~4个。核仁细小，多位于中央。一、二核包囊可见空泡状糖原泡及两端钝圆的拟染色体。

（2）悬滴液标本或新鲜粪便标本：取悬液涂片或用竹签挑取含有阿米巴包囊的粪便少许，与玻片上一小滴生理盐水混匀。注意粪便涂片应做得较薄，先在低倍镜下观察，若见到边缘十分清晰光滑的小球（其大小外形恰如一个问号）即转至高倍镜下观察。注意溶组织内阿米巴包囊未染色时的外形和大致结构。将标本片从镜台上取下，加一小滴卢戈碘液于玻片一侧（碘液量不宜太多，否则着色过深，结构不易看清），用盖玻片一角将碘液与粪液混匀，盖上盖玻片。先在低倍镜下观察，见到黄色小球形结构，转高倍镜观察。注意溶组织内阿米巴包囊的大小、外形、结构特点。囊壁不能被碘液染色，但囊内虫体的边缘十分清楚，颜色较深。注意核的数量、核仁位置、有无糖原泡和拟染色体。

3. 结肠内阿米巴包囊　用于与溶组织内阿米巴包囊比较观察。

（1）铁苏木素染色玻片标本：圆球形，直径10~30μm或更大，核1~8个，常见8个，核仁粗大，常偏于一侧。拟染色体常不清晰，呈碎片状或草束状，两端尖细不整。

（2）悬滴液标本或新鲜粪便标本：取样涂片与碘染色同溶组织内阿米巴包囊。观察时应注意与溶组织内阿米巴包囊区别，特别注意包囊的大小、核的数量、核仁的位置及拟染色体的形状。

4. 结肠内阿米巴滋养体（铁苏木素染色玻片标本示教）　胞质内外质分界不明显，胞核的核周染粒粗细不均匀，排列不整齐，核仁较大，常偏于一侧，注意与溶组织内阿米巴滋养体比较观察。

5. 病理标本（示教）　观察时应联系临床。

（1）肠壁溃疡及其切片标本：示烧瓶样溃疡，并可见阿米巴大滋养体。

（2）阿米巴肝脓肿疡标本：示肝有一巨大的脓肿腔，其中的组织已被溶解。

6. 病原诊断　在粪、痰、脓液中或用乙状结肠镜检、直肠窥镜取肠黏膜溃疡边缘活组织或刮取物中查到大滋养体或在成形粪便中查包囊为确诊依据。

7. 免疫诊断　常用做阿米巴肝脓肿的辅助诊断。常用方法有间接血凝实验、免疫荧光抗体实验及酶联免疫吸附实验等。

二、疟原虫

（一）目的要求

1. 掌握　间日疟原虫红内期各阶段及配子体的形态特征；恶性疟原虫红内期及配子体的形态特征；薄血膜的制作及吉姆萨染色的方法。

2. 熟悉　蚊体内的发育过程；厚血膜的制作及厚涂片中疟原虫的形态特点。

3. 了解　三日疟原虫和卵形疟原虫的形态特点。

（二）内容与方法

形态观察:间日疟原虫红内期及配子体为自学标本,其他为示教标本。

1. 间日疟原虫红内期与配子体(玻片标本,油镜下观察)

（1）薄血片吉姆萨染色标本:先在低倍镜下确定血膜平面,再转油镜观察;在红细胞内寻找原虫,注意红内期各阶段及红细胞经染色后有何共同特点,间日疟原虫红内期与配子体的形态特点见表7-2。

表 7-2　间日疟原虫红内期与配子体的形态鉴别

阶段	核数	细胞质形状	空泡	疟色素	被寄生红细胞的改变
环状体	1	环状	有	无	无
大滋养体	1	粗环或不规则	有	分散	胀大、颜色变浅、出现薛氏小点
未成熟裂殖体	2~10	不规则或规则	有或无	较多、开始集中	同上
成熟裂殖体	≥12	规则	无	多、集中成块	同上
配子体	1	核周有一不着色区规则	无	多、分布均匀	同上、薛氏小点边缘更多

（2）厚血片吉姆萨染色标本:①环状体:体积较小,形状大多为叹号问号状、飞鸟状或间断的环状,有时可见完整环状。空泡有或无,核1个。②大滋养体:体积较大,形状多不规则,胞质断裂成块,核较大,1个。疟色素颗粒较明显。③未成熟裂殖体:体积较大,形状不规则或较规则,核2个以上,疟色素颗粒较多。④成熟裂殖体:体积较大,为不规则的圆形或椭圆形,核12个以上。疟色素集中成块。⑤配子体:体积较大,圆形或椭圆形。细胞质有时断裂成块或腐蚀(有不着色的缺损处)。核1个,坚实或疏松。疟色素颗粒较多,分布均匀。

1）恶性疟原虫环状体与配子体(吉姆萨染色标本,油镜观察)①环状体:纤细,直径约为红细胞的1/6,有1~2个核(核的早期分裂),有时寄生于红细胞的边缘,核突出于红细胞边缘,细胞质只有两条弧形的线,如飞鸟状;②配子体:香蕉状,核及疟色素均集中于中央。有时受疟原虫寄生的红细胞外缘看不清。

2）三日疟原虫裂殖体(吉姆萨染色标本,油镜观察)裂殖子6~12个,呈单瓣菊花状排列,疟色素常集中在中央。

3）卵囊(玻片染色标本)蚊胃壁上圆形的小囊,成熟的还可见其内有成簇排列的子孢子。

4）红外期裂殖体(玻片吉姆萨染色标本)肝细胞内,大小40~60μm,将肝细胞核挤于肝细胞的一侧,内可见裂殖子数千到上万。

2. 按蚊(针插标本)　翅脉上有黑白鳞片组成的斑点。

3. 病原检查　血液中查见疟原虫为诊断依据。

实验六　阴道毛滴虫观察

一、目的要求

掌握阴道毛滴虫培养、染色方法

二、内容与方法

1. 接种与培养　以无菌棉拭子从阴道后穹隆处取阴道分泌物,接种至大豆蛋白胨培养基中,37℃温箱中培养。24~48h后吸取管内沉淀物检查有无原虫生长。

2. 滋养体活体动态 取阴道分泌物(培养沉淀物)涂片镜下观察虫体,为无色梨形小体,衰老后虫体变圆.虫体在液体中呈螺旋状转动.轴柱伸出虫体后端,往往黏附一些细胞碎屑。

3. 吉姆萨染色或瑞氏染色方法染色标本 梨形,比白细胞稍大,前端有鞭毛4根,一侧有波动膜,其长度不超过虫体的一半,膜的外缘为后鞭毛;胞核一个,椭圆形。虫体中央有轴柱穿过并伸出。

三、思考题

1. 精确测量 pH 时用 pH 纸还是 pH 计好?
2. 实验中用多大压力压葡萄糖?压多少分钟?是否能用别的糖代替?是否能达到同样的效果?

实验七 弓形虫观察、ELISA 检测

一、目的要求

掌握弓形虫滋养体形态和检查的方法。

二、内容与方法

1. 滋养体形态观察(油镜下示教) 香蕉形或半月形,一端较尖,一端钝圆;长 4~7μm,吉氏染色可见一红色的核,位于虫体中央,核仁较大,细胞质呈淡蓝色。
2. 病原检查 在各组织、细胞和体液中查见滋养体为确诊依据。
3. 免疫诊断 为本病的常用实验诊断方法。ELISA 检测弓形虫首选检测方法。

实验八 节肢动物形态

一、目的要求

1. 掌握节肢动物成虫形态特点和所致疾病。
2. 熟悉卵、幼虫、蛹或若虫形态特点。

二、内容与方法

节肢动物成虫、卵、幼虫、蛹或若虫形态特点。

三、思考题

节肢动物主要传播哪些疾病?为什么?

实验九 螨虫检查

一、目的要求

掌握蠕形螨成虫的形态特征。

二、内容与方法

1. 透明胶纸粘贴法 在睡前将面部洗净,再将事先剪好贴在载玻片上的透明胶纸启下,粘贴在面部的鼻尖处,第2天晨起取下胶纸覆贴在载玻片上,贴前要把玻片上的余胶和杂质用擦净纸擦干净,以

免干扰结果,然后在低倍镜下观察结果。

2. 实验结果　可见皮脂蠕形螨和毛囊蠕形螨。

三、思考题

1. 简述皮脂蠕形螨和毛囊蠕形螨区别。
2. 实验中蠕形螨的检出率和全国普查数据有无差别? 简述其原因。

实验十　粪便检查

一、目的要求

1. 掌握常规法检查寄生虫的原理和操作技术。
2. 熟悉和了解各种粪检的应用条件与范围及其注意事项。

二、内容与方法

用生理盐水作为粪便的稀释剂,使和粪便粘在一起的病原体,通过生理盐水的涂抹稀释作用,成为单个物体分散在涂片中,这样既不妨碍透光作用,又能暴露病原体的形态结构,便于我们在镜检中识别它们。

（一）材料准备

载玻片、盖玻片、竹签、生理盐水、显微镜和新鲜大便。

（二）实验步骤

1. 检查蠕虫卵　在洁净的玻片中央,滴生理盐水一滴,用竹签取火柴头大小的粪便,在生理盐水中混匀,摊开呈薄膜状;其厚度以载玻片置于报纸上,能透过粪膜隐约辨认玻片下的字迹为宜。一般在低倍镜下检查,如发现可疑物再转高倍镜观察。

2. 检查原虫　可根据原虫不同的排离阶段,采用不同的方法。原虫在生活史过程中有滋养体、包囊时期。活滋养体检查方法同蠕虫卵检查,但要注意涂片要薄而均匀。要求粪便新鲜,不能混入尿液和水,若为检查溶组织内阿米巴,对其黏液血便标本要取黏液部分。在气温较低时,要注意保温,必要时可用保温台保持温度,或先将载玻片和生理盐水略加温,为使滋养体保持活动状态,便于观察。包囊检查时可用碘液染色。

（三）注意事项

1. 玻片应清洁无油。
2. 粪膜应厚薄适当。
3. 观察结果应按一定顺序,以免遗漏,热天时要注意观察速度以防粪膜干燥,影响观察结果。
4. 镜检时光线要适当,过强或过暗会影响观察结果。
5. 检查虫卵时应注意与粪便中的异物区别,根据虫卵的形状、大小、颜色、卵壳和内含物等特征加以区别。
6. 检查滋养体时,涂片应稍薄。

实验十一　隐孢子虫检查

一、目的要求

掌握隐孢子虫卵囊检查方法。

二、内容与方法

1. 改良抗酸染色法　染色后背景蓝绿色,卵囊成玫瑰色,圆形或椭圆形,囊壁薄,内部可见 1~4 个梭形、月牙形子孢子,有时尚可见棕色块状的残留体。在检测卵囊的技术中,此法对卵囊检出和鉴定的结果最好。

2. 金胺 - 酚染色 - 改良抗酸染色法　先用金胺 - 酚染色,再用改良抗酸染色复染,用光学显微镜观察见圆形或椭圆形,直径 4~7μm,内见 4 个月牙形裸露子孢子,排列不规则,有时可见黑色颗粒状残留体。

3. 吉姆萨染色法　染色后卵囊呈淡蓝色,内含红、紫色小颗粒,且易与其他肠原虫包囊及酵母菌相区别。

4. 荧光染色法　在荧光显微镜下,卵囊显示明亮的荧光,背景为暗红色,酵母菌则不显荧光。本法简便、省时,但可能有假阳性反应,对可疑者应进一步采用吉姆萨染色法或改良抗酸染色法予以证实。

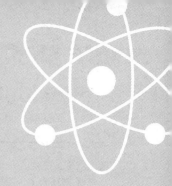

第八章

医学免疫学实验

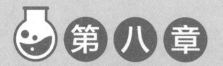 **实验一** 凝集实验

一、实验目的

掌握凝集实验的原理、常用的技术类型、结果判定及临床意义。

二、实验原理

凝集实验是指细菌、细胞等颗粒性抗原或表面包被抗原的颗粒状物质(如胶乳颗粒等)与相应抗体特异结合,在适量电解质存在的条件下,形成肉眼可见的凝集现象。凝集实验分为直接凝集实验和间接凝集实验两种。

三、直接凝集实验

颗粒性抗原本身直接与相应抗体结合出现的凝集现象。常用的有玻片凝集实验和试管内凝集实验。

(一)玻片凝集实验

1. 实验材料

(1)伤寒杆菌普通琼脂斜面培养物。

(2)伤寒诊断血清(1∶20)。

(3)生理盐水、载玻片。

2. 实验方法

(1)洁净玻片一张,用玻璃笔划分两格。

(2)用灭菌白金耳分别取 1∶20 伤寒诊断血清及生理盐水各二、三环,点于玻片上。

(3)用灭菌白金耳在普通琼脂斜面上刮取未知菌落,分别研磨于上述免疫血清和盐水中,使之混匀,轻轻摇动玻片 1~2min,出现凝集块者为阳性。

(二)试管内凝集实验

1. 实验材料

(1)伤寒杆菌"H""O"(TH、TO)诊断菌液。

(2)伤寒待测血清。

(3)生理盐水、试管、吸管。

2. 实验方法

(1)取小试管 14 只,分二排,每排 7 只并做好标记(表 8-1)。

(2)每排第 1 管加入生理盐水 0.9mL,其余各管加生理盐水 0.5mL。

(3)用 1mL 吸管取 0.1mL 待测血清加入每排第 1 管内,混匀后吸出 0.5mL 移至第 2 管,依次作倍比稀释至第 6 管,混匀后吸出 0.5mL 弃去,第 7 管无血清,为对照管。

表 8-1　试管内凝集操作程序

试剂	1	2	3	4	5	6	7
生理盐水 /mL	0.9	0.5	0.5	0.5	0.5	0.5	0.5
待测血清 /mL	0.1	0.5	0.5	0.5	0.5	0.5 → 弃去	
抗原液 /mL	0.5	0.5	0.5	0.5	0.5	0.5	0.5
血清稀释倍数	1∶20	1∶40	1∶80	1∶160	1∶320	1∶640	

（4）于第 1 排和第 2 排各管分别加入 TH、TO 各 0.5mL。1~6 管的血清稀释度分别为 1∶20、1∶40、1∶80、1∶160、1∶320、1∶640（表 8-1）。

（5）混匀后放 37℃温箱 1~2h 观察结果,然后再放 37℃温箱过夜,观察结果。

3. 结果判读

（1）观察前切勿摇动试管,以免凝集块分散。

（2）先看对照管,应无凝集现象,管内溶液仍混浊,部分细菌沉于管底,形成边缘整齐的团块,稍加摇动试管则成均匀悬液。

（3）++++、+++、++、+ 分别表示凝集的程度,不凝集用 – 表示。① ++++ 表示完全凝集,管底有边缘不整齐的圆形凝集块,上层液澄清。② +++ 表示大部分凝集,凝块并非完全沉于管底,上层液澄清。③ ++ 表示部分凝集,管底有部分凝集块,上层液微混浊。④ + 表示小部分凝集,管底有少量凝集块,上层液较混浊。⑤ – 表示不凝集,管底无凝集块,细菌沉于管底,形成边缘整齐的圆点,上层液混浊。

以出现 ++ 的血清稀释倍数作为该待测血清的效价。

效价判定结束后将试管轻轻摇起,以观察凝集类型。伤寒沙门菌“O”抗原凝集物呈颗粒状,黏附于管底,轻摇不易升起和离散;“H”抗原凝集物呈絮状,沉于管底,轻摇易升起和离散。

四、间接凝集实验

将可溶性抗原（或抗体）先吸附在与免疫无关的载体颗粒上,形成致敏颗粒,然后再与相应的抗体（或抗原）进行反应产生的凝集现象。此法敏感度比直接凝集反应高,因而广泛地应用于临床检测中,间接凝集反应中常用的载体颗粒有人“O”型红细胞、绵羊红细胞、活性炭、聚苯乙烯胶乳颗粒等。

（一）正向间接凝集实验——类风湿因子（rheumatoid factor,RF）测定

1. 实验原理　类风湿因子为抗变性 IgG 的自身抗体。将变性的 IgG（已知抗原）吸附在胶乳颗粒上制成致敏颗粒,可与相应抗体（类风湿因子）发生凝集反应。

2. 实验材料

（1）类风湿因子胶乳抗原（购买商品化的试剂）。

（2）待测血清、阳性对照血清、阴性对照血清。

（3）黑色方格反应板、滴管、牙签。

3. 实验方法

（1）将待测血清、阳性对照血清、阴性对照血清用生理盐水做 1∶20 稀释,备用。

（2）用毛细滴管分别将稀释的待测血清、阳性血清和阴性血清各 1 滴（约 50μL）分别加于反应板上,然后分别加胶乳抗原 1 滴（约 50μL）;用牙签充分混匀。

（3）轻轻摇动玻片 2~3min 后观察结果。

4. 结果判读　阳性对照侧应出现明显凝集颗粒,液体澄清;阴性对照侧应呈均匀一致的胶乳状;实验侧如出现明显凝集颗粒为阳性,保持均匀胶乳状则为阴性。若需做定量测定,可将血清做倍比稀释,重复上述测定,以出现凝集的血清最高稀释度为 RF 滴度。

（二）反向间接凝集实验

1. 实验原理　将特异性抗体吸附于醛化的红细胞上，再与相应抗原结合，在适量电解质存在条件下，红细胞被动聚集出现肉眼可见凝集现象。用于检测标本中的相应可溶性抗原。

2. 实验材料

（1）1∶20 抗 -HBs 致敏的醛化红细胞、纯化的 1∶20 抗 -HBs、待检血清、稀释液。

（2）"V"型微量血凝板，微量移液器、微量搅拌器、刻度吸管。

3. 实验方法

（1）配制致敏红细胞悬液：每瓶冻干诊断红细胞中加 4mL 稀释液，轻轻旋摇使成均匀悬液，浓度约为 0.6%。

（2）正式实验（表 8-2）

表 8-2　反向间接血凝实验操作程序

	1	2	3	4	5	6	7	8	9
生理盐水 /µL	25	25	25	25	25	25	25	25	阳性血清
待测血清 /µL	25 →	25 →	25 →	25 →	25 →	25 →	25 →	弃去	25µL
致敏红细胞 /µL	25	25	25	25	25	25	25	25	25
血清稀释倍数	1∶4	1∶8	1∶16	1∶32	1∶64	1∶128	1∶256		

1）在"V"型微量血凝板上，每份待检血清设立 8 孔，于各孔内加生理盐水 25µL。

2）于第 1 孔内加入待测血清 25µL，分别依次在各孔内作倍比稀释，直至第 7 孔，第 8 孔为致敏红细胞对照。另设第 9 孔为阳性对照，加 25µL HBsAg 阳性血清。

3）于每孔中加 25µL 混匀的致敏红细胞悬液。

4）将血凝板置于微型振荡器上振荡 1~2min，置 37℃温箱 1h 后观察结果。

4. 结果分析

（1）不凝集：红细胞全部下沉，集中于孔底，形成致密的圆点。

（2）明显凝集（++）：红细胞于孔底形成薄膜状凝集，中央可见疏松的红点。

（3）出现明显凝集的血清最高稀释度为 HBsAg 效价，凡效价≥1∶16 者需进一步做中和实验。

（三）间接凝集抑制实验——妊娠实验

1. 实验原理　妊娠实验是利用间接凝集抑制实验的原理检测妇女尿中绒毛膜促性腺激素（hCG）以诊断妊娠与否的一种快速、简便的方法。

2. 实验材料

（1）妊娠诊断试剂盒：包括诊断血清（抗 -hCG）和胶乳抗原（hCG 致敏的胶乳颗粒）。

（2）待测尿（为已知妊娠 8 周的孕妇尿）、生理盐水。

（3）载玻片、吸管。

3. 实验方法

（1）取洁净玻片一张，用玻璃笔划分两格。

（2）用两只尖吸管分别吸取待测尿和生理盐水各一滴于玻片的两格内。

（3）两侧各加一滴抗血清，缓慢摇动玻片 30s。

（4）两侧各加一滴胶乳抗原，缓慢摇动玻片 3min。

4. 结果判读　不出现凝集为阳性（孕妇尿侧）；出现凝集为阴性（盐水侧）。

（四）抗球蛋白实验——库姆斯实验（Coombs test）

1. 实验原理　抗球蛋白实验是抗免疫球蛋白参与的一种间接血凝实验，1945 年由 Coombs 建立。用于检测抗红细胞不完全抗体。机体受某种抗原刺激后可产生不完全抗体（沉降系数为 7s 的 IgG 类抗体),这种抗体与相应抗原结合后不出现凝集现象,当将抗球蛋白的抗体加到抗原与不完全抗体的结合物中,抗球蛋白抗体与不完全抗体结合,即可出现可见的凝集反应。分为直接抗球蛋白实验和间接抗球蛋白实验。

2. 直接抗球蛋白实验 是直接把抗人球蛋白与待测的红细胞混合,若红细胞上结合有不完全抗体,便出现凝集。

(1)实验材料

1)多特异性抗人球蛋白试剂(有商品)。

2)待测 EDTA 抗凝血液(自身免疫性溶血患者)、生理盐水。

3)试管、吸管、离心机。

(2)实验方法

1)待测血液用生理盐水洗涤三次(每次 2 000r/min,10min)后用生理盐水配成 5% 红细胞悬液。

2)取一滴上述红细胞悬液放入试管中加入一滴多特异性抗人球蛋白试剂,混匀后,离心 1min,显微镜下观察。

(3)结果判定:出现凝集为阳性,说明待测红细胞上结合有不完全抗体;不出现凝集为阴性。

3. 间接抗球蛋白实验 是检测血清中有无不完全抗红细胞抗体的方法。

(1)实验材料

1)多特异性抗人球蛋白试剂(有商品),3~5 人份 "O" 型混合抗凝血。

2)待测血清和生理盐水。

3)试管、吸管和离心机。

(2)实验方法

1)混合 "O" 型血液用生理盐水洗涤三次(每次 2 000r/min,10min)后用生理盐水配成 5% 红细胞悬液。

2)取一滴上述红细胞悬液放入试管中加入一滴待测血清,混匀后 37℃水浴 30min 后,生理盐水洗涤三次。

3)去掉生理盐水,加入两滴多特异性抗人球蛋白试剂,混匀后,离心 1min,显微镜下观察。

(3)结果判定:出现凝集为阳性,说明待测血清中有不完全抗体;不出现凝集为阴性。

实验二 沉淀反应

一、实验目的

掌握沉淀反应的原理、常用技术类型及临床应用。

二、实验原理

可溶性抗原与相应抗体结合,在一定条件下,可形成抗原抗体复合物的沉淀。该反应在液相或凝胶内均可进行。包括液相沉淀实验、凝胶扩散实验和免疫电泳实验三大技术类型。

三、透射免疫浊度测定

(一)实验原理

免疫浊度测定属于液相沉淀实验,指可溶性抗原与相应抗体在含一定浓度电解质的液体介质中发生特异性结合,形成不溶性的免疫复合物,使反应液出现浊度。

当反应液中保持抗体过量时,形成的免疫复合物随抗原量增加而增加,反应液的浊度亦随之增加,与一系列的抗原标准品对照,即可计算出标本中待测抗原的含量。当抗原抗体相遇后立即结合成小的免疫复合物（<19s），数分钟到数小时才形成可见的免疫复合物（>19s）。作为快速比浊测定，这种速度太慢，加入促聚剂（或增浊剂）可加速大的免疫复合物形成，并且增加反应浊度。目前促聚剂多用聚乙二醇（PEG，分子量 6 000~8 000），浓度约为 4%。

免疫浊度测定法按照测量方式的不同可以分为两种，即透射免疫比浊法和散射免疫比浊法。

（二）实验材料

1. 待测血清（已经用生理盐水 1∶50 倍稀释）。

2. 抗人 IgG 血清（用 4.3% PEG 1∶20 稀释，用之前要充分混匀）。

3. IgG 标准（原浓度 1.143mg/mL），生理盐水。

4. 分光光度计、37℃水浴箱。

（三）实验方法

1. 取 6 支小试管分别编号。

2. 按表 8-3 稀释 IgG 标准品及加入待测样品。

表 8-3　IgG 标准品稀释方法及待测样品　　　　　　　　　　　　　　　　　单位：μL

试管号	1	2	3	4	5	6
生理盐水	–	25	25	25	25	–
标准 IgG	50 →	25 →	25 →	25 →	25 →弃去 25	–
待测血清	–	–	–	–	–	25

3. 每管中加入 1.5mL 抗人 IgG（用 4.3% PEG 已经 1∶20 稀释），充分混匀，37℃水浴 30min。

4. 各管混匀后用分光光度计测吸光度值（λ=492nm，用 4.3% PEG 稀释的抗人 IgG 调零）。

5. 记录各管的吸光度值。

6. 用 IgG 浓度为横坐标，相应吸光度值为纵坐标，制作标准曲线，求出待测血清中的 IgG 含量。

四、单向琼脂扩散实验

（一）实验原理

将某种一定量的特异性抗体混匀于琼脂内，制成含抗体的琼脂凝胶板，再于琼脂板上打孔，并将一定量的抗原加入孔中。孔中的抗原在含有抗体的琼脂中呈辐射状扩散，浓度逐渐降低，在两者比例适合时即出现免疫复合物的沉淀环，沉淀环的大小（直径）与抗原浓度成正比。从不同浓度的标准抗原制成的标准曲线上查出标本中抗原的含量。

（二）实验材料

1. 单向琼脂扩散实验免疫板（商品）。

2. 标准抗原（IgG、IgM、IgA）。

3. 待测血清、微量加样器。

（三）实验方法

1. 标准抗原　标准抗原用 0.5mL 生理盐水稀释后作为原液，各标准抗原稀释度见表 8-4。

表 8-4　单向琼脂扩散实验标准抗原稀释度

免疫板	标准抗原稀释倍数	待测血清稀释倍数
IgG	12.5、25、50、100、200 倍	50 倍
IgM	原液、2、4、16、32 倍	4 倍
IgA	2.5、5、10、20、40 倍	10 倍

2. 加样　用微量加样器将上述不同稀释度的标准抗原和待测血清分别加入单向琼脂扩散实验免疫板,每孔 10μL,第一排加标准抗原,第二排加待测血清。

将免疫板放入湿盒内置 37℃温箱,IgG 扩散 24h,IgA、IgM 扩散 48h 后测定沉淀环的直径(mm)。

3. 绘制标准曲线　以标准抗原沉淀环直径微纵坐标,相应孔的抗原稀释度为横坐标,在半对数纸上绘制出标准曲线。

(四)结果判定

根据待测血清沉淀环直径查标准曲线,将查得抗原浓度乘以稀释倍数,为待测血清中各 Ig 的含量。

五、双向琼脂扩散实验

(一)实验原理

将抗原、抗体分别加到琼脂板上不同的孔内,使二者相互扩散,若两者对应,则在比例合适处形成白色的沉淀线。若同时含有多对抗原抗体系统,因其分子量、扩散系数不同,以及各对抗原抗体形成沉淀使所需的最适比例不同,扩散后可在琼脂层中形成多条沉淀线。

(二)实验材料

1. 1% 琼脂(生理盐水配制)。

2. 兔抗人血清、人血清。

3. 玻片、琼脂打孔器。

(三)实验方法

1. 制板　取洁净载玻片置于水平位置,将 3~3.5mL 已溶化的 1% 琼脂趁热加于玻片上。

2. 打孔　待琼脂冷凝后,打梅花形孔,孔径 3mm,孔间距 5mm(图 8-1)。

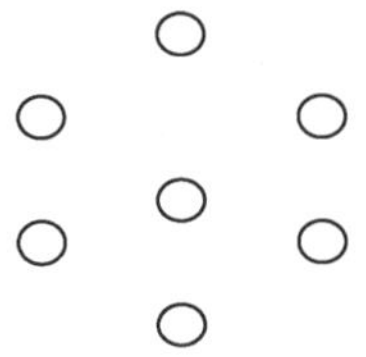

3. 加样　中央孔加兔抗人血清,其余各孔按顺序加入生理盐水,1∶2、1∶4、1∶8、1∶16、1∶32 稀释的人血清。

4. 将加好样的琼脂板放湿盒内,37℃ 24h 后观察结果。

图 8-1　双向琼脂扩散实验打孔图样

(四)结果判定

若标本孔与抗体孔之间有沉淀线为阳性,没有沉淀线为阴性。

六、对流免疫电泳

(一)实验原理

在 pH 8.6 的琼脂凝胶中,抗体球蛋白因等电点高,带微弱的负电荷,且分子量较大,因此电泳力小,小于电渗力,泳向负极;而一般抗原蛋白常带较强的负电荷,且分子较小,电泳力大,泳向正极电泳。将抗原放负极侧孔,抗体放正极侧孔,抗原抗体相对泳动,在两孔间相遇,比例合适时形成肉眼可见的沉淀线。抗原浓度越高,沉淀线越靠近抗体孔,甚至超越抗体。

(二)实验材料

1. 1% 琼脂(用 pH 8.6 的巴比妥缓冲液配)。

2. 人血清、兔抗人血清。

3. 打孔器、电泳仪。

(三)实验方法

1. 制板　取洁净载玻片置于水平位置,将 3~3.5mL 已溶化的 1% 琼脂趁热加于玻片上。

2. 打孔　孔径 3mm,孔间距 5mm。

3. 加样　每两孔为一组,一孔加人血清(抗原),另一孔加兔抗人血清(抗体)。

4. 电泳　将加好样的琼脂板放于电泳槽上,抗体置阳极,抗原置阴极,用双层滤纸使琼脂板两端与电泳液相连,接通电源,调整电压、电流,每厘米宽度为 4mA,或电压 4~6V/cm,电泳 60~90min。

（四）结果判定

抗原与抗体孔之间出现白色沉淀线为阳性。

实验三 溶血反应和补体结合实验

一、溶血反应

（一）实验目的

掌握溶血反应的原理及操作方法。

（二）实验原理

用 2% 绵羊红细胞作为抗原免疫家兔，经过三次免疫后，家兔血清中产生特异性抗体（即溶血素），当溶血素与绵羊红细胞结合后，可激活补体，导致绵羊红细胞的破裂，呈现溶血现象。

（三）实验材料

1. 溶血素（1：1 000）、冻干补体（1：10）、1% SRBC、生理盐水。

2. 1mL 刻度吸管、试管。

（四）实验方法

1. 将四支试管编号后放于试管架上。

2. 按表 8-5 分别加入溶血素、绵羊红细胞、补体及生理盐水。

表 8-5　溶血反应一览表　　　　　　　　　　　　　　　　单位：mL

试管号	溶血素	1% SRBC	补体	生理盐水
1（实验管）	0.25	0.25	0.5	0.5
2（溶血素对照管）	0.25	0.25	–	1.0
3（补体对照管）	–	0.25	0.5	0.75
4（SRBC 对照管）	–	0.25	–	1.25

3. 充分混匀后，放置 37℃ 水浴箱中 30min。

（五）结果判读

溶血：液体完全透明。不溶血：为红细胞混悬液。

本实验应出现的结果：实验管（1 号）应完全溶血；溶血素对照管（2 号）不溶血但可出现红细胞的凝集；补体对照管（3 号）和 SRBC 对照管（4 号）不溶血也无凝集现象。

二、补体结合实验

（一）实验目的

了解补体结合实验的原理基本操作方法。

（二）实验原理

补体结合实验是一种有补体参与，并以绵羊红细胞和溶血素作为指示系统的抗原抗体反应。参与本反应的五种成分可分为两个系统，一为待检系统，即为已知抗原（或抗体）和待检抗体（或抗原）；另一个为指示系统，即绵羊红细胞和其相应的溶血素。待检抗原，抗体和先加入的补体作用后，再加入指示系统。若待检系统中的抗原 - 抗体相对应，两者特异性结合后激活补体，再加入的指示系统无补体结合，不出现溶血，是为补体结合实验阳性；若待检系统中的抗原与抗体不对应或缺少一方，补体不被激活，当指示系统加入后，绵羊红细胞 - 溶血素复合物激活补体，产生溶血现象，是为补体结合实验阴性。由于参与反应的各成分之间要求有适当的量的关系，因此，做本实验之前必须通过一系列预备实验来确定补体、溶血素、抗原或抗体的使用量。

（三）实验材料

1. 伤寒杆菌可溶性抗原。

2. 待测血清。

3. 溶血素、2% SRBC、冻干补体（用时 1∶10 稀释）。

4. 试管、刻度吸管。

（四）实验方法

1. 溶血素单位滴定

（1）按表 8-6 分别加入各种不同稀释度的溶血素 0.2mL 及其他成分。

表 8-6　溶血素的滴定表举例

试管号	不同稀释度溶血素 0.2mL	补体（1∶10）/mL	生理盐水 /mL	2% SRBC /mL		假设结果
1	1∶1 000	0.2	0.4	0.2		完全溶血
2	1∶1 200	0.2	0.4	0.2		完全溶血
3	1∶1 600	0.2	0.4	0.2		完全溶血
4	1∶2 000	0.2	0.4	0.2		完全溶血
5	1∶2 400	0.2	0.4	0.2		完全溶血
6	1∶3 200	0.2	0.4	0.2		完全溶血
7	1∶4 000	0.2	0.4	0.2	37℃致敏	完全溶血
8	1∶4 800	0.2	0.4	0.2	红细胞	完全溶血
9	1∶6 400	0.2	0.4	0.2	水浴 30min	完全溶血
10	1∶8 000	0.2	0.4	0.2		完全溶血
11	1∶9 600	0.2	0.4	0.2		不溶血
12	1∶12 800	0.2	0.4	0.2		不溶血
13	1∶16 000	0.2	0.4	0.2		不溶血
对照	—	0.2	0.4	0.2		不溶血

（2）充分混匀后置于 37℃水浴箱中 30min，然后观察结果。

（3）能呈现完全溶血的最高稀释度的溶血素为 1 个单位。

（4）配制 2 个单位的溶血素溶液。

表 8-6 的结果表明，第 10 管（1∶8 000 倍稀释）中 0.2mL 溶血素为 1 个单位。实验室常用 0.2mL 中含 2 个溶血单位的稀释液，即 1∶4 000，配制时可以取 1∶100 倍稀释的溶血素 1mL 加生理盐水 39mL。

2. 补体单位滴定

（1）实验材料

1）补体：1∶30 稀释。

2）抗体：2 单位溶血素。

3）抗原：2% 绵羊红细胞。

4）生理盐水、小试管、吸管、37℃水浴箱。

（2）滴定方法

1）按照表 8-7 加入 1∶30 稀释的补体。

2）依次加入其他各成分至每管中，37℃水浴后观察结果。

3）补体单位的确定：凡能使一定量红细胞发生完全溶解的最小补体量，称为 1 个确定单位。表 8-7 中自第 3 管可出现完全溶血现象，因此第 3 管（0.1mL）所含补体为 1 个确定单位。

由于在实际应用时补体有一部分损失，故需酌量增加一些，通常取其次高的一管补体量称为 1 个使用单位。在下例中：

表 8-7　补体单位滴定表举例　　　　　　　　　　　　　　单位:mL

试管号	补体(1:30)	生理盐水	2 单位溶血	2%SRBC	假设结果
1	0.06	0.54	0.2	0.2	不溶血
2	0.08	0.52	0.2	0.2	不溶血
3	0.10	0.50	0.2	0.2	完全溶血
4	0.12	0.48	0.2	0.2	完全溶血
5	0.14	0.46	0.2	0.2	完全溶血
6	0.16	0.42	0.2	0.2	完全溶血
7	0.18	0.40	0.2	0.2	完全溶血
8	–	0.60	0.2	0.2	不溶血

（4 列中部：37℃水浴 45min；6 列中部：37℃水浴 15~30min）

1 个确定单位 =0.1mL 1:30 稀释的补体。

1 个使用单位 =0.12mL 1:30 稀释的补体。

4）补体的稀释:若使每 0.2mL 补体含 2 个使用单位,可照下式计算:

30 :（2×0.12）=x : 0.2

x=25,即将补体稀释 25 倍,取 0.2mL 即可。

3. 正式实验　正式实验可以做定量的,也可以做定性的。本实验用伤寒杆菌的提取液为抗原,与其免疫血清做定性实验。

（1）实验材料

1）补体:1:25 稀释。

2）抗体:1:5 稀释的伤寒血清。

3）抗原:1:50 稀释的伤寒抗原,1:50 稀释的痢疾抗原。

4）指示系统:2 单位溶血素,2% 绵羊红细胞。

5）其他:同预备实验。

（2）实验方法:按表 8-8 加入各成分。

表 8-8　补体结合实验　　　　　　　　　　　　　　单位:mL

试管号	伤寒血清	伤寒抗原	痢疾抗原	补体	生理盐水	2 单位溶血素	2%SRBC	结果
1	0.2	0.2	–	0.2	–	0.2	0.2	实验管
2	0.2	–	0.2	0.2	–	0.2	0.2	特异性对照
3	0.2	–	–	0.2	0.2	0.2	0.2	血清对照
4	–	0.2	–	0.2	0.2	0.2	0.2	抗原对照
5	–	–	–	0.2	0.4	0.2	0.2	补体对照
6	–	–	–	–	0.8	–	0.2	SRBC 对照

（中部:37℃水浴 45min；右部:混匀后 37℃水浴 30min）

（3）结果判定:观察各管溶血情况,记录并分析其意义。

🔬 实验四　免疫标记技术

免疫标记技术是将抗原、抗体反应与标记技术结合起来用于检测抗体或抗原的方法。指用酶、荧光素、放射性核素、胶体金或化学发光剂等作为示踪物，标记抗原或抗体后进行的抗原抗体反应。这类技术可以在细胞、亚细胞、超微结构及分子水平上，对抗原抗体反应进行定性和定位研究，并可以结合计算机图像分析系统进行定量检测，也可以对液体中的抗原或抗体进行定性、定量测定。具有特异、灵敏、快速等优点。

一、实验目的

了解免疫标记技术的类型、实验原理；掌握酶联免疫吸附实验的常用技术类型、技术要点及临床应用。

二、免疫酶技术 - 酶联免疫吸附实验

（一）实验原理

酶联免疫吸附实验是一种利用酶标记的抗原或抗体，在固相载体上进行抗原或抗体测定的方法。抗原或抗体吸附到固相载体表面后仍保持其免疫活性。抗原抗体与酶形成结合物后，仍保持各自的免疫活性和酶活性。结合物中的酶可催化底物，产生一定的产物，经显色液显色。产物的量与抗原或抗体的量成正比。所以，可用目测定性或酶标仪测光密度值定量测定抗原或抗体，其主要方法有间接法、双抗体夹心法和竞争法等。

间接法是检测抗体常用的方法。基本原理是用已知抗原包被固相载体，加入待测标本（待测相应抗体），洗涤后加入酶标抗抗体（即二抗），再加入底物，根据是否有产物的产生来判断有无待测抗体。

双抗体夹心法常用于检测抗原。将已知抗体包被于固相载体上，加入待测标本（待测抗原）洗涤后加入酶标抗体，洗涤后加入底物进行测定。

竞争法可用于检测抗原或抗体。例如测抗原时将已知抗体包被在固相载体上，加入待测抗原和酶标抗原，洗涤后加入底物进行检测。若标本中含有待测抗原则竞争抑制酶标抗原与固相载体上包被的抗体结合。现以双抗体夹心法测乙型肝炎病毒的表面抗原为例，简述 ELISA 实验的技术要点。

（二）实验材料

1. 马抗 HBs（包被用）。
2. 辣根过氧化物酶（HRP）标记的抗 -HBs。
3. HBsAg 阳性及阴性对照血清，待测血清。
4. 包被缓冲液　pH 9.6 0.05mol/L 碳酸盐缓冲液。A 液：Na_2CO_3 10.6g 加蒸馏水至 500mL。B 液：$NaHCO_3$ 16.8g 加蒸馏水至 1 000mL。取 A 液 16mL 加 B 液 34mL 再加蒸馏水至 200mL 即可。
5. 封闭液　1% 牛血清白蛋白（BSA）。
6. 洗涤液　pH 7.4 0.05mol/L 吐温 - 磷酸盐缓冲液。NaCl 8g，$KH_2PO_4 \cdot 12H_2O$ 2.9g，KCl 0.2g 加蒸馏水至 1 000mL，溶解后加 Tween-20 0.5mL。
7. 底物缓冲液　pH 5.0 磷酸盐 - 柠檬酸盐缓冲液。
8. 邻苯二胺底物溶液　邻苯二胺 40g 加底物缓冲液 100mL 溶化后加 H_2O_2（30%）0.15mL 即可。
9. 反应终止液　2mol/L 硫酸。
10. 聚乙烯反应板、酶标仪。

（三）实验方法

1. 包被抗体　取 pH 9.6 0.05mol/L 碳酸盐缓冲液稀释的纯化马抗 HBs，每孔 0.1mL 包被反应板，湿盒 4℃过夜。

2. 封闭　每孔加入 1% 牛血清白蛋白 0.1mL,37℃ 1h。

3. 洗板　甩尽板内液体,每孔加满洗涤液保留 3~5min,甩尽,反复 3 次。

4. 每孔加待测血清 0.1mL,并设阳性血清和阴性血清对照孔(每孔 0.1mL),置湿盒中 37℃ 1h,洗涤方法同上。

5. 每孔加磷酸盐缓冲液稀释的酶标抗 HBs 0.1mL,置湿盒中 37℃ 1h,洗涤方法同上。

6. 每孔加底物溶液 0.1mL,置室温 30min,然后每孔加 2mol/L 硫酸 1 滴,终止反应。

（四）结果判定

肉眼观察:与阴性对照显色相同为阴性;显色同或深于阳性对照为阳性。酶标仪检测:以 490nm 波长测 OD 值。待测血清与阴性对照血清 OD 值之比≥2.1 为阳性。

目前临床上检测 HBsAg 商品化的试剂盒常用双位点一步法,检测抗 HBs 常用双抗原夹心法等,具有操作简便、省时等优点,可根据试剂盒的说明操作。

三、免疫荧光技术 - 抗核抗体的检测

（一）实验原理

抗核抗体是以真核细胞的核成分为靶抗原的自身抗原的总称。以鼠肝印片为抗原,加入未标记的特异性抗核抗体(待检阳性病人的血清),然后再加入荧光标记的抗人 IgG,即可出现阳性反应。在荧光显微镜下观察结果,根据核型,对临床诊断有重要的参考价值。

（二）实验材料

1. 新鲜小鼠肝脏　临用时眼球放血处死小鼠,取出小鼠肝脏。

2. 待测血清、阳性对照、阴性对照血清。

3. FITC 标记的羊抗人 IgG。

4. pH 8.0 0.01mol/L 的 PBS。

5. 缓冲甘油　甘油 9 份加 PBS 1 份。

6. 试管、滴管、荧光显微镜。

（三）实验方法

1. 抗原片的制备　将新鲜的小鼠肝组织切成平面片状,用吸水纸吸去渗出的浆液,轻轻压于洁净的带圆圈玻片上,玻片上即留有一层肝组织细胞,晾干后放于 4℃冰箱备用。

2. 将对照血清和不同稀释度的待测血清(用 pH 8.0 0.01mol/L 的 PBS 稀释)分别滴于肝印片上(覆盖圆圈),置湿盒内 37℃孵育 30min。

3. pH 8.0 0.01mol/L 的 PBS 冲洗后,用吸水纸吸干。

4. 加入 FITC 标记的羊抗人 IgG,置湿盒内 37℃孵育 30min。

5. pH 8.0 0.01mol/L 的 PBS 冲洗,冷风吹干。

6. 缓冲甘油封片,荧光显微镜观察。

（四）结果判读

1. 阳性　镜下可见明亮的绿色荧光,常见以下几种核型:①均质型:即整个细胞核显示均匀一致的绿色荧光,见于 SLE、RA、PSS 等;②周边型:在核周围呈亮绿色荧光带,主要见于 SLE;③斑点型:荧光点状分布于核内,见于 SLE、RA、PSS、MCTD 等;④核仁型:荧光亮点主要位于核仁区,见于 PSS、SLE 等;⑤着丝点型:荧光亮区主要位于着丝点处,见于 PSS、CREST 综合征。

2. 阴性及非特异性荧光　阴性细胞不发出荧光,非特异性荧光较模糊、暗淡并不一定在核内。

四、胶体金免疫层析技术 - 早孕诊断实验

（一）实验原理

胶体金免疫层析技术是将胶体金标记技术和蛋白质层析技术相结合的以硝酸纤维素膜为载体的快

速的固相膜免疫分析技术,与斑点金免疫渗滤实验的过滤性能不同,DICA 中滴加在膜一端的标本溶液受载体膜的毛细管作用向另一端移动,犹如层析一般,在移动过程中被分析物与固定于载体膜上某一区域的抗体或抗原结合而被固相化,无关物则越过该区域而被分离,然后通过胶体金的呈色条带来判读实验结果。本部分以妊娠实验为例(基本原理为双抗体夹心法)简述胶体金免疫层析技术的要点。

(二)实验材料

1. "一步金法"早早孕妊娠实验诊断试纸条 组成见图 8-2。

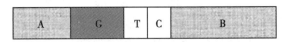

图 8-2 早早孕妊娠实验诊断试纸条示意图

A 区为滴加待测标本区。G 区有金标小鼠抗 HCG。T 区为检测区,包被有抗 HCG 抗体。C 区为质控区,包被有抗小鼠 IgG。B 区为吸水材料。

2. 待测标本 孕妇尿。

(三)实验方法

将试剂条从冰箱取出,复温后,将试剂条的有箭头标志的一端浸入待测尿中,约 5s 后取出平放,5min 内观察结果。

(四)结果判读

1. 阳性 在 T 区和 C 区出现两条粉红线。
2. 阴性 仅在 C 区出现一条粉红线。
3. 失效 无红色沉淀线说明试剂失效。

实验五 外周血单个核细胞的分离 - 密度梯度离心法

一、实验目的

掌握外周血单个核细胞的分离技术、免疫细胞数量和功能检测的实验原理和技术要点。

二、实验原理

外周血单个核细胞包括淋巴细胞和单核细胞,为主要的免疫细胞群。人外周血单个核细胞的密度为 1.076~1.090,粒细胞的密度为 1.092,红细胞密度为 1.093,血小板密度为 1.030~1.035。利用密度为 1.077 ± 0.001 的聚蔗糖 - 泛影葡胺分层液,将待分离的外周血轻轻加于分层液的上面,通过离心可将单个核细胞分离出来。

三、实验材料

1. 密度为 1.077 ± 0.001 的聚蔗糖 - 泛影葡胺分层液(有商业化产品供应)。
2. 肝素 250U/mL。
3. Hanks 液。
4. 刻度离心管、吸管、滴管、血球计数板。
5. 水平离心机、显微镜。

四、实验方法

1. 抽取静脉血 2mL,立即加入含有 0.2mL 肝素的试管内,用 Hanks 液稀释 1 倍。
2. 取 2mL 分层液置于离心管内,将上述稀释的全血缓缓叠加于分层液上,形成清晰界面。

3. 置水平离心机内离心 2 000r/min,20min。

4. 离心后从离心管底部到液面分为五层,依次为红细胞层、粒细胞层、分层液层、云雾状的单个核细胞层和血浆、血小板层。

5. 用滴管吸出单个核细胞层,置于另一离心管中。

6. 加五倍量的 Hanks 液,离心 1 000r/min,10min。

7. 台盼蓝染色检测细胞活力。

实验六 T 淋巴细胞增殖实验

一、实验原理

T 淋巴细胞表面具有植物血凝素(PHA)和刀豆蛋白(ConA)等非特异性有丝分裂原受体,在体内或体外遇到有丝分裂原刺激后,可转化为淋巴母细胞,并进行有丝分裂,依其细胞转化程度可测定 T 细胞的增殖功能,称为淋巴细胞转化实验。目前有多种实验方法可用于淋巴细胞转化程度的检测。根据其形态学改变,可通过体内法和体外法检测;根据细胞内核酸和蛋白质合成增加的特点,可通过 ^{3}H-TdR 掺入法检测;根据细胞代谢功能旺盛的特点,可通过 MTT 法进行检测。

二、形态学检查法(体内法)

(一)实验原理

在体内,当外周血 T 淋巴细胞遇到 PHA 或 ConA 后可发生转化形成淋巴母细胞,通过采集外周血涂片染色,镜下计数 100~200 个淋巴细胞,计算其转化率。转化率高低可反映机体细胞免疫水平,因此常作为检测细胞免疫功能的指标之一。形态学方法简便易行,但结果受操作和主观因素影响较大。

(二)实验材料

1. ConA 溶液　将 ConA 配制成 0.3~0.5mg/mL。

2. 吉姆萨染液或瑞氏染液。

3. 玻片、离心机、显微镜、计数器等。

(三)实验方法

1. 实验前 3d,每只小鼠腹腔注射 ConA 0.3~0.5mg。

2. 72h 后,剪断小鼠尾尖,自然滴出血液。

3. 涂片　取 1 小滴血液,用推片将血液推开,制成血涂片,自然干燥。

4. 固定　取甲醇 1~2 滴滴在涂片上,固定 1~2min。

5. 染色　加吉姆萨染液适量于涂片上,30s 后加等量 pH 6.8 的 PBS(也可用蒸馏水代替),用吸管水平涂开,使染液均匀覆盖涂抹面,染色时间为 5~10min。

6. 自来水细水冲洗染液,然后用吸水纸轻轻吸干玻片上的液体。

7. 显微镜观察结果。

(四)结果判定

1. 淋巴母细胞的主要形态学特点　细胞体积明显增大,为成熟淋巴细胞 3~4 倍。核膜清晰,核染色质疏松呈网状。核内见明显核仁 1~4 个。细胞质丰富,嗜碱性,有伪足样突出。细胞质内有时可见小空泡。

2. 过渡型的淋巴细胞,体积稍大,细胞质稍多,淡蓝色,核稍大,核质疏松。

3. 选择头、体、尾三部分,计数 200 个淋巴细胞,计算转化率。

$$淋巴细胞转化率 = \frac{母细胞 + 过渡型细胞}{淋巴细胞总数} \times 100\%$$

三、^{3}H-TdR 掺入法

（一）实验原理

T 淋巴细胞受 ConA 或 PHA 激活后，进入细胞周期有丝分裂。当进入细胞周期 S 期时，细胞合成 DNA 量明显增加，在培养基中加入氚（^{3}H）标记的 DNA 前身物质胸腺嘧啶核苷（TdR），则 ^{3}H-TdR 被作为合成 DNA 的原料被摄入细胞，掺入到新合成的 DNA 中。根据核素掺入细胞的量可推测淋巴细胞对刺激物的反应水平。掺入的核素 ^{3}H，经液体闪烁测量法测出，将 ^{3}H 每分脉冲数（cpm）加以计算，用不同公式表示结果。

放射性核素掺入法淋转实验，较之形态学方法更为客观、准确，重复性也好，但需一定设备条件。

（二）实验材料

1. 1640 培养液。

2. ConA　根据 ConA 的纯度配制成最适浓度，一般为 5~10μg/mL。

3. 脂溶性闪烁液

POPOP　1,4 双（5- 苯基噁唑基 -2）苯　　　　0.4g

PPO（2,5 二苯基噁唑）　　　　　　　　　　4g

无水乙醇　　　　　　　　　　　　　　　　200mL

二甲苯　　　　　　　　　　　　　　　　　800mL

POPOP 先用少量二甲苯置 37℃水浴溶解后，再补足其他成分即可。

4. ^{3}H-TdR（市售商品）　临用前用培养液稀释成 10μCi/mL。

5. 多头细胞收集仪、玻璃纤维滤纸、样品杯，液体闪烁计数器等。

（三）实验方法

1. 无菌分离淋巴细胞，用 1640 培养液调制成 1×10^6/mL，加入 96 孔培养板，每孔 100μL。

2. 每孔加 ConA 100μL，每个样品加 3 孔，另 3 孔不加 ConA 作对照。37℃培养约 56h。

3. 结束培养前加入 ^{3}H-TdR 0.5~1.0μCi/ 孔。

4. 继续培养 6~12h 后，用多头细胞收集仪将细胞收集于玻璃纤维滤纸上。

5. 烤干后，将滤纸放入闪烁杯中，每杯加闪烁液 5mL，液闪仪测定各管 cpm。

（四）实验结果

将 ConA 刺激组和对照组各自的平均 cpm 值，代入下列公式计算 ConA 刺激指数（index of stimulation，SI）。

$$SI=ConA 刺激管的 cpm 均值 / 对照管的 cpm 均值$$

四、MTT 法

（一）实验原理

MTT 法（四甲基偶氮唑盐微量酶反应比色法）的原理是活细胞内线粒体脱氢酶能将四氮唑化物（MTT）由黄色还原为蓝色的甲臜，后者溶于有机溶剂[如二甲基亚砜（DMSO）、酸化异丙醇等]，甲臜产量与细胞活性成正比。可在 490nm 处用酶标仪测定其 OD 值。

（二）实验材料

1. ConA　根据 ConA 的纯度用 1640 培养液配制成最适浓度，一般为 5~10μg/mL。

2. MTT　PBS 配制成 5mg/mL 的储存液，过滤除菌后分装冻存。

3. 溶剂　DMSO。

4. 96 孔细胞培养板、酶标仪、离心机。

（三）实验方法

1. 无菌分离淋巴细胞（同 E 花环实验），用 1640 培养液调制成 1×10^6/mL，加入 96 孔培养板，每孔

100μL。

2. 每孔加 ConA 100μL,每个样品加 3 个平行孔,另 3 孔不加 ConA 作对照。37℃培养约 68h。

3. 结束培养前加入 MTT 20μL/ 孔。继续培养 4h 左右。

4. 2 000r/min 离心 10min,弃上清。

5. 每孔加 100μL DMSO,轻微震荡使甲臜产物溶解。

6. 在酶标仪上波长 490nm 测定 OD 值。

🔬 实验七　T 细胞亚群检测

一、实验目的

掌握 SAP 法人外周血 T 细胞亚群检测的原理、技术要点及临床意义。

二、实验原理

人类的 T 细胞表面具有 CD3、CD4、CD8 等多种标记分子,通过检测这些标记分子可鉴定 T 细胞及其亚群。目前检测 T 细胞及其亚群的方法有很多种,如荧光抗体染色、酶免疫组化、免疫金银染色及花环法等。本实验所采用的为酶免疫组化技术。

三、实验材料

1. 淋巴细胞分离液(有商业化产品供应)。

2. SAP 法人外周血 T 细胞亚群检测试剂盒　由以下试剂组成。

(1)一抗:小鼠抗人 CD3 单抗、小鼠抗人 CD4 单抗、小鼠抗人 CD8 单抗。

(2)二抗:生物素标记的羊抗小鼠 IgG。

(3)酶标记物:碱性磷酸酶标记的链霉亲和素。

(4)底物:A 底物增强剂、B 底物液、C 底物缓冲液。

(5)细胞核复染剂。

(6)pH 7.2~7.4 0.01mol/L 的 PBS。

(7)细胞固定液、防脱片剂。

四、实验方法

(一)标本制备

取肝素抗凝(25IU/mL)的静脉血 2mL,PBS 稀释 1 倍后,用淋巴细胞分离液分离外周血单个核细胞(同前),吸取单个核细胞层,加 5 倍 PBS,1 000r/min 离心 5min,弃上清,沉淀即为单个核细胞。利用试管内剩余的少许回流液体,混匀细胞,制成单个核细胞悬液。取 30μL 滴于用防脱片剂处理的载玻片上,每张玻片均匀滴 3 滴(即制作 3 个标本膜),静置 2min,用滤纸轻轻去液体,冷风吹干。

(二)显色剂配制

使用前按下述比例现配先用。分别取 A 液、B 液各 50μL,置于干净试管内混匀,置室温 2~5min,加 2mL 蒸馏水混匀,再加 C 液 100μL 待用。

(三)标本染色

1. 用记号笔在标本外画圈,然后滴加固定液 50μL,室温静置 2~3min,PBS 淋洗后擦干玻片背面及细胞涂片外的 PBS。

下列反应在湿盒中进行。

2. 在每张玻片的三个标本膜上分别滴加小鼠抗人 CD3、CD4、CD8 单抗 20μL(覆盖细胞区)4℃过夜,PBS 淋洗 3 次。

3. 滴加生物素标记的抗小鼠 IgG 适量(10~30μL),37℃孵育 30~45min,PBS 淋洗 3 次。

4. 滴加碱性磷酸酶标记的链霉亲和素适量(10~30μL),37℃孵育 30~45min,PBS 淋洗 3 次。

5. 滴加显色剂 30~50μL,室温显色 20~40min。可在显微镜下观察,待细胞膜上出现红色标记物时用 PBS 淋洗。

6. 滴加核复染剂 30~50μL,30s 后自来水淋洗。

7. 滴加封片剂,盖玻片后镜检。

五、结果判定

高倍镜或油镜下选取染色好的视野计数 200 个单核细胞,表面带有红色的为阳性细胞,计算出阳性率。

正常人外周血中阳性细胞率一般为:CD3 60%~80%,CD4 35%~55%,CD8 20%~30%,CD4/CD8 的比值在 1.5~2。HIV 感染者该比值下降。

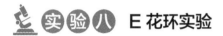 **E 花环实验**

一、实验原理

人外周血 T 淋巴细胞表面具有绵羊红细胞受体,在体外一定条件下将人淋巴细胞与绵羊红细胞两者混合,可以形成以 T 细胞为中心,周围黏附着多个绵羊红细胞的花环,为 E 花环实验(erythrocyte rosette test)。应用最广的有总 E 花环实验(Et,t 为 total 的缩写)和活性 E 花环实验(Ea,a 为 active 的缩写)。Et 代表被检标本中 T 淋巴细胞的总数,Ea 则反映具有高亲和力绵羊红细胞受体的 T 细胞数,这部分 T 细胞的免疫学功能更能反映机体细胞免疫功能和动态变化。E 花环实验主要用于了解机体细胞免疫功能,广泛应用于肿瘤免疫、移植免疫及免疫性疾病的研究,为某些疾病诊断和防治提供免疫学方面的重要参考。

二、实验材料

1. 1% 肝素溶液。

2. Hanks 液(无 Ca^{2+}、Mg^{2+}),pH 7.4~7.6。

3. 淋巴细胞分离液(商业化产品)。

4. 绵羊红细胞悬液　取新鲜绵羊血以 1:1 的比例与爱氏血球保存液混合,置 4℃备用,2 周内使用。

5. 0.8% 戊二醛、吉姆萨染液。

6. 离心机、水浴箱、显微镜等。

三、实验方法

1. 无菌抽取患者静脉血 1mL,加入事先有 0.05mL 肝素液的试管内,混匀抗凝。

2. 加 Hanks 液 1mL 于上述试管稀释血液,然后缓慢加入盛有 1mL 淋巴细胞分离液的试管中,注意不要打乱交界液面。

3. 2 000r/min 离心 20min。

4. 小心吸取血浆层和分离液层之间的白色膜状的淋巴细胞层,Hanks 液洗涤两次,最后用含 20% 小牛血清的 Hanks 液将细胞调成 2×10^6/mL。

5. 将爱氏液保存的绵羊红细胞用 Hanks 液洗涤三次,弃上清,将压积红细胞用 Hanks 液配成 1%

细胞悬液（8×10^7/mL）。

6. Et 实验　将淋巴细胞悬液 0.1mL 和绵羊红细胞 0.1mL 混匀（细胞数合适比例为 1∶100），37℃水浴 10min，低速离心 500r/min 5min，再置 4℃ 2h 或过夜。取出后弃去大部分上清，轻轻摇匀，加 0.8% 戊二醛 2 滴固定数分钟后涂片，自然干燥后加 1 滴吉姆萨染液，覆以盖玻片，高倍镜观察。凡淋巴细胞周围吸附 3 个或以上绵羊红细胞者为阳性花环细胞。

7. Ea 实验　将淋巴细胞悬液 0.1mL 和绵羊红细胞 0.02mL 混匀（两者比例为 1∶20），低速离心 50r/min 5min，弃去大部分上清，轻轻摇匀，加 0.8% 戊二醛 2 滴固定数分钟后涂片，其余程序同 Et 实验。

四、实验结果

随机计数 200 个淋巴细胞，记录其中形成花结的和未形成花结的淋巴细胞数，然后根据下列公式计算 E 花结形成百分率：

$$E \text{ 花结形成百分率} = \frac{\text{形成花环细胞数}}{\text{花环细胞数} + \text{未形成花环细胞数}} \times 100\%$$

一般正常值 Et 为 50%~70%，Ea 正常值为 25%~35%。

五、注意事项

1. 一定要用新鲜血，否则会影响细胞活性，且绵羊红细胞受体会从 T 细胞表面脱落。
2. 计数前，重悬和混匀细胞要轻柔，否则花结会散开消失。

🔬 实验九　B 淋巴细胞功能的测定——溶血空斑实验

一、实验原理

将经绵羊红细胞（SRBC）免疫过的小鼠脾细胞与一定量的 SRBC 混合，在补体参与下，使抗体形成细胞周围的 SRBC 溶解，形成肉眼可见的圆形透明的溶血空斑，每一个空斑形成细胞代表一个抗体形成细胞，可反应 B 细胞的功能。

二、实验材料

1. 20%　SRBC 悬液（Hanks 液配制）。
2. 补体　新鲜豚鼠血清（经 SRBC 吸收后，Hanks 液稀释为 1∶10）。
3. 琼脂，用 Hanks 液配制，表层为 0.7%，底层为 1.4%。

三、方法和步骤

1. 将融化的底层琼脂倾注平板，自然凝固后备用。
2. 加热每管含 2mL 表层琼脂的试管，使其融化，置 56℃水浴保温。
3. 制备免疫小鼠脾细胞悬液　在实验前 4d，给小鼠腹腔或尾静脉注射 0.1mL SRBC（4×10^8 个 /mL），实验时将免疫小鼠拉颈处死，取出脾脏，制备脾细胞悬液，离心洗涤后配成 1×10^7/mL。
4. 取脾细胞悬液 0.1mL，20% SRBC 悬液 0.1mL，与预温的 2mL 表层基混匀，倒入含有底层琼脂的平皿，凝固后置 37℃孵育 1h，然后加 1∶10 稀释的补体于双层琼脂的表面，再孵育 30min，即可观察溶血空斑并计数，换算出每百万脾细胞中所含抗体形成细胞数。

实 验 十 NK 细胞活性的测定

一、实验目的

了解 NK 细胞活性检测的技术要点及临床意义。

二、实验原理

NK 细胞具有杀伤靶细胞的活性,当将靶细胞与 NK 细胞在体外共培养后,靶细胞可被 NK 细胞杀伤,通过检测靶细胞被杀伤的程度可判断 NK 细胞的杀伤活性。K562 细胞是人 NK 细胞敏感的靶细胞,YAC-1 细胞为小鼠 NK 细胞敏感的靶细胞。检测 NK 细胞杀伤活性的方法常用的有形态学方法、乳酸脱氢酶释放法、化学发光法、放射性核素释放法和流式细胞法等。本实验主要介绍操作简便、易开展、无污染的形态学方法。

三、实验材料

1. 淋巴细胞分离液、1640 培养液。
2. 0.5% 台盼蓝。
3. 培养瓶、血细胞计数板、显微镜。

四、实验方法

(一)制备效应细胞

用淋巴细胞分层液分离外周血单个核细胞,用含 10% 胎牛血清的 1640 培养液洗涤三次后置塑料培养瓶中,37℃孵育 3h 后,将细胞悬液移出培养瓶,以去除贴壁的单核细胞。用含 10% 胎牛血清的 1640 培养液将细胞浓度调至 1×10^7 个 /mL 备用。

(二)靶细胞制备

将复苏后传代三次的 K562 细胞,用 0.5% 台盼蓝检测活性,活性应该 >95%,用含 10% 胎牛血清的 1640 培养液调整细胞浓度为 2×10^5 个 /mL 备用。

(三)细胞毒实验

用 48 孔细胞培养板,取靶细胞 0.1mL 加入培养板中同时加入效应细胞 0.1mL,效 / 靶比为 50∶1,设 3~5 个平行孔,并设不加效应细胞的对照孔(0.1mL 的靶细胞加 0.1mL 的培养液),混匀后置 5% CO_2 培养箱中 37℃培养过夜。

五、结果观察

取出培养板将细胞轻轻混匀,从每孔中取出 30μL 细胞悬液,加等量 0.5% 台盼蓝染液混合,室温下 5min 后,于细胞计数板中计数,实验孔和对照孔各计数 200 个细胞,分别记录着色细胞(死细胞)和不着色细胞(活细胞)数,求出 NK 细胞活性。

$$NK 细胞活性(\%) = \frac{实验组靶细胞死亡数 - 对照组靶细胞死亡数}{200} \times 100\%$$

实 验 十 一 巨噬细胞吞噬实验

一、实验原理

巨噬细胞具有吞噬异物的功能。将一定量的葡萄球菌注射到小鼠腹腔中,经一定时间(30min)后,取小鼠腹腔液涂片,瑞氏染色后镜检,在巨噬细胞的细胞质内可观察到吞入的葡萄球菌。

二、实验材料

1. 小白鼠。
2. 2% 不溶性淀粉。
3. 肉汤培养基。
4. 1% 灭活葡萄球菌菌液。
5. 瑞氏染液。

三、实验方法

1. 实验前 18h,于小鼠腹腔内注射灭菌的 2% 不溶性淀粉 2mL。
2. 实验前 2h,于小鼠腹腔内注射肉汤培养基 2mL。
3. 实验前 30min,再于小鼠腹腔内注射 1% 灭活葡萄球菌菌液 1mL。
4. 实验开始,取腹腔液滴于玻片上,推片,瑞氏法染色。

四、结果观察

观察巨噬细胞对葡萄球菌的吞噬现象,计数 200 个巨噬细胞,分别计数吞噬细菌的细胞数及每个巨噬细胞吞入的细菌数,计算吞噬率和吞噬指数。

$$吞噬率(\%) = \frac{200\ 个巨噬细胞中吞噬细菌的细胞数}{200} \times 100\%$$

$$吞噬指数 = \frac{200\ 个巨噬细胞吞噬细菌的总数}{200} \times 100\%$$

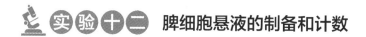 **实验十二 脾细胞悬液的制备和计数**

一、实验目的

掌握小鼠脾细胞悬液制备的操作方法及细胞计数方法。

二、实验材料

1. 6~8 周龄昆明小鼠或 BALB/c 小鼠。
2. 胎牛血清、10% RPMI-1640 完全培养液、PBS 缓冲液、无菌蒸馏水、无菌 1.8% NaCl 溶液。
3. 200 目不锈钢筛网、烧杯、玻璃注射器针芯、剪刀、镊子、尖吸管、离心管等,以上器械均需高压灭菌。

三、实验方法

1. 脱颈处死小鼠后,将其在 75% 乙醇中浸泡 3~5min 左右,放在无菌的纱布上,摆放在利于自己操作的位置(超净台中),进行解剖。
2. 用剪刀剪开皮肤,再剪开腹壁肌肉和腹膜层,打开腹腔,取出脾脏,尽量去除上面的结缔组织和脂肪组织,将取出的脾脏置于平皿中用 PBS 缓冲液洗涤。
3. 取另一平皿,加入 5mL PBS 缓冲液,并把不锈钢筛网浸入其中。洗涤后的脾脏放在不锈钢筛网上,用剪刀剪碎,并用玻璃针筒的针芯碾压,注意要少碾多压,这样可以减少对细胞的损伤。同时用滴管吸取 PBS 缓冲液对筛网进行冲洗,使分散的细胞通过筛网孔进入平皿中,获得粗制的脾细胞悬液。

4. 用滴管将悬液转移入 10mL 的离心管中,用滴管轻轻吹打混匀,自然沉降 3~5min(去除大块组织),再用滴管将细胞悬液转移到另一个 10mL 的离心管中。

5. 以 1 500r/min 离心 5min 后,弃上清,震荡细胞成悬液,采用低渗法裂解红细胞。向离心管中加入 1mL 的无菌蒸馏水,震荡 10s,迅速加入 1mL 无菌 1.8% NaCl 溶液,震荡混匀,然后加 PBS 缓冲液至 10mL。如红细胞没有破裂完全,可重复 2~3 次。最后,将细胞重悬于 10mL PBS 缓冲液中。

6. 用微量移液器取 10μL 重悬后的细胞悬液,置于细胞计数板内,在显微镜下,用 10× 物镜观察计数板并计数,一般每只小鼠可取到脾细胞 1×10^8 个左右。

四、实验结果

1. 计数板的认识(图 8-3)。

2. 细胞计数方法 用 10× 物镜观察计数板,四角大方格(16 小方格)的细胞计数:细胞压线时,计上不计下,计左不计右(图 8-4)。

细胞总数 =(4 个大格细胞数 /4)× 10^4 × 原液总毫升数。

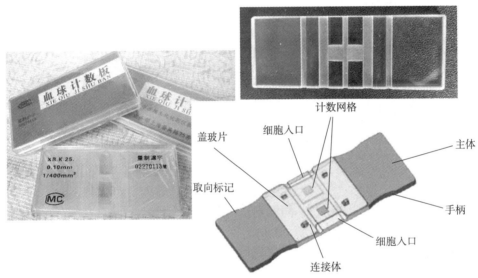

图 8-3 细胞计数板

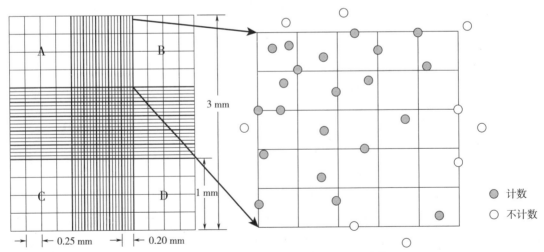

图 8-4 10× 显微镜下计数的大方格和小方格

实验十三 多克隆抗体的制备

一、实验目的

掌握免疫原和佐剂的制备方法;熟悉免疫血清制备的基本过程。

二、实验原理

将抗原物质经适当途径,按照预先制定的免疫方案免疫动物,经过一定时间,可刺激 B 细胞活化分化成浆细胞并产生特异性抗体,抗体释放入血液,从这种血液中分离出来的血清含有大量针对某种抗原的抗体,称为抗血清或免疫血清。因抗血清中的抗体是针对抗原的多种表位,并由多个克隆的 B 细胞活化产生,因此这种免疫血清又称为多克隆抗体。本实验分别以绵羊红细胞(SRBC)和人的免疫球蛋白制剂作为免疫原,以家兔为免疫动物,制备兔抗 SRBC 的免疫血清(也称为溶血素)和兔抗人免疫球蛋白的免疫血清。

三、实验材料

1. SRBC 和人免疫球蛋白制剂。
2. 生理盐水。
3. 弗氏完全佐剂。
4. 双针头连接的两个注射器或研钵和研磨棒。
5. 健康成年兔,体重 2~3kg。
6. 试管,离心机、水浴箱、冰箱等。

四、实验方法

1. SRBC 抗原 SRBC 洗涤三次,用生理盐水配成 10% SRBC 悬液。
2. 人免疫球蛋白制剂与生理盐水 1∶1 稀释,加等量弗氏完全佐剂。用双针头连接的两个注射器或研钵和研磨棒混匀,直至加进的全部抗原液成为乳剂。
3. 取 1 滴至冰水表面,若乳剂稳定,在冰水表面不会扩散。
4. 取 10% SRBC 悬液 1mL 或人免疫球蛋白乳剂 0.5mL,分 5 个点给家兔脚掌皮下或背部皮下注射,连续免疫三周。
5. 第四周从兔耳静脉取血,分离血清测效价。兔抗 SRBC 的免疫血清采用微量凝集实验测效价,若效价在 1∶2 000 以上即可使用;兔抗人免疫球蛋白的免疫血清采用双向琼脂扩散实验测效价,若效价在 1∶16 以上,即可放血收集血清。
6. 分离血清 采用颈动脉放血法收集血液于无菌三角烧瓶中,令其凝固、贴壁。再置 4℃冰箱过夜使血凝块收缩后,吸取上层澄清的血清。
7. 采集的血清经 2 500r/min 离心 10min,弃沉淀并收集上层血清,经鉴定或纯化后,小量分装冻存于 -20℃以下。

五、结果观察

收获的血清应无菌且无溶血现象。兔抗 SRBC 免疫血清的效价在 1∶2 000 以上,兔抗人免疫球蛋白免疫血清的效价在 1∶16 以上。

实验十四 单克隆抗体的制备

一、实验目的

掌握单克隆抗体制备的基本原理;熟悉单克隆抗体制备的基本过程;了解单克隆抗体制备的实验方法、步骤。

二、实验原理

由单一 B 淋巴细胞克隆所产生的、只针对某一特定抗原表位的特异性抗体,称为单克隆抗体(monoclonal antibody,McAb)。被抗原致敏的 B 淋巴细胞能分泌特异性抗体,但不能在体外长期存活。骨髓瘤细胞可在体外长期存活并大量繁殖,但不能分泌抗体。应用聚乙二醇使小鼠骨髓瘤细胞与经抗原免疫的同系小鼠脾细胞(含有产生特异性抗体的 B 淋巴细胞)融合,再用选择培养液进行选择培养。选择培养液含有次黄嘌呤(H)、氨基蝶呤(A)和胸腺嘧啶核苷(T),即 HAT 培养液。次黄嘌呤和胸腺嘧啶核苷是合成 DNA 的原料,而氨基蝶呤是叶酸拮抗物,能阻断 DNA 合成的主要途径即从头途径。当从头途径受阻时,正常细胞可通过次黄嘌呤鸟嘌呤磷酸核糖转移酶(HGPRT)或胸腺嘧啶核苷激酶(TK),利用次黄嘌呤和胸腺嘧啶核苷由旁路途径即补救途径合成 DNA 而生存。但本实验所采用的小鼠骨髓瘤细胞是一种经诱导的 HGPRT 或 TK 缺陷细胞株,因此自相融合或未融合的骨髓瘤细胞由于缺乏 HGPRT 或 TK,无法由旁路途径合成 DNA 而死亡。自相融合或未融合的 B 淋巴细胞虽具有合成 DNA 旁路合成途径的酶,但在体外不能长期增殖而死亡。只有杂交瘤细胞既具有骨髓瘤细胞长期存活的特点,又获得了 B 淋巴细胞旁路合成途径的酶及产生特异性抗体的能力,得以在 HAT 培养液中生存并分泌抗体。经 HAT 选择培养基筛选获得的杂交瘤细胞再经反复的克隆化培养,可获得由一个杂交瘤细胞繁衍而来的单克隆杂交瘤细胞,所产生的抗体称为单克隆抗体。将筛选的融合细胞注入原纯系小鼠腹腔扩大培养,可在腹腔积液中获得大量的单克隆抗体。单克隆抗体作为一种工具,广泛地应用于临床实验诊断和基础医学研究,如病原体的鉴定、血清中各种蛋白质的检测及细胞表面分子的测定。

三、实验材料

1. 1640 培养液、胎牛血清、PBS、细胞融合剂聚乙二醇(PEG)、HAT 选择培养基、降植烷等。
2. 小鼠骨髓瘤细胞(Sp2/0 细胞系)。
3. 抗原免疫的 BALB/c 小鼠。
4. 96 孔培养板、50mL 离心管、培养瓶、培养皿、不锈钢网(200 目)、吸管、滴管、剪刀、镊子等。

四、实验方法

1. **免疫小鼠** 用需要制备相应单克隆抗体的抗原免疫小鼠。
2. **骨髓瘤细胞的准备** 将小鼠骨髓瘤细胞用 RPMI-1640 完全培养液(含 10% 胎牛血清)在培养瓶中进行扩大培养。细胞融合前将对数生长期的骨髓瘤细胞移至离心管,用无血清 RPMI-1640 培养液洗涤 2 次(每次 1 000r/min 离心 5min),弃上清,沉淀细胞用无血清 RPMI-1640 培养液重悬以备融合用。
3. **巨噬细胞饲养层的制备** 将 5mL 预冷的 PBS(或培养液)注入正常小鼠腹腔,用手指轻轻按压小鼠腹部两侧使腹腔内液体与细胞充分混合,并用注射器将腹腔内液体抽出,此过程反复进行 2~3 次。PBS 洗涤细胞后,用培养液重悬沉淀细胞,计数并调节细胞浓度至 2×10^5 个 /mL。加入 96 孔培养板,每孔 100μL,置 37℃、5% CO_2 孵箱培养备用。
4. **免疫小鼠脾细胞悬液的制备** 无菌条件下取免疫小鼠脾脏,加少量 RPMI-1640 无血清培养液,用注射器内芯平端将脾脏轻轻压过滤网,用滴管轻轻吹吸分散细胞。PBS 洗涤 1 次,以 1 000r/min 离心

10min,用无血清 RPMI-1640 培养液重悬细胞并计数,以备融合用。

5. 细胞融合 取制备好的骨髓瘤细胞与脾淋巴细胞,以 1∶5~1∶10 比例(如 1×10^7 个骨髓瘤细胞与 1×10^8 个脾淋巴细胞)在 50mL 试管中混合,以 1 000r/min 离心 10min,弃上清,轻轻叩松留存管内的沉淀细胞。将细胞、PEG 及 RPMI-1640 无血清培养液均置于 37℃水浴箱中预温。将预温的 PEG 与等量 RPMI-1640 无血清培养液等量混合配制成 50% PEG。将 50% PEG 0.8mL 于 1min 内逐滴加入细胞沉淀中,37℃水浴箱中静置 1min。然后逐渐加入预温的无血清 RPMI-1640 培养液 30~40mL,轻轻摇动试管,在 5min 内加完。此时要慢加,因 PEG 作用后细胞对机械损伤敏感。室温中以 1 000r/min 离心 10min,弃上清,细胞沉淀用 10mL 含 10% 小牛血清的 HAT 培养液重新悬浮。加于预先铺有巨噬细胞饲养层的 96 孔培养板中,每孔加 100μL,将培养板置 37℃、5% CO_2 孵箱中培养。

6. 杂交瘤细胞的克隆化(有限稀释法) 在显微镜下观察杂交瘤细胞开始成簇生长,及时筛选产生抗体的阳性孔,酶联免疫吸附实验(ELISA)是最常用的检测可溶性分子的方法。一旦筛选到有抗体活性的阳性孔,尽快进行克隆化和重测,有限稀释法是进行杂交瘤细胞克隆化的主要方法。按前面方法制备巨噬细胞饲养层,用 HT 培养液接种到 96 孔板,每孔 100μL。收集阳性孔中的细胞并计数,分别制备 20 个/mL、10 个/mL、5 个/mL 的细胞悬液,加入 96 孔培养板,每孔 100μL,这样每孔分别为 2 个细胞、1 个细胞、0.5 个细胞。培养板置 37℃、5 % CO_2 孵箱中培养,1~2 周后可观察到克隆生长。检测上清中抗体,将阳性孔中杂交瘤细胞再次选出培养并作克隆化。

7. 杂交瘤细胞的建系与维持 杂交瘤细胞系在固定的培养瓶或旋转的培养罐中长到稳定期,可以进行细胞冻存。也可将杂交瘤细胞系注入小鼠腹腔内增殖。注射前先在小鼠腹腔内注射 0.5mL 降植烷,1~2 周后于小鼠腹腔内注射 1×10^6 个杂交瘤细胞,约 1~2 周,小鼠腹部膨大。用注射器抽出腹水,即可获得大量单克隆抗体。

五、注意事项

1. 免疫小鼠和取小鼠脾细胞,要正确抓小鼠,以免被其咬伤。

2. 注意无菌操作,用于融合的骨髓瘤细胞活力应在 95% 以上。

3. 氨基蝶呤具有高度毒性,且为强致癌剂,必须避光。

4. 对杂交瘤抗体分泌阳性孔细胞的鉴定,一般要对培养上清测定 2 次以上,以避免偶然因素造成的假阳性结果。

5. 必须对杂交瘤细胞系反复克隆化以保证其均一性。